本書內容是作者多年研究營養學的精華彙集，經臺北市立聯合醫院營養科張惠萍主任審定，融合了現代科學知識與中華傳統的醫學智慧，其內容普遍適用於一般社會大眾；但由於每個人的體質與生活習慣皆有不同，讀者若在參閱本書建議後仍未能獲得改善

疑慮，應及時向您的專業醫師、營養師與藥師洽詢，才能

康做好最佳把關。

吃出美麗

聰明女人必讀的食療美妍書

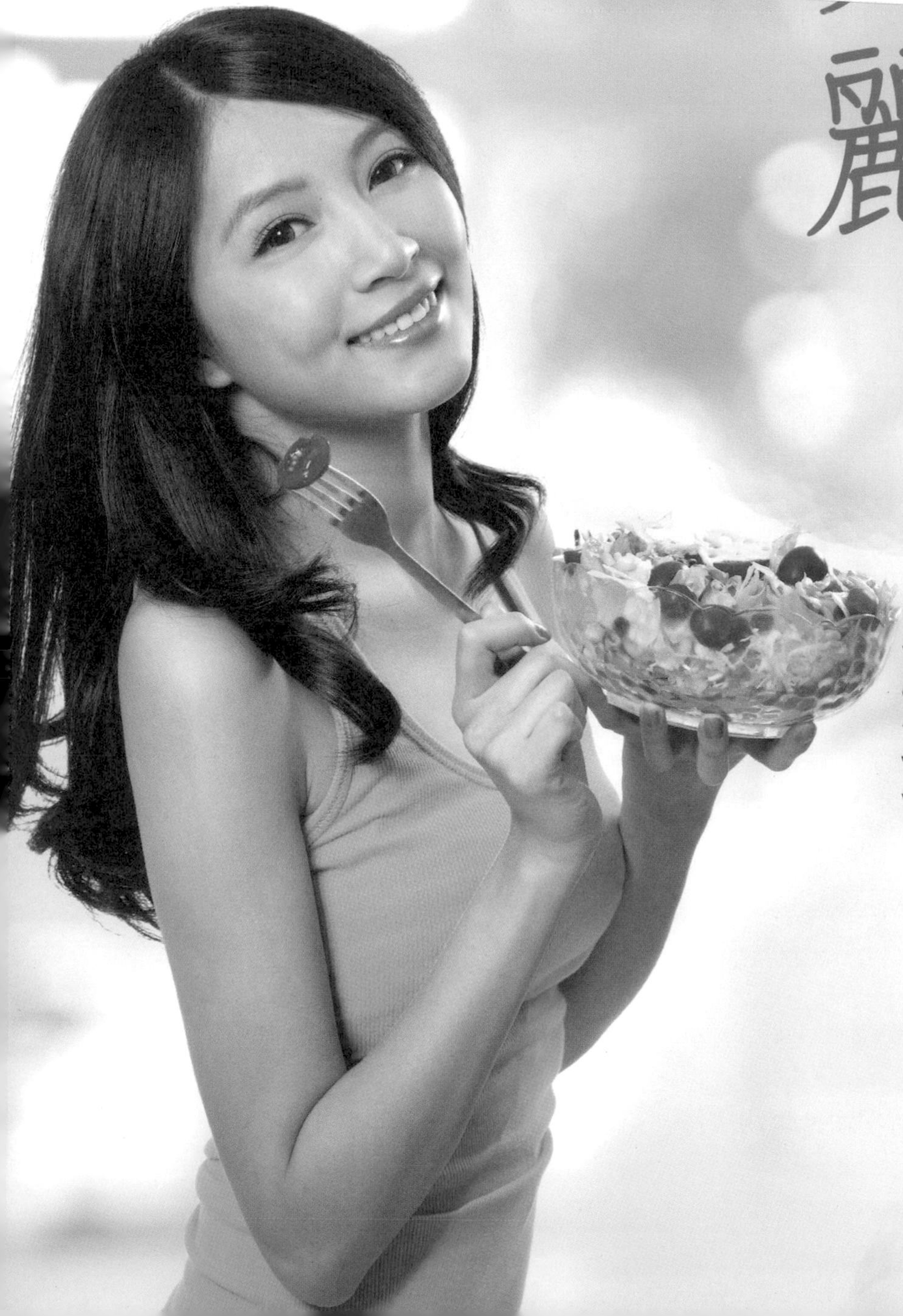

推薦序

由於醫藥科技發達及生活水準提高，臺灣人的平均壽命不斷的增加，尤其是女性的壽命更高達83歲，足足高出男性6歲以上。在這麼長的歲月裡，女人通常希望自己老得慢些，有好的氣色及光澤細嫩的皮膚，能由內而外的美麗——這就需要充足的營養、適當的飲食調理，並配合良好的生活作息來達成。

很多的女性朋友一生都在與體重抗戰，為了維持纖細的體態，但又不想增加活動量，只能讓自己處於飢餓的狀態，長期營養素攝取不足，容易造成虛弱、貧血、骨質疏鬆等問題。臨床上我們常見到一些女性朋友，即使體重在理想範圍或甚至過輕，但其體內的體脂肪卻過高，臉色蒼白，手腳冰冷，成了名副其實的泡芙女，這對健康是極其不利的。

健康的飲食習慣對身體是非常重要的，女性的一生中，青春期、孕產期、更年期等，會面臨生理上重要的變化階段，本書針對女性不同生命期會面臨的問題，參考了中國幾千年的飲食療養經驗及現代營養觀點，提供女性飲食保健上的建議。女性是全家健康之鑰，增進自己的營養保健知識，應用在日常飲食生活中，除了可以增添自己的美麗外，也能照顧好全家的健康。

臺北市立聯合醫院營養科主任

張惠萍

Foreword

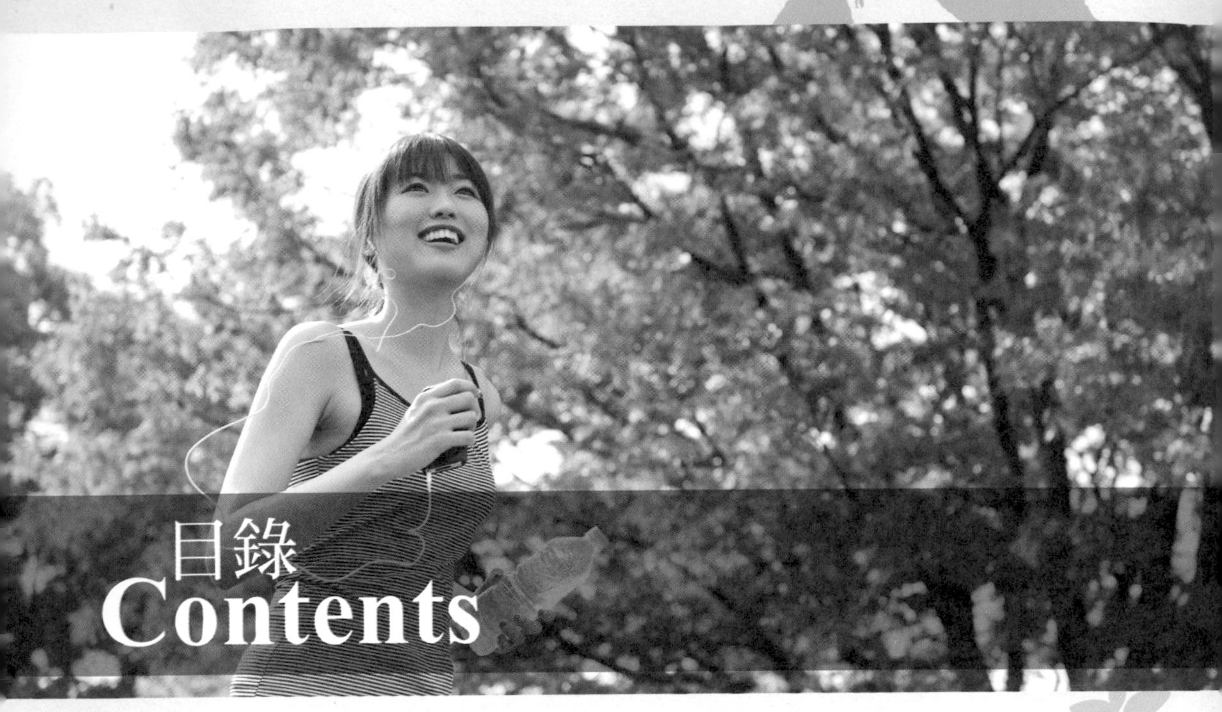

目錄 Contents

第一章 選對營養補足血，氣色紅潤人更美

善於養血，才能容顏不老⋯⋯⋯⋯⋯⋯⋯⋯⋯⋯⋯⋯⋯ 13

輕鬆判斷你的氣血是否充足⋯⋯⋯⋯⋯⋯⋯⋯⋯⋯⋯⋯⋯ 15

要補血，先補鐵⋯⋯⋯⋯⋯⋯⋯⋯⋯⋯⋯⋯⋯ 17

補血益氣的健康食材⋯⋯⋯⋯⋯⋯⋯⋯⋯⋯⋯⋯⋯ 20

「小」食物，幫你快速養血⋯⋯⋯⋯⋯⋯⋯⋯⋯⋯⋯⋯⋯ 22

家常補血食物大集合⋯⋯⋯⋯⋯⋯⋯⋯⋯⋯⋯⋯⋯ 24

阿膠，補血美顏的聖品⋯⋯⋯⋯⋯⋯⋯⋯⋯⋯⋯⋯⋯ 26

補氣養血的營養食譜⋯⋯⋯⋯⋯⋯⋯⋯⋯⋯⋯⋯⋯ 28

破解關於補血的錯誤謠傳⋯⋯⋯⋯⋯⋯⋯⋯⋯⋯⋯⋯⋯ 32

第二章 吃對營養好排毒，身體輕鬆人不老

無毒，才能擁有亮麗美肌…… 37

你「中毒」了嗎？…… 40

排毒食物排行榜…… 44

減少體內毒素，就從減少食物裡的毒素開始…… 49

用正確營養協助你的排毒系統…… 53

早鹽晚蜜，最適合女性的排毒祕方…… 57

享受健康的排毒養顏茶…… 59

「一天一柳丁」，上班族的排毒良方…… 62

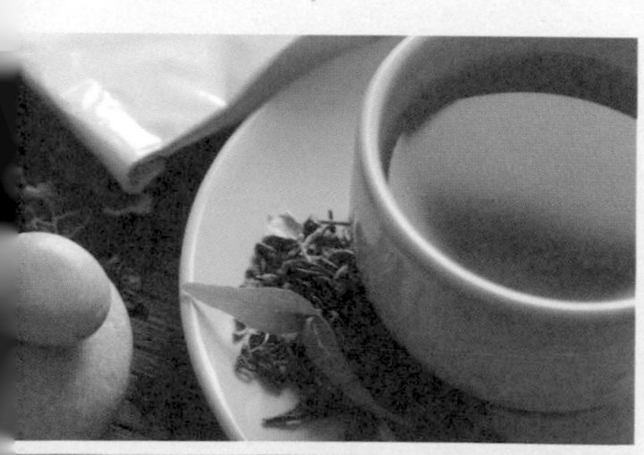

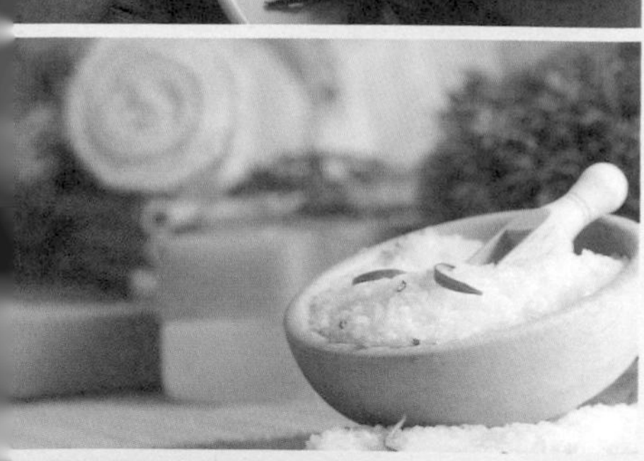

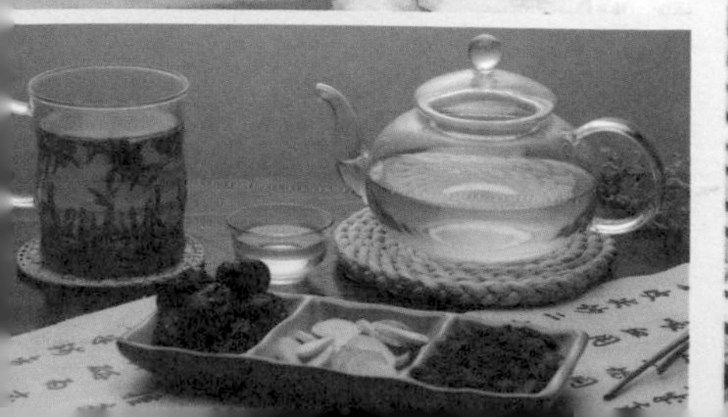

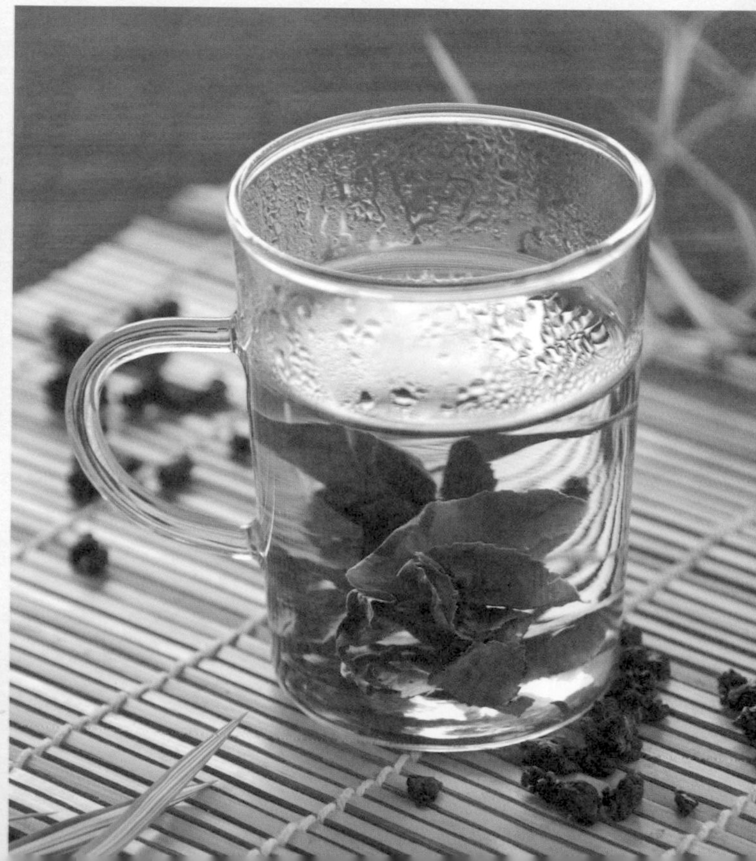

第三章 正確飲食凍齡水嫩嬰兒肌

不同膚質的飲食指南…… 67

肌膚最怕的「殺手級食物」…… 70

解決膚色暗黃，營養飲食是治本之道…… 72

美白肌膚的四大天王…… 75

皮膚粗糙，這樣吃讓你完美蛻變…… 79

用雞蛋孕育蛋白美肌…… 82

牛奶讓你擁有亮白水嫩肌…… 84

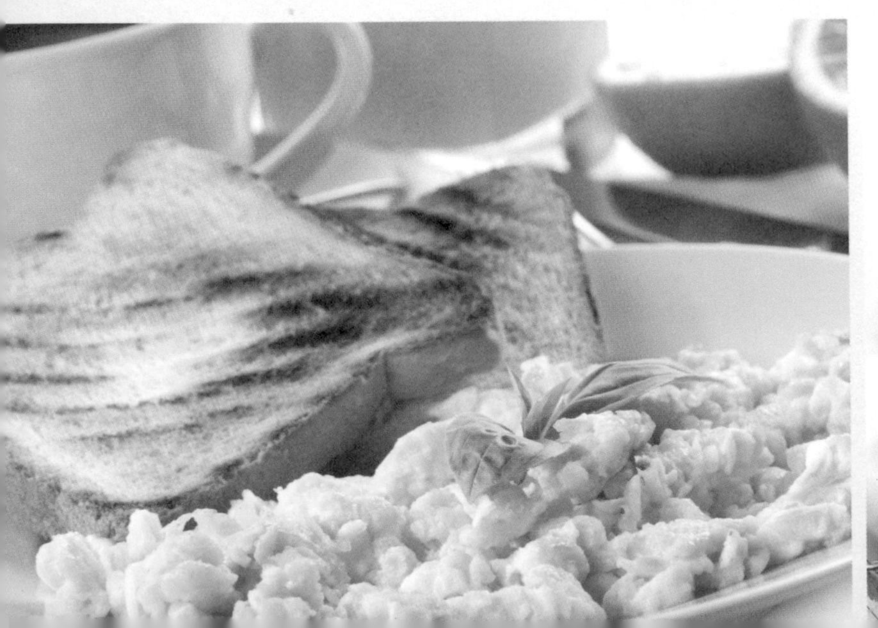

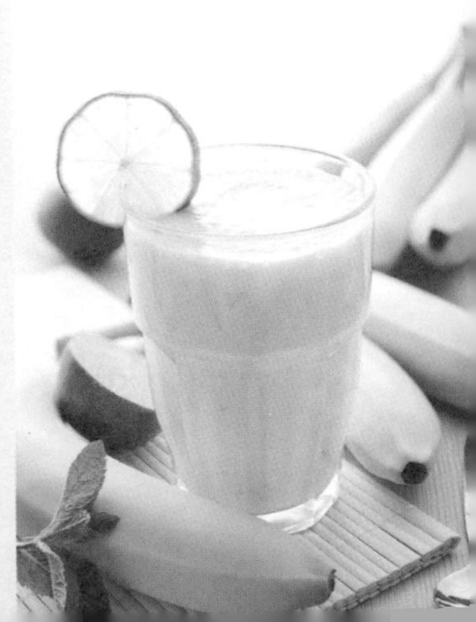

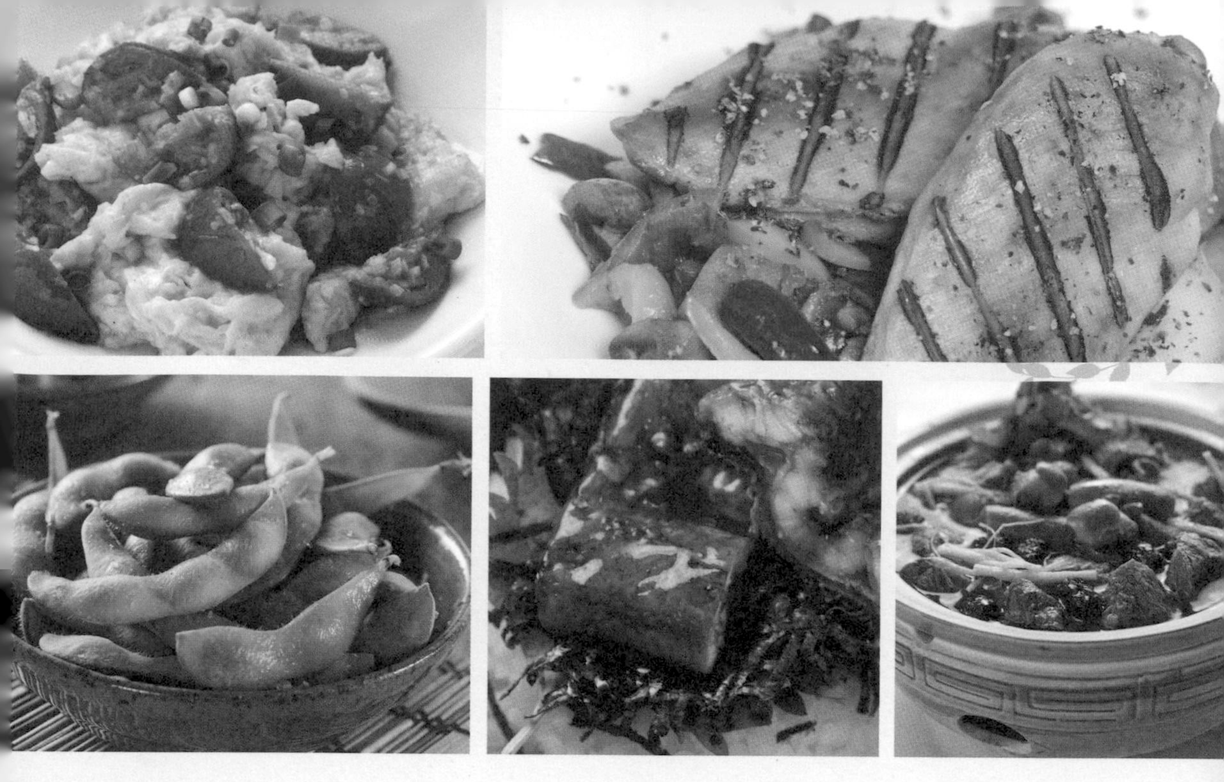

第四章 全方位營養打造無瑕美肌

食物內養外用，有效打擊黑頭粉刺…… 91

６類營養素「吃掉」青春痘…… 94

遠離「痘痘食物」…… 98

淡斑５營養，煥發健康光采……101

想祛斑，就要小心感光食物……104

美白祛斑酒，內服外用雙效美白……106

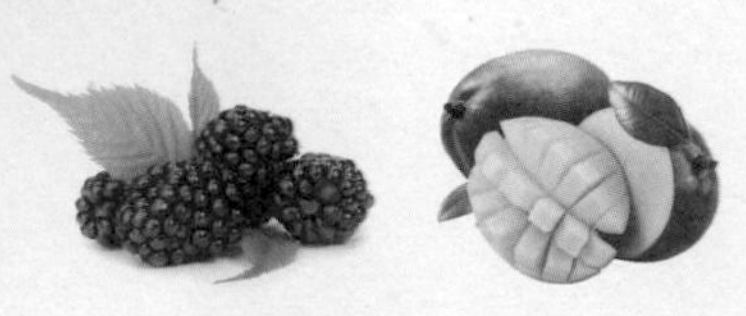

第五章 眼如秋波・一笑傾城

吃出如水明眸……113

輕鬆告別黑眼圈……115

正確飲食，向眼袋說不……118

眉毛稀疏，快找食物來幫忙……120

誘人紅脣的祕密……123

「挑食」，吃出一口潔白皓齒……127

好營養，好口氣……130

第六章 這樣吃，秀髮亮麗不毛躁

亮麗秀髮的營養之道……137

根據髮質正確「擇食」……139

７大食物，讓你的三千髮絲不再煩惱……141

秀髮最怕的「惡魔食物」……143

給秀髮的營養湯……146

搶救枯黃髮絲……149

向頭皮屑 Say goodbye ……151

多喝營養粥，遠離少年白……154

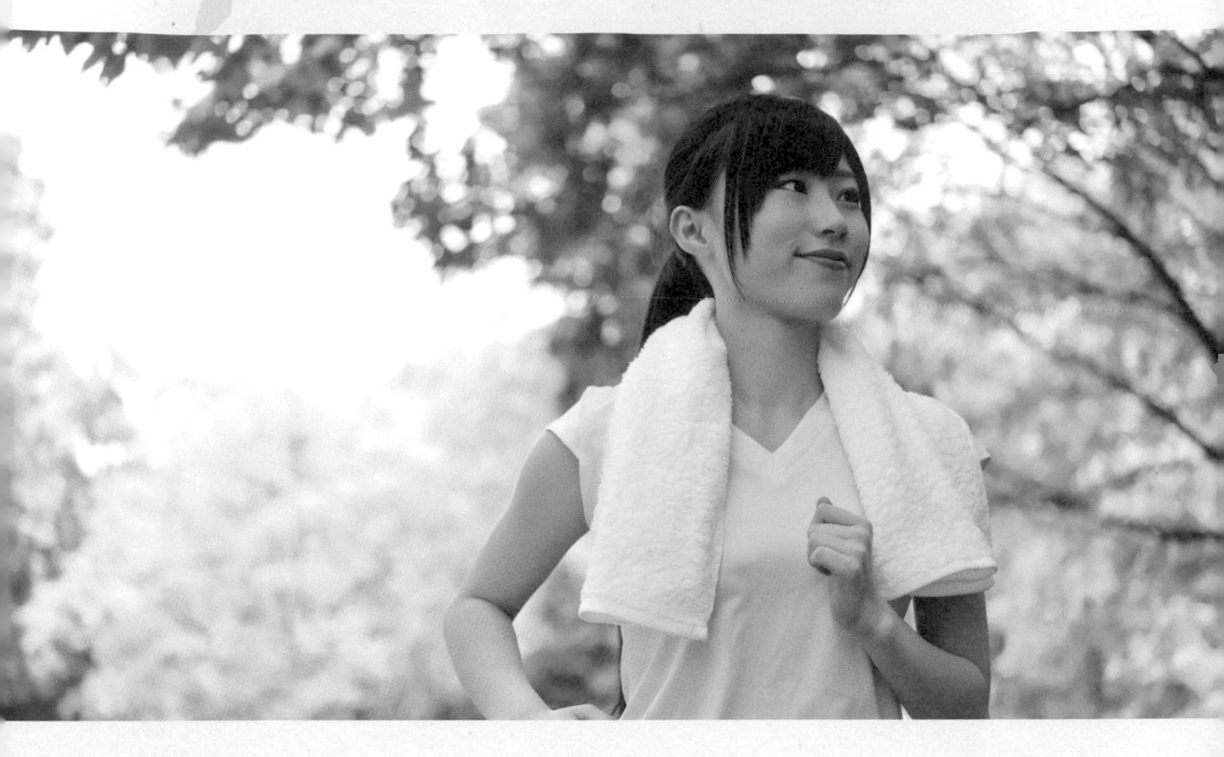

第七章 拒當小腹婆，越吃越享「瘦」

９大飲食法則，享「瘦」就是這麼簡單……159

補充鹼性食物，酸鹼平衡不發胖……163

高貴不貴的神奇瘦身水……166

多吃含鉀食物，輕鬆擁有小臉蛋……168

６週瘦小腹的飲食法則……171

適當攝取白胺酸，拒當「小腹婆」……174

４大營養１０種食材，輕鬆擁有修長美腿……177

打造完美胸型的「魔法食物」……182

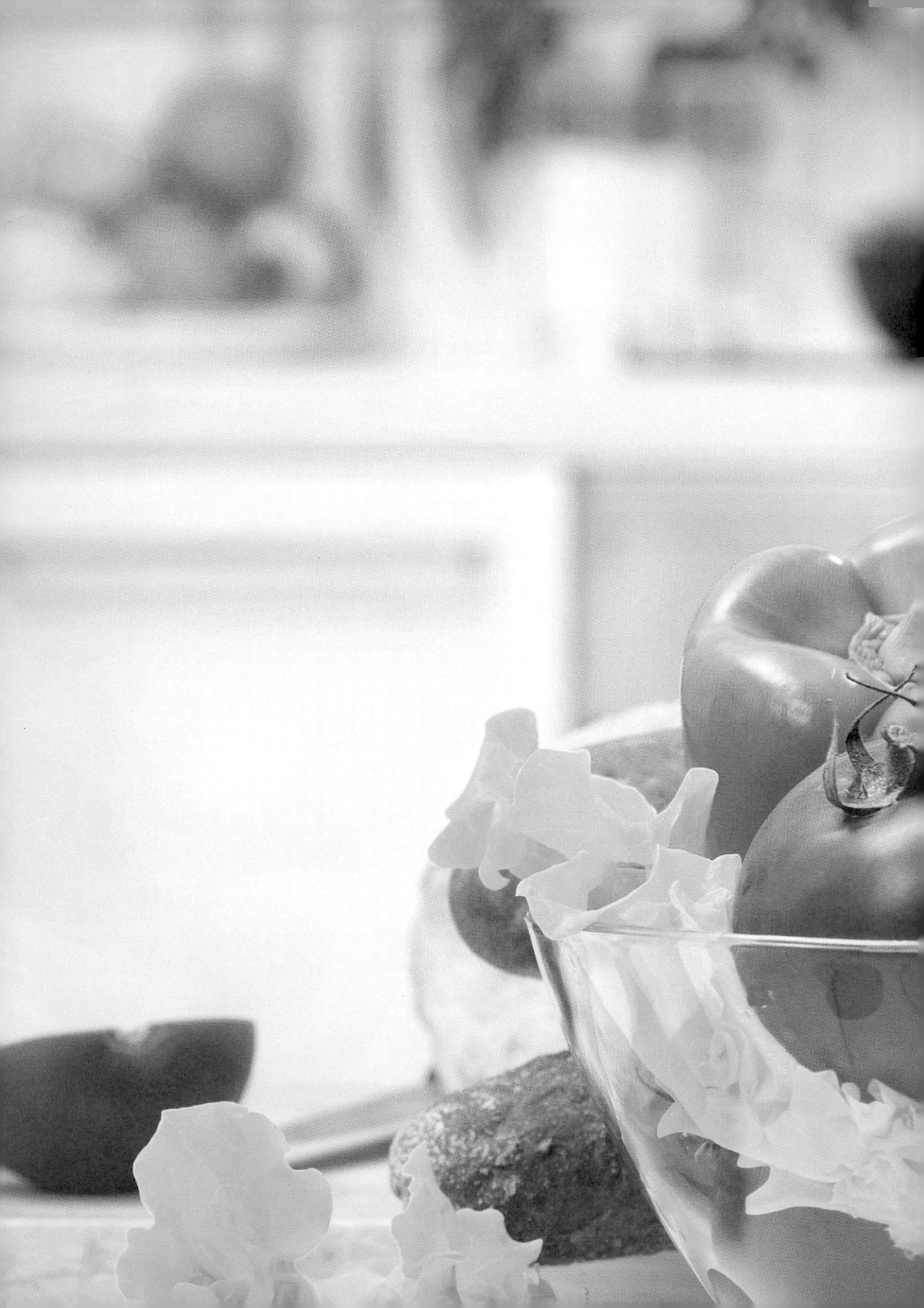

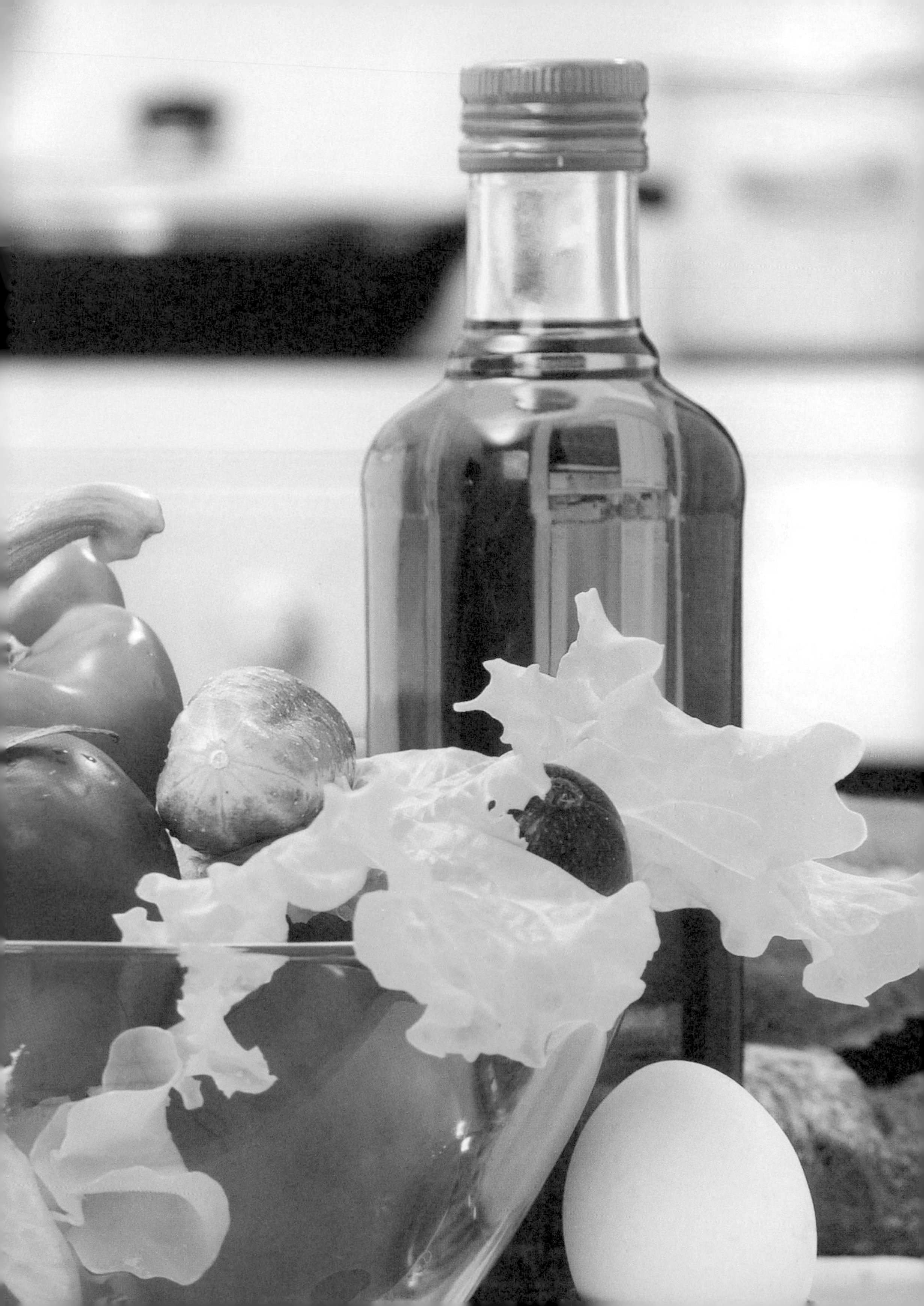

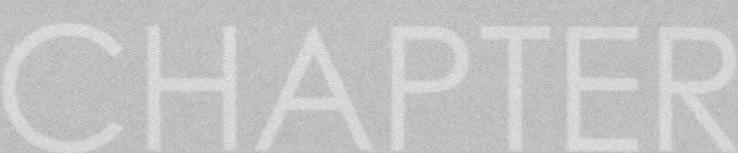

CHAPTER 1

選對營養補足血，氣色紅潤人更美

善於養血，才能容顏不老

健康美麗、富有青春活力，對每個女人來說，都是永遠追求的目標。身材窈窕、膚色紅潤更是每個女性一生的夢想，但現實生活中往往有種種原因導致女性無法實現這個夢想，其中最大的「敵人」之一，便是貧血。

血是人體最寶貴的物質之一，它內養臟腑，外濡皮毛筋骨，維持人體各臟腑組織器官的正常機能活動：使目能視、腳能行、掌能握、指能捏、神志清晰、精力充沛，這些都是血的功能。口脣紅潤是脾胃健康、氣血充足，臉色紅潤是心功能正常、氣血旺盛暢通，精血足更是毛髮生長的源泉。

生活中，大多數女性都有貧血的症狀，且女性的貧血多為缺鐵性貧血，這是因為女性每個月生理期、胎孕、產育以及哺乳等生理特點皆易耗損血液，所以女性相對更容易處於血分不足的狀態。女性從步入青春期開始，每月通常要排出經血60～100毫升，一生中約排出25000毫升，達25公升以上；而且絕大多數女性都要經歷懷孕、分娩、哺乳等過程，這些都與「血」結下了不解之緣。即使身體正常的女性，血液中的紅血球、血紅蛋白亦較男性偏低，僅為男性的4/5，正如《靈樞集注．五音五味篇》說：「今婦人之生，有餘於氣，不足於血，以其數脫血也……」可見，為了自身健康，女性必須注意養血。

女人以血為用，養血是女性美容的重要方法。血虛，會使人形神枯萎，比如視物不清而目無光彩、指甲薄脆、口脣色淡，毛髮稀疏黃軟、臉色萎黃、失眠多夢、記憶力下降、精神疲憊等；血瘀，則使人晦暗乾枯，比如面色口脣暗沉、缺乏光澤、皮膚乾燥、易生色斑及黑眼圈、掉髮、神情抑鬱等；血熱，則皮膚油膩粗糙、易生痤瘡、煩躁易怒、失眠等，直接影響女性外觀的美麗。若不善於養血調理，嚴重者因各器官組

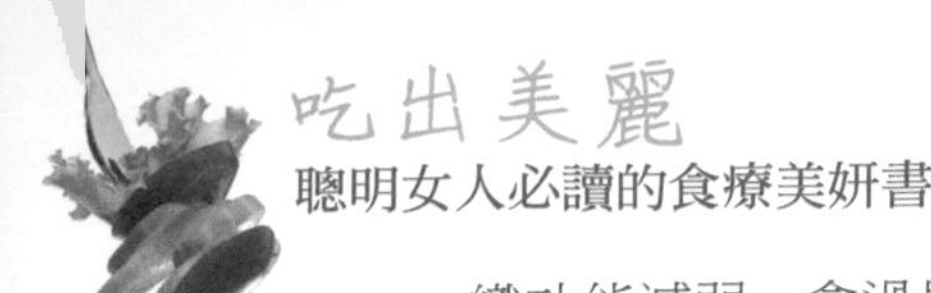

織功能減弱，會過早地出現顏面皺紋、頭髮花白，甚至面容憔悴，早顯「徐娘半老」或「歐巴桑」之態。女性若要追求臉色亮麗、身型苗條，就必須要重視養血。

女性要補血養顏，首先要保持合理的飲食營養，而在平時，則要多吃**富含蛋白質和維生素C的食物，並適當補充鐵劑**。因為蛋白質中的膠原蛋白能夠使細胞變得豐滿，從而使肌膚輕盈、皺紋減少；彈性蛋白則可以使人的皮膚有彈性，而且光滑。常吃富含維生素C的山楂、橘子、鮮棗等，可抑制臉部黑色素的形成，並能使沉著的色素減退或消失。女性還要多吃一些富含維生素A、維生素B群以及礦物質鐵、銅的食品，因為這些營養素都和造血功能有關，如果缺乏就會導致女性的皮膚乾燥、粗糙，甚至發生龜裂。

營養健康小知識！

女性在月經期間因失血（尤其是失血過多時），會使血液的主要成分血漿蛋白、鉀、鐵、鈣、鎂等流失，因此在**月經結束後1～5天內，應補充蛋白質、礦物質及補血的食品**，如牛奶、雞蛋、鵪鶉蛋、牛肉、羊肉、菠菜、櫻桃、桂圓肉、荔枝肉、胡蘿蔔等，有美容、補血活血的作用。此外，還應補充一些有利於經血暢通的食品，如雞肉、紅棗、豆腐皮、蘋果、薏仁、紅糖等溫補食品。

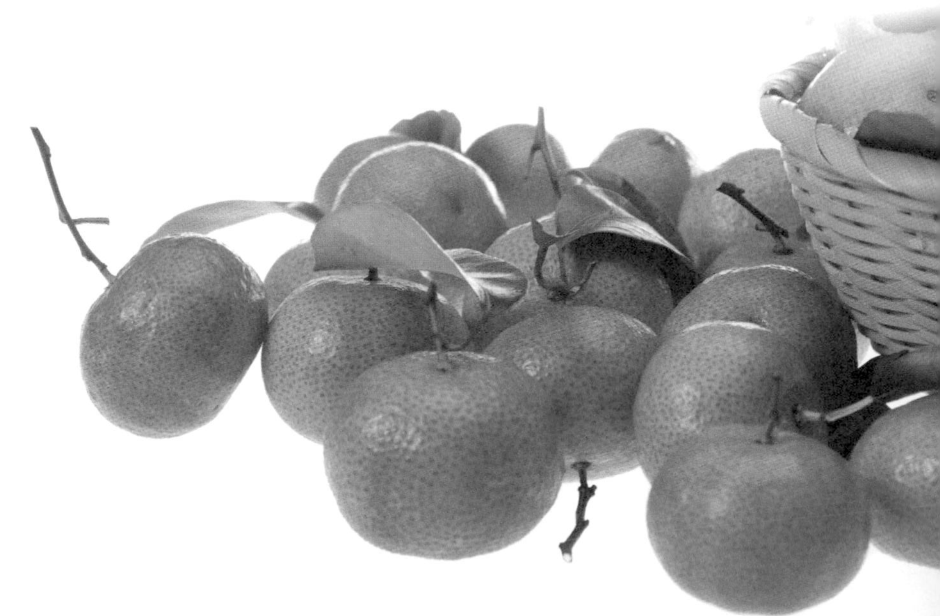

輕鬆判斷你的氣血是否充足

愛美是女人的天性，但是只有氣血充盈，才能成為人見人愛的粉紅女郎，才有值得驕傲和自信的資本。

那麼，應該怎樣判斷自己的氣血是否充足呢？方法其實很簡單，中醫認為「有諸內者，必形諸外」，所以只要透過觀察自己的外部特徵，就能掌握一些基本情況。

一、眼睛

如果眼睛清澈而明亮，顯得特別有精神，這就代表肝血比較充足；如果眼睛晦暗，無精打采，而且眼白混濁、發黃，則代表肝血不足。小孩子的眼睛都特別清澈透亮，眼白又白又亮，說明孩子的氣血是充足的，因為孩子天真無邪，也沒有做耗傷氣血的事情，所以眼睛自然就亮。

二、頭髮

根據中醫的說法，「髮為血之餘」，意思是頭髮的生長完全依賴於氣血的滋養，所以頭髮好不好就可以反映氣血足不足。如果年紀輕輕頭髮就變白了，而且還容易發火，這大概就是由肝鬱血熱造成的；如果頭髮不但變白，而且還大把大把地掉，則表示氣血已經嚴重不足，身體內的氣血無法滋養頭髮了。

三、手

如果手總是溫暖的，就代表氣血比較足；相反，如果手總是冰冰的，即使周圍的環境比較暖和，手依然是涼涼的，那就表示其氣血不足。另外，也可以看一下指腹，如果指腹飽滿，肉多而有彈性，就代表其氣血比較充足；相反，如果指腹是扁扁瘦瘦的，就說明其氣血虧虛。還有一點，就是看指甲上的「小月

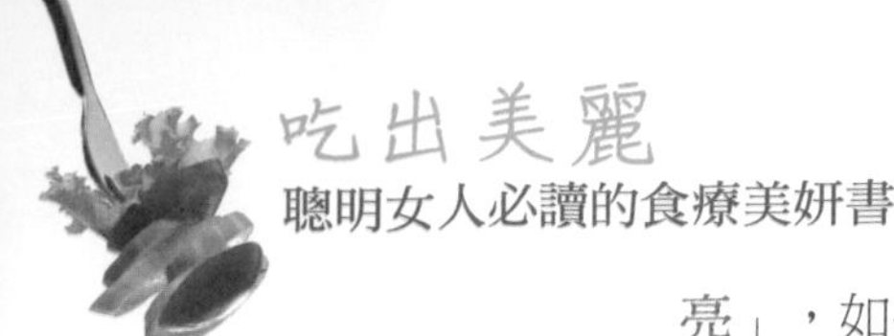

亮」，如果10個手指都沒有這個半月形的小月亮，或者只有大拇指有，就表示氣血是虧虛的。

四、皮膚

如果皮膚白裡透紅、有彈性、有光澤、沒有斑點、沒有皺紋，則表示肺部的氣血是充足的；反之，如果皮膚晦暗、沒有彈性、沒有光澤，除了有色斑，還布滿了皺紋，就代表女性的身體狀態很差，氣血一定是不足的。

最後，可以透過感覺來判斷，如果稍微活動一下或者做點事就覺得特別累，走一段路就覺得頭暈腦漲、渾身無力，這也表示氣血不足，需要好好補一下自己的身體，或者應該要加強身體的鍛煉。只有這樣，才能擺脫氣血虧虛的困擾，變得渾身有勁，神采奕奕。

營養健康小知識！

貧血的女性最好不要喝茶，多喝茶只會使貧血症狀加重。因為食物中的鐵需要經胃液的作用，才能被吸收。但茶中含有鞣酸，飲後易形成不溶性鞣酸鐵，從而阻礙了身體的鐵的吸收。其次，**牛奶及一些中和胃酸的藥物會阻礙身體對鐵質的吸收**，所以儘量不要和含鐵的食物一起食用。

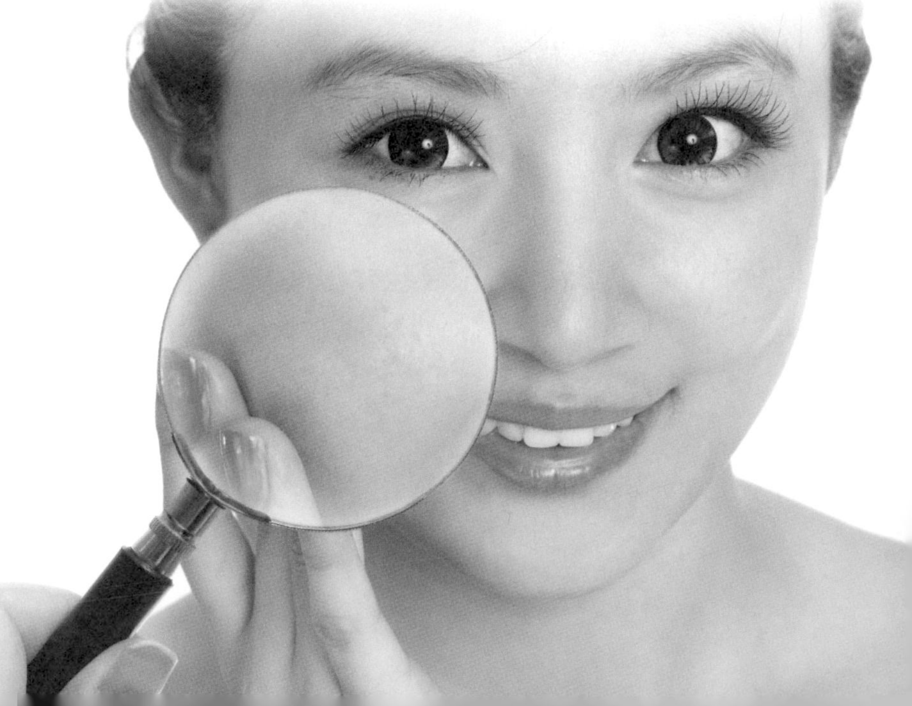

要補血，先補鐵

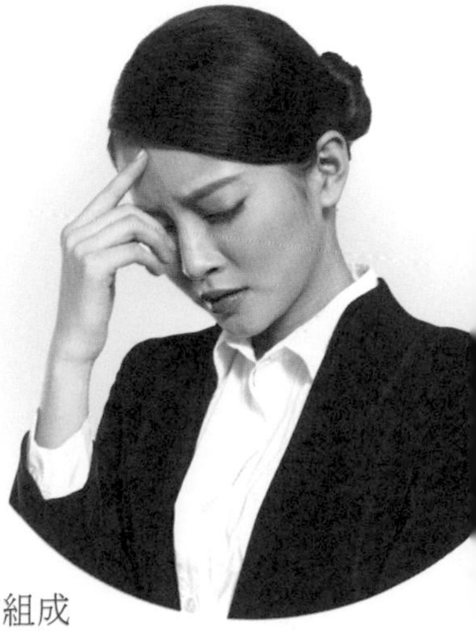

身體內的鐵元素是製造血紅蛋白的重要原料，可以恢復血液的流通、造血生血，有治療和預防貧血的功能，具養血補虛之效。處於生理期的女性由於鐵元素隨著經血大量流失，需要利用含鐵量高的食物來迅速恢復身體機能，保持體內氣血的充足，同時也維持身材的苗條。

從醫學的角度來看，新陳代謝的每一個過程都離不開「鐵」。在血液中，鐵元素負責攜帶氧，將其從肺部轉運到身體中需要氧氣的各個部位；另外，鐵元素是各種酶的組成部分，而酶是體內大多數化學反應的催化劑，參與解毒和能量轉換。

眾所周知，貧血是一種紅血球減少性疾病，其常見症狀為疲乏、氣虛，甚至心力衰竭；而飲食中鐵元素攝取不足和其他缺鐵性因素是導致貧血最常見的原因。而女性由於每月經血所導致的鐵缺乏，20%的育齡婦女都患有缺鐵性貧血症，同時，高達一半的妊娠婦女也患有缺鐵性貧血，因為腹中胎兒對鐵元素的需求量甚大。

體內鐵元素缺乏時，免疫功能就會下降，皮膚蒼白，而且感覺精神不振、眩暈、畏寒、異常疲乏等，尤其容易變胖；而攝取足夠且適量鐵元素的人，體內氣血往往呈現充足和順暢的狀態，血液流動通順，體內積累的毒素就較少，身體也就會溫暖、臉色紅潤、身材苗條。既然補鐵是補養氣血的重要因素之一，而補血又是提高體溫、排出體內毒素的關鍵因素，那麼補鐵也就成了女性一項重要的美容瘦身課程。

一般來說，女性可多吃以下幾種食物來補鐵瘦身。

一、動物肝臟

動物肝臟含鐵量高且吸收率好，容易進食和消化，而且不容易引起過敏，是預防缺鐵性貧血的首選食品。各類肝臟中，豬肝

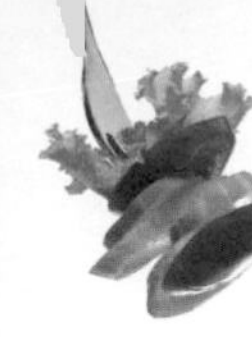

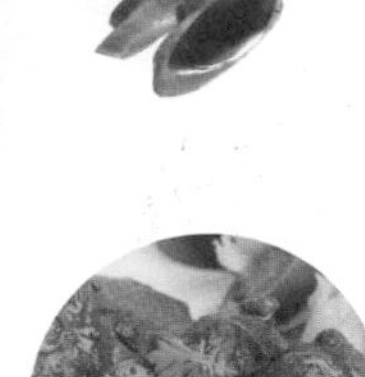

鐵含量最高，每100毫克含11毫克，而雞肝含鐵量最低，每100克雞肝只含3.5毫克鐵。

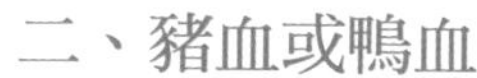

二、豬血或鴨血

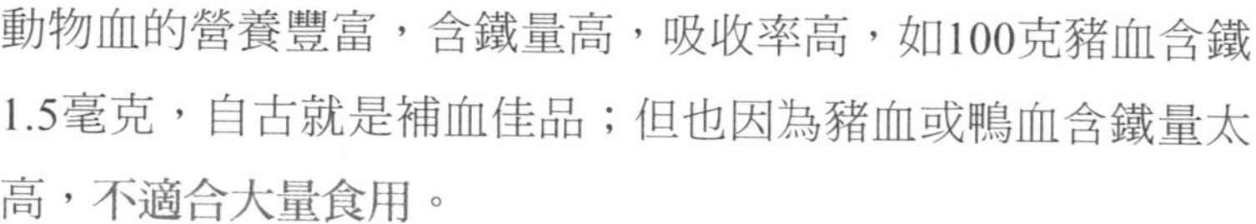

動物血的營養豐富，含鐵量高，吸收率高，如100克豬血含鐵1.5毫克，自古就是補血佳品；但也因為豬血或鴨血含鐵量太高，不適合大量食用。

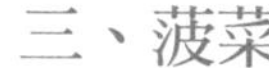

三、菠菜

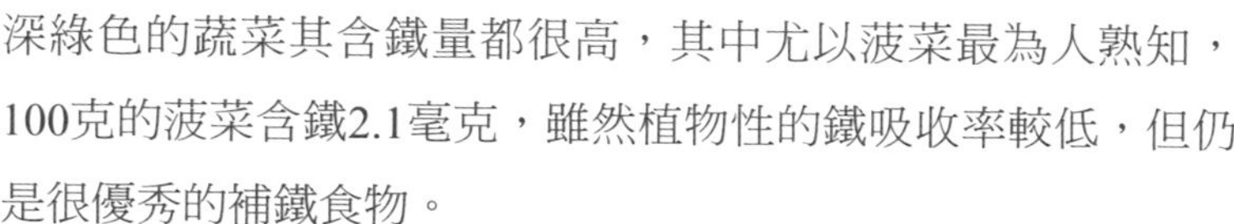

深綠色的蔬菜其含鐵量都很高，其中尤以菠菜最為人熟知，100克的菠菜含鐵2.1毫克，雖然植物性的鐵吸收率較低，但仍是很優秀的補鐵食物。

四、黑木耳

每100克新鮮黑木耳裡含鐵1.1毫克；不過由於黑木耳有潤腸作用，腸胃虛弱的女性不太合適。

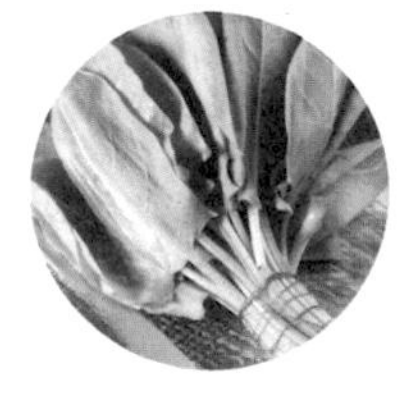

除此之外，蛋黃、瘦肉、河海產品（如魚、蝦）、紫菜、海帶、黃豆、黑豆、紅棗等亦是不錯的補鐵食物。

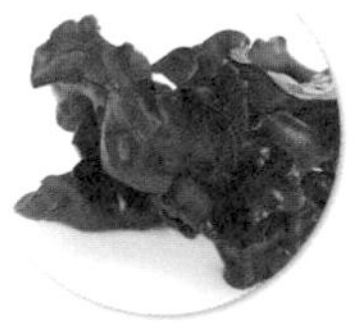

人體內鐵的代謝在正常情況下處於平衡狀態，從食物中攝取的鐵與流失的鐵保持動態平衡。成人需要的鐵，約95%來自衰老的紅血球釋放出的血紅素鐵，僅5%來自食物，因此，一般而言，每天從食物中攝取的鐵，應足夠補償所喪失的少量鐵。

成年女性一般每日從食物中攝取鐵量為10～15毫克。老年女性因消化功能減退，會影響身體對食物中鐵的吸收；另外，患有各種消化道疾病，如胃或十二指腸潰瘍、慢性胃炎、腸道腫瘤等疾病，同樣易使鐵的吸收率降低，進而出現缺鐵性貧血症狀。

不過，當人步入老年，除缺鐵外，仍有其他各種原因可能導致貧血，有的人誤認為貧血都是缺鐵引起的，因此盲目服用補鐵藥物，大量食用含鐵豐富的食物或補鐵保健品，這是不正確的。**如果不是因為缺鐵導致貧血，不要盲目補鐵！**

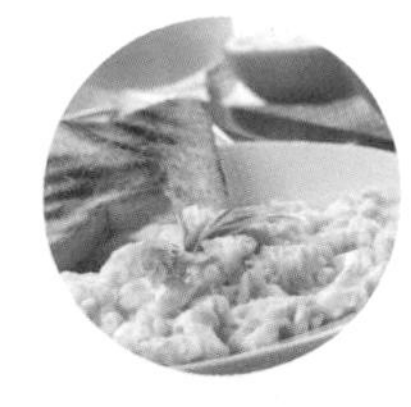

老年女性發生貧血，首先應要查清楚引起貧血的原因，然後對症下藥，不可盲目補鐵。而在正常情況下，用食物補鐵是最安全有效的，當老年女性患有營養不良性缺鐵性貧血時，除按醫師指導用藥外，可多吃用含鐵量高的食物。

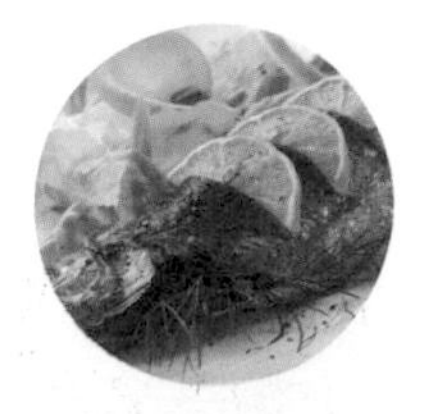

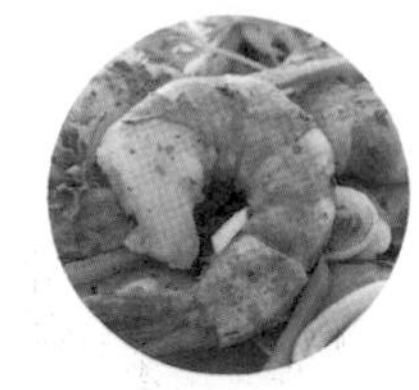

營養健康小知識！

女性口服鐵劑治療貧血期間，因鐵與大腸內硫化氫反應生成硫化鐵，會使大便顏色變為褐黑色，類似消化道出血，對此不必緊張，停用鐵劑後即恢復正常。

口服鐵劑時應將藥物放在舌頭上，直接用水沖飲下肚，不要咀嚼藥物，以免染黑牙齒，影響美觀。另外，口服鐵劑時，**應避免服用四環素族抗生素**，因為它能與鐵劑生成不溶性螯合物，不利於人體對鐵的吸收，若兩者皆必須使用時，應間隔3小時以上。

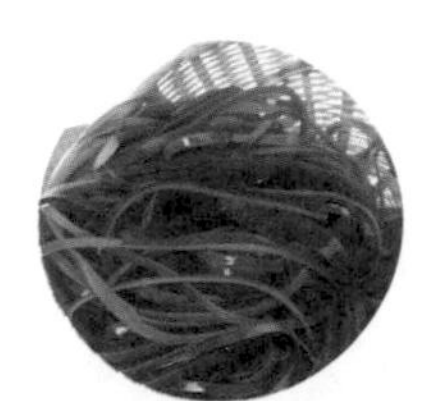

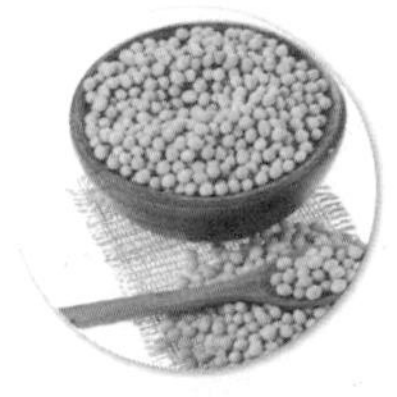

補血益氣的健康食材

氣血不足，皮膚就無法呈現出健康的色澤，身體也會比較虛弱、多病，所以，無論是健康的體魄還是姣好的容顏都需要氣血的滋養，女性一定要瞭解哪些食物可以補養氣血，在日常飲食中除了要多吃含鐵的食物，還要多吃以下幾類食物，這樣才能青春永駐。

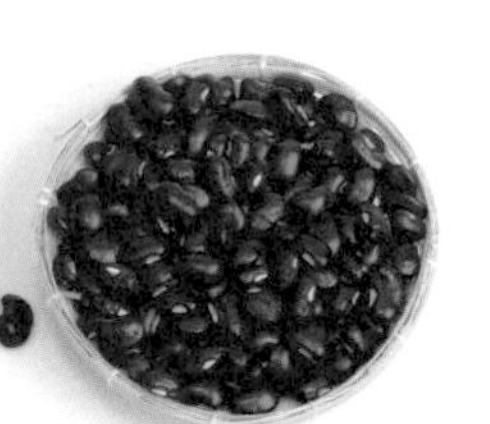

一、黑色食物

黑豆、髮菜、黑木耳等黑色食物，含有豐富鐵質、胺基酸以及蛋白質等營養素，能夠固腎納氣、養血益氣、健脾益胃。中醫認為血之根本在於腎臟，所以固腎有助補氣血。

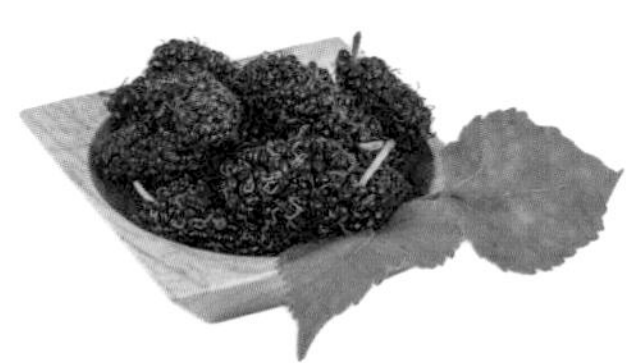

二、乾果類食物

黑棗乾、桑葚乾、紫葡萄乾等乾果類食物含有大量鐵質，尤其適用於缺鐵性氣血虛患者補氣血之用。尤其是桑葚，它被稱為「補血果」，除了富含鐵質外，還含有鋅、錳以及其他抗氧化營養物質。

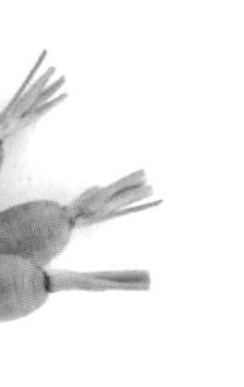

三、深色蔬菜

南瓜、菠菜、胡蘿蔔這些顏色較深的蔬菜，都是補氣血的食物。其中南瓜富含鈷和鋅，前者參與紅血球的生成，而後者則對紅血球的功能發揮具有重要影響。至於胡蘿蔔素，則能抗氧化，具有保護紅血球的功用。

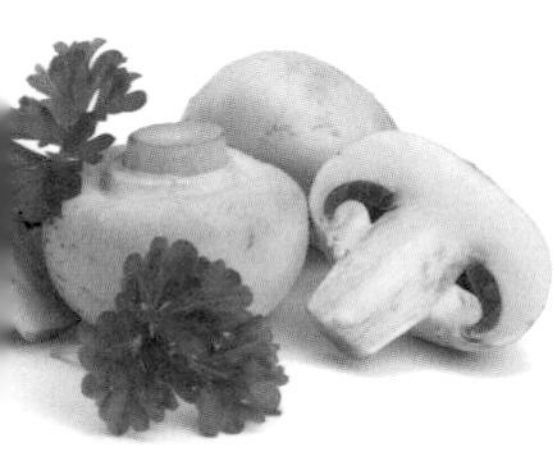

四、菇菌類

食用菇菌類，集中了食物的一切良好特性，如高蛋白、無膽固醇、低脂肪、低醣、多膳食纖維、多胺基酸、多維生素、多礦物質等，其營養價值達到了植物性食品的頂峰，被稱為上帝食品、長壽食品。所以，平時多吃菇菌類食品對身體很有益處。

五、海鮮食品

海鮮新鮮美味，不僅可以滿足饞嘴的人，還具有補氣功效。如鰱魚，可以溫中益氣、潤澤皮膚，一道蒸鰱魚可以治療人們氣虛體弱，改善皮膚粗糙無光澤的現象；黃鱔煮粥，健脾補胃，有祛風濕、通脈絡，治療頭暈乏力，虛熱之證。

另外，貧血的女性也可以經常喝些紅酒，優質紅酒中含有豐富的鐵，非常有益，可以達到補血的作用，使臉色變得紅潤；紅葡萄酒中的萃取物，可控制皮膚的老化，並含有生成紅色素的成分，對於防止損壞性活性氧氣，功效非常顯著。再者，葡萄酒中的抗氧化劑可以防止脂肪的氧化堆積，由於女性在懷孕時體內脂肪的含量會有所增加，所以若能在產後喝一些葡萄酒，對身材的恢復很有幫助。

要養血，除了多吃上述食物之外，還要注意平時吃的食物要以溫和細軟為主，忌抽菸及辛辣刺激食物，忌吃生冷寒涼之物，同時要少吃燒烤、煙燻類食物。

營養健康小知識！

在多吃補血食物的同時，也要注意保持樂觀的情緒，因為**心情愉快、性格開朗，不僅可以增進身體的免疫力，而且有利於身心健康**，同時還能促進體內骨髓造血功能旺盛，使得皮膚紅潤、有光澤。此外，女性，特別是生育過的女性，要積極參加一些力所能及的體能鍛鍊和戶外活動，每天至少半小時，如健身操、跑步、散步、打球、游泳、氣功、跳舞等，呼吸新鮮空氣，能增強體力和造血功能。

■「小」食物，幫你快速養血

每當大病初癒或者身體虛弱時，醫生總會囑咐：不要吃油膩的東西，先喝點清淡的粥——這是為什麼呢？原因很簡單，因為粥是「小」食物，細碎、好吸收，可以快速補充身體損耗的血。

為什麼越細碎的食物越能快速養血呢？這還要從消化道的工作原理說起。消化道對食物的消化是把食物磨碎，分解成小分子物質，然後這些小分子物質便可以順利通過消化道的黏膜進入血液，而大分子的物質只能透過糞便排出。

胃為後天之本，只有胃、腸功能正常，吃進去的食物才能轉變成血液，源源不斷地供給營養到全身的每一個器官。如果胃腸功能下降，那麼其把食物轉化成血液的能力也會下降，人體的抵抗力必然受到影響，各種疾病、傳染病就會蜂擁而至。如果胃腸功能澈底癱瘓，就不能生成血液，人體各臟器就會「罷工」，人就面臨死亡。

所以，當胃、腸的功能開始減弱時，輸送往胃、腸的營養物質就最好都是液體或糊狀的細小顆粒，如此能幫助其快速消化、吸收，而這些營養物質會直接生成血，反過來又滋養胃腸，幫助虛弱的胃腸起死回生。保住了胃腸這個後天之本，身體就能少生病。

孩子出生到成長的飲食變化，正能說明細碎食物更有益於快速補養氣血的道理。孩子出生時是喝母乳、奶粉等液態食物，其營養不需要任何幫助就能直接進入血液；6個月後，開始添加副食品，比如稀飯、麵條、各種肉泥、魚泥、菜泥等，這些食物在進入消化道後同樣可以被順利地吸收，然後化生成血液。因此，在孩子才幾個月大時，不能大人吃什麼就餵孩子吃什麼，孩童的牙齒沒長齊，胃腸又虛弱，不能將食物磨碎、消化，所以如果以成人的方式哺育幼兒，用不了多久，原本白白胖胖的孩子就會變得面黃肌瘦了——其根本原因就是消化吸收不好，導致營養不良。

營養健康小知識！

中醫認為，**血虛，應該注重調養「肝」**，因為肝和血密切相關。肝臟具有貯藏血液和調節血量的功能，就像一個人體「血庫」一樣，當人體因為疾病或者生理活動需增加血量時，肝臟就把貯藏的血液排出來，以供身體活動的需要。

女性要補血養肝，可喝四物湯，它是由當歸、川芎、白芍和熟地此四味中藥組成，其中又以當歸、熟地為主藥，對女性臉色蒼白，頭暈目眩，月經不調、量少或閉經等症有很好的療效。

營養學裡有一種飲食方法，就是將三大營養——蛋白質、醣類、脂肪，透過食品加工的方法預先分解成小分子，以提供給消化不良的重症病人，增加其營養素的吸收。

由此觀之，消化、吸收的關鍵與食物的形態有很大關係，液體的、糊狀的食物，因分子結構小，可以直接通過消化道的黏膜上皮細胞進入血液循環，滋養人體。

所以，脾胃功能不好、身體虛弱或者是大病初癒的人，不要急著吃肉和各種營養食品，再好的東西如果不能被消化吸收，都只是給身體造成負擔；不如多吃一些營養的、稀爛的、糊狀的、切碎的食物，反而可以加快血的生成，從而讓身體慢慢恢復健康。

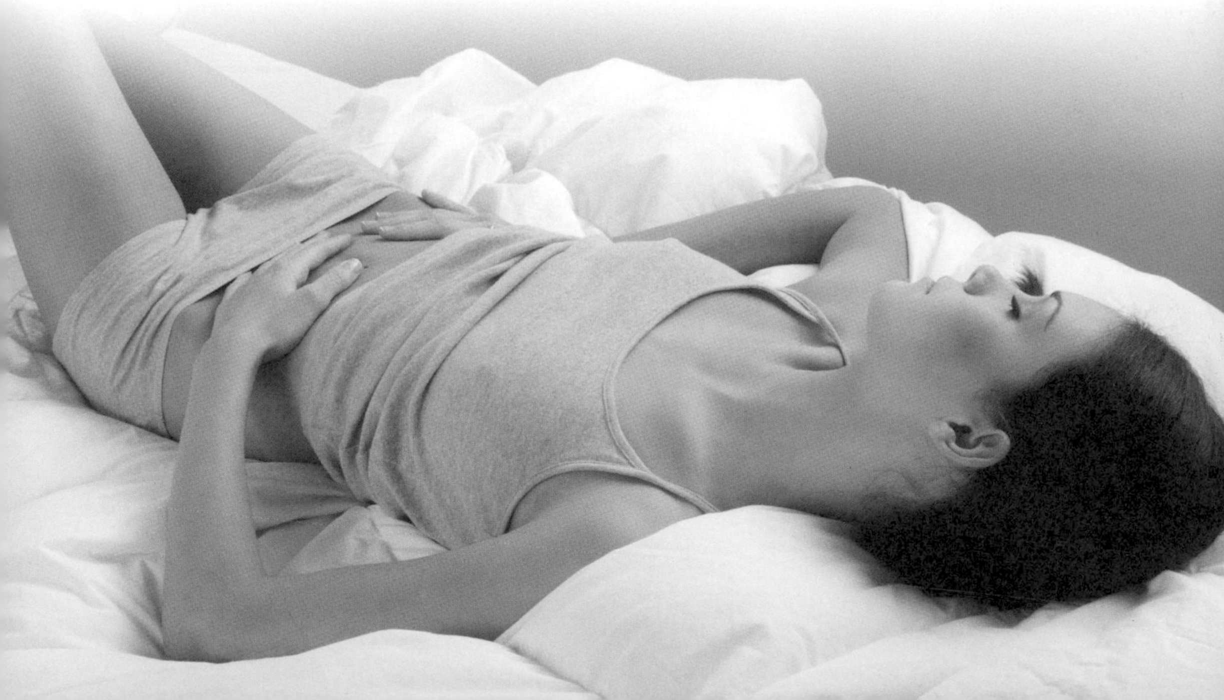

家常補血食物大集合

女性以血為用，養顏的根本，就是滋陰補血，所以補血實應伴隨女性生命的大半時光，可以說自月經初潮後，就需要經常補血了。

現在有越來越多女性意識到補血的重要性，於是，很多保健藥品也開始打著補血的口號大行其道，但其實補血是很簡單的事，許多常見、常吃的食物就具有補血的功效。

一、花生：補血黑髮

花生是全世界公認的健康食品，中醫認為花生的功效是調和脾胃，補血止血，降壓降脂。

其中，具有補血止血作用的，主要是花生外那層紅衣。現代醫學認為，花生紅衣能抑制纖維蛋白的溶解、增加血小板的含量、改善血小板的品質、改善凝血因子的缺陷、增強微血管的收縮功能、促進骨髓造血機能，所以對各種出血及出血所引起的貧血、再生障礙性貧血等疾病有明顯效果。

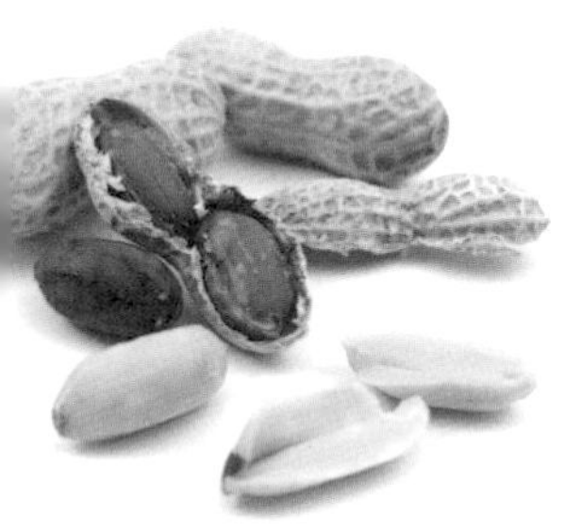

女性朋友，尤其是處於經期、孕期、產後和哺乳期的女性，更應該常吃、多吃，因為女性在這些時期的失血和消耗營養較多，花生紅衣對於她們養血、補血很有益處。

另外，花生紅衣還有生髮、黑髮的效果，中醫認為，「髮者血之餘」，掉髮、白髮是因為血虧，使頭髮不得滋養所致。而花生紅衣養血、補血，能使女性的頭髮更加烏黑亮麗。

二、大棗：氣血雙補

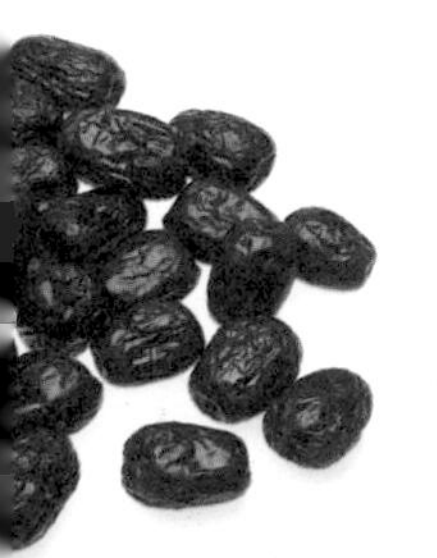

大棗富含醣類、胡蘿蔔素、維生素B群、維生素C、維生素P以及鈣、磷、鐵等營養成分。其中維生素C的含量在果品中名列前茅，有「天然維生素」的美譽。

大棗氣血雙補，且含有豐富的鐵元素，對女性來說，在月經期食用大棗可以補血補氣，平常食用則能幫助延緩衰老，故有

「一日食三棗，紅顏永到老」的說法。傳說楊貴妃正因喜食大棗而長得國色天香、美豔如玉；名著《紅樓夢》中也提到，大棗常被製泥做成點心，送進皇宮讓皇帝及嬪妃們享用。

三、紅豆：益氣補血

紅豆含有多種營養成分，尤其是維生素C含量豐富，另外還含多種礦物質。李時珍稱紅豆為「心之穀」，可健脾益胃，通氣除煩，益氣補血，也有很好的利尿作用。

紅豆富含鐵質，能使人氣色紅潤，多吃紅豆可補血、促進血液循環、增強抵抗力，同時亦具有補充經期營養、舒緩經痛的效果，是女性良好的健康夥伴。

四、桃子：補血養陰

中醫認為，桃味有甜有酸，屬溫性食物，具有補氣養血、養陰生津等功效，可用於大病之後氣血虧虛、面黃肌瘦、心悸氣短者。

桃子含鐵量較高，是缺鐵性貧血病人的理想輔助食物。桃中所含的豐富果酸具有保濕功效，可以清除毛孔中的汙垢，防止色素沉著，預防皺紋。另外，桃子中還含有大量的維生素B群和維生素C，可促進血液循環，使臉部肌膚健康、紅潤。

營養健康小知識！

大棗雖是補血的佳品，但不宜長期服用，否則會導致肚子漲氣，且會使身材變胖，一個星期吃2至3次即已足夠，否則補了血卻還得擔心肥胖的問題。再者，如果只單吃大棗，補血的效果並不明顯，應搭配葡萄乾、龍眼等食品一起吃，補血的效果會比單吃大棗好得多。

阿膠，補血美顏的聖品

阿膠在中醫藥學上已經有兩千多年的歷史了。也許有些人知道，阿膠的原料即是驢皮，不過最早在製作阿膠時，其原料不是驢皮而是牛皮，秦漢時期的醫藥學著作《神農本草經》記載：「煮牛皮作之。」

而由於阿膠在滋補和藥用方面具有神奇功效，受歷代帝王的青睞，將其列為貢品之一，故有「貢阿膠」之稱。

關於阿膠的由來還有這樣一段傳說。

在兩千年前，有一對夫妻，阿銘和阿嬌，他們的日子過得還算富裕。因為阿嬌分娩後氣血損失過多，身體特別虛弱，阿銘聽說驢肉的營養特別豐富，就命人宰了一頭驢來烹煮，要給阿嬌補身體；可是驢肉的香味實在太吸引人，煮肉的伙計忍不住就把驢肉吃個精光，為了交差，他改把驢皮放入鍋中煮上半天，待放涼後凝結成膠塊，再拿給阿嬌吃。

想不到，阿嬌吃了之後，臉色變得紅潤、氣血也逐漸充沛，不出數日，身體便奇蹟般地恢復了。後來，偷吃驢肉的伙計其妻子也因分娩患上了和阿嬌相似的病症，那伙計便用相同的方法給妻子進食驢膠，其身體也很快獲得恢復。從此，阿嬌和阿銘就以出售驢膠為生，生意興隆。

阿膠含有豐富的動物膠、氮、明膠蛋白，與鈣、硫等礦物質和多種胺基酸，具有補血止血、滋陰潤肺等功效，在補血方面的功用更是特別突出，對於治療各種原因所引發的出血、貧血、眩暈、心悸等症狀亦效果卓著。

營養健康小知識！

剛製成的阿膠即新阿膠不宜服用，因為由於現今製作技術的侷限性，新製成的阿膠總帶有一些火毒，因而進服新鮮阿膠會使人產生火氣亢盛及各種中毒症狀，如鼻腔、口唇等部位出現許多熱瘡，或眼睛乾澀、發紅、眼屎增多，甚至出現喉嚨乾痛及大便祕結、大便帶血等症狀。

另外，阿膠容易受潮，不耐高溫，因此，新阿膠製成後，需將阿膠放入食用包裝袋內，紮緊開口，置於陰乾處放置三年以上，直至火毒自行消盡後方可服用。

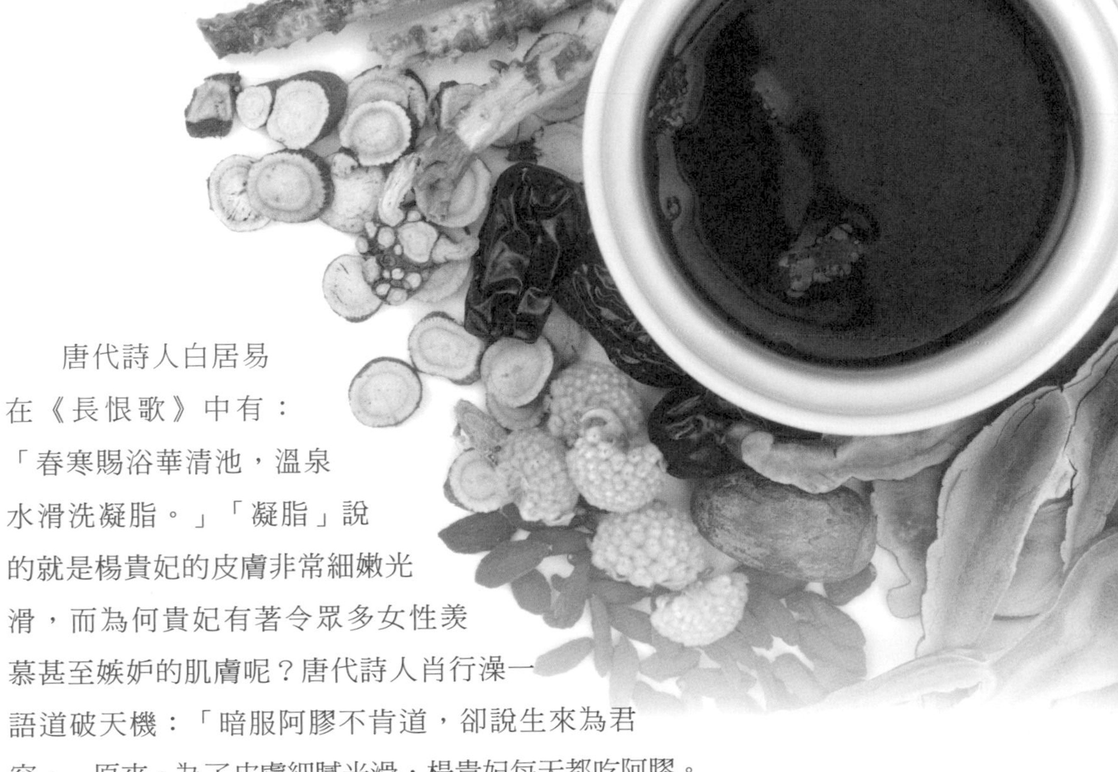

唐代詩人白居易在《長恨歌》中有：「春寒賜浴華清池，溫泉水滑洗凝脂。」「凝脂」說的就是楊貴妃的皮膚非常細嫩光滑，而為何貴妃有著令眾多女性羨慕甚至嫉妒的肌膚呢？唐代詩人肖行澡一語道破天機：「暗服阿膠不肯道，卻說生來為君容。」原來，為了皮膚細膩光滑，楊貴妃每天都吃阿膠。

當今社會，生活節奏加快，競爭壓力加劇，女性容易過早出現月經不調、痛經、肌膚暗淡無光、臉上長色斑等衰老跡象，要如何才能使自己的膚質變好，恢復青春容顏和窈窕身材呢？這就要從根本上延緩衰老！想要青春永駐，就要從內部調理開始，透過補血理氣，調整營養平衡來造就美麗；而補血理血的首選，就是阿膠，因為阿膠能從根本上解決女性氣血不足的問題，同時改善紅血球的新陳代謝，加強真皮細胞的保水功能，從而實現自內而外的美麗。

阿膠粥

材料：阿膠30克，糯米30～50克。

作法：將阿膠搗碎，然後將糯米熬成粥，快熟時將阿膠末倒入攪勻即可。早上起床或晚上睡前食用。

功效：養顏、嫩膚、止血、安胎。

補氣養血的營養食譜

大多數氣血不足的女性朋友都會怕冷，一到冬天就手腳冰涼，還伴有臉色暗黃無光、虛胖等情況。要改善這些症狀，可以透過日常飲食進行調養，下面就介紹幾種最適合女性補氣養血的營養食譜，經常食用，不僅可以讓人感覺暖暖的，還會從根本上改善氣血不足的情況。

一、番茄牛腩湯

材料：牛腩肉，番茄，八角，蔥段，薑，香菜。

作法：先將牛肉切塊，汆燙，去浮沫，然後加入八角、蔥段、薑，燉煮到牛肉軟爛後，再加入切小塊的番茄煲3～5分鐘，最後加入調味料、香菜末就可以了。

功效：牛肉是肉類（除肝臟）中含鐵最多的，是補氣血、調脾胃的上好食材；而補鐵時，也要特別注意補充維生素C，因為維生素C可以促進鐵的吸收，提高人體對鐵的利用率和吸收率。本食譜中添加番茄的妙處就在於此，番茄富含維生素C，還含有可以抗衰老、防癌的茄紅素。另外，香菜屬熱性，可用來助汗排濕。

二、蜜汁花生棗粥

材料：花生，紅棗，蜂蜜。

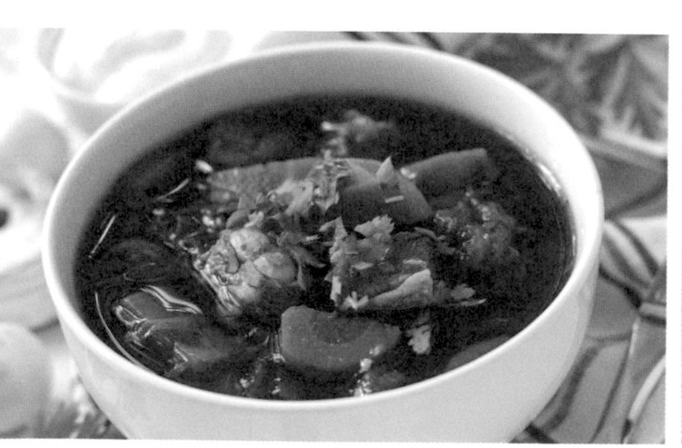

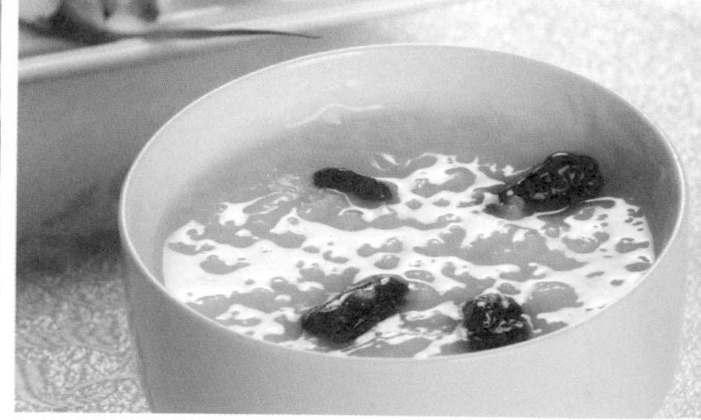

作法：把紅棗和花生用溫水浸泡後放入鍋中加適量水，以小火煮到熟軟，再加入蜂蜜即可。

功效：花生含有豐富的蛋白質、脂肪、多種維生素及鈣、磷、鐵等礦物質。花生中的脂肪大多為油酸和亞油酸等不飽和脂肪酸，具有降低膽固醇和潤澤肌膚之功效。紅棗可活血調經、養心安神，可以改善失眠、黑眼圈，能去斑、紅潤美膚。此粥補氣、補血、滋潤，可使臉色紅潤有光澤。

三、栗子白菜煲

材料：新鮮栗子100克，白菜300克，鴨湯。

作法：把新鮮栗子去殼，切成兩半，用鴨湯適量煨至熟透，再放入白菜、鹽、調味料少許即可。

功效：栗子可養胃健脾、補腎強筋、活血止血；白菜性平味甘，有清熱除煩、解渴利尿、通利腸胃的功效。

再者，人的面色晦暗，其原因多是腎氣不足、陰液虧損，而栗子健脾補腎，白菜補陰潤燥，綜合其功效，能使臉色白皙明亮。

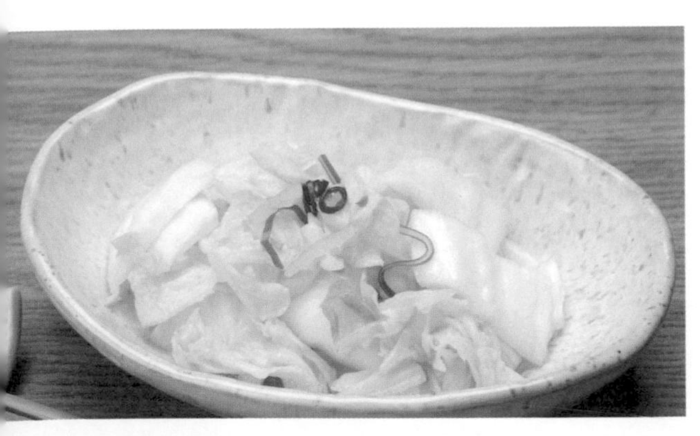

四、筍燒海參煲

材料：竹筍，海參，瘦肉。

作法：把海參切長條，與新鮮竹筍切片一同入鍋，加瘦肉一起煨熟，最後加一點鹽、糖、酒、適量調味料即可。

功效：竹筍含有豐富的膳食纖維、鉀，且不含膽固醇。海參因含膽固醇極低，為一種典型的高蛋白、低脂肪、低膽固醇的食物；又因其肉質細嫩，易於消化，所以非常適合老年人與兒童，以及體質虛弱的女性食用。

再者，一般皮膚粗糙的原因多是陰血不足、內有燥火，而海參滋陰養血，竹筍清內熱，綜合其功效，能使皮膚細膩光潤。

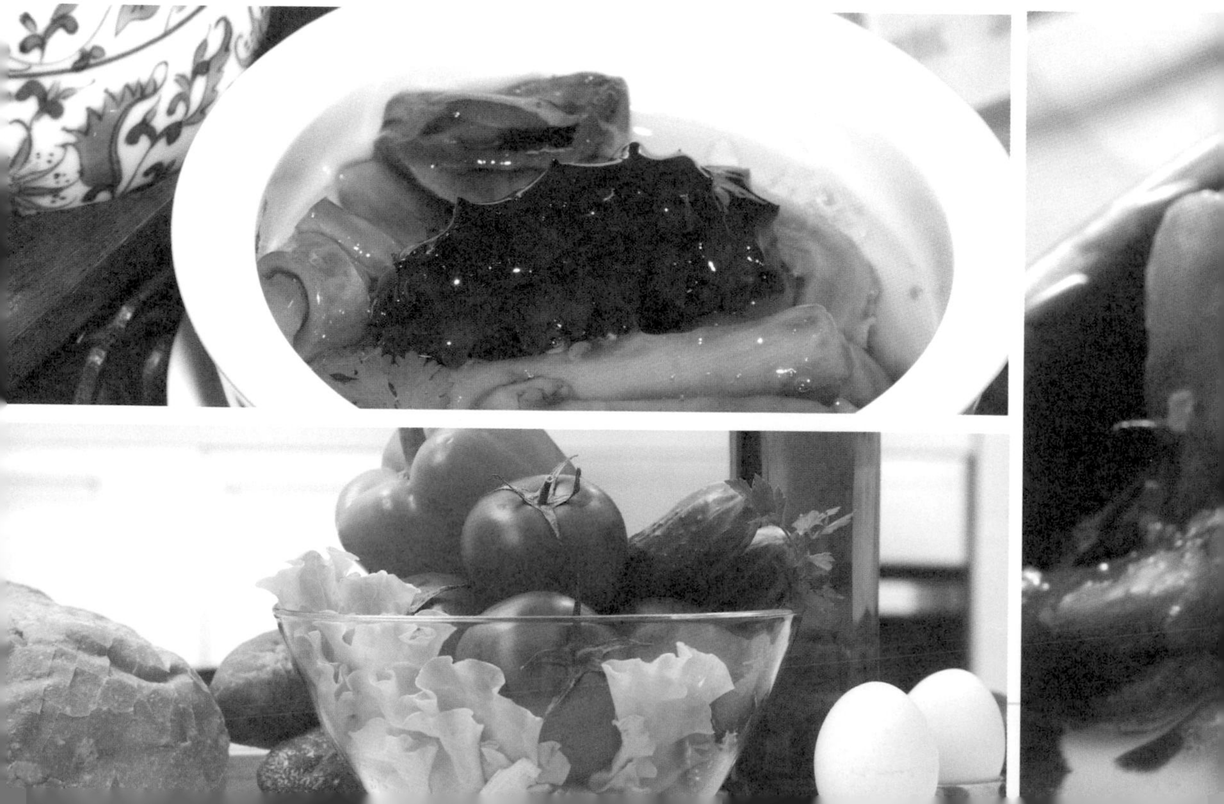

五、黃豆雪梨豬腳湯

材料：雪梨1個，黃豆50克，豬腳半隻，薑片3片，鹽適量。

作法：豬腳加入薑片汆燙去除異味，切成塊，加入去核切塊的雪梨、黃豆和薑，加滿清水煮到滾，開蓋後維持大火繼續沸煮15分鐘後轉小火再煲1個小時即可。喝之前根據個人口味加鹽調味。

功效：常喝梨湯對女性是有好處的，梨子自古就有「百果之宗」的美譽，用雪梨來做湯，可以祛咳潤肺、清心美膚。喝這道黃豆雪梨豬腳湯，具有明顯的光滑皮膚、緩解聲沙口乾的功效，更是降低血壓和滋養清熱的好湯。

營養健康小知識！

補氣血不一定要吃多高級的滋補食材，只要身體能消化吸收的食物，都具有養氣補血之功。

補氣血的前提，是胃、腸都需具有較好的消化吸收能力，這樣即使吃粗茶淡飯，同樣也會有效果；但若胃、腸不能消化，即使每天吃肉、蛋、魚這些「好東西」也沒什麼用。易言之，最好的方式是一日三餐能定時定量、營養均衡，養護好腸胃健康之餘，氣血自然充足。

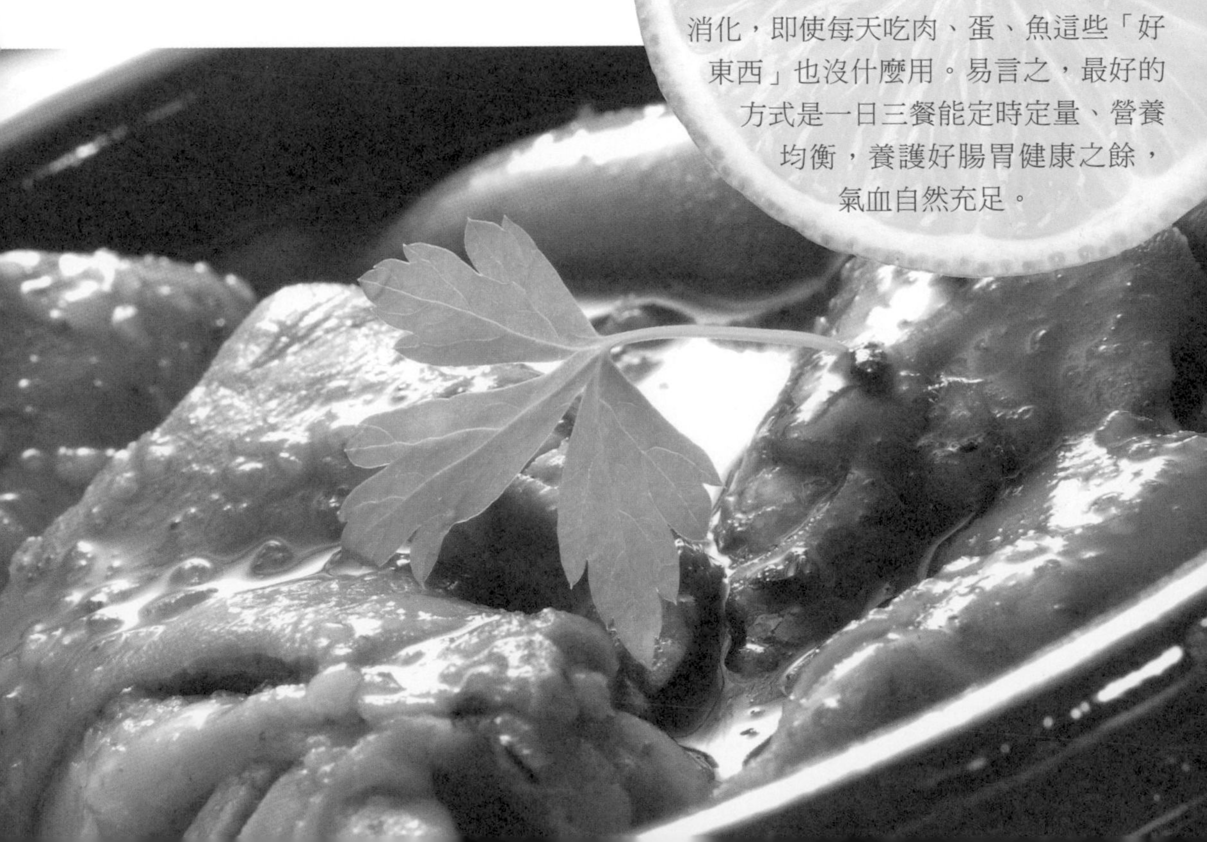

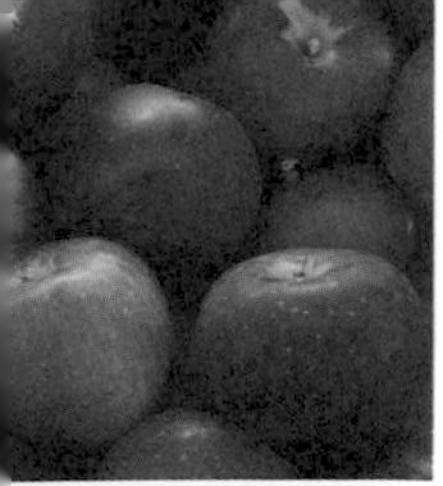
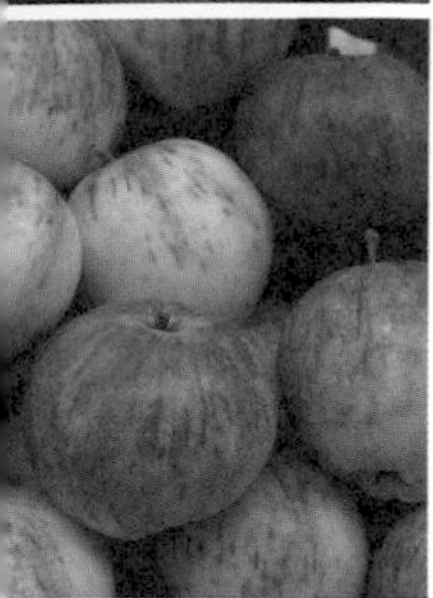
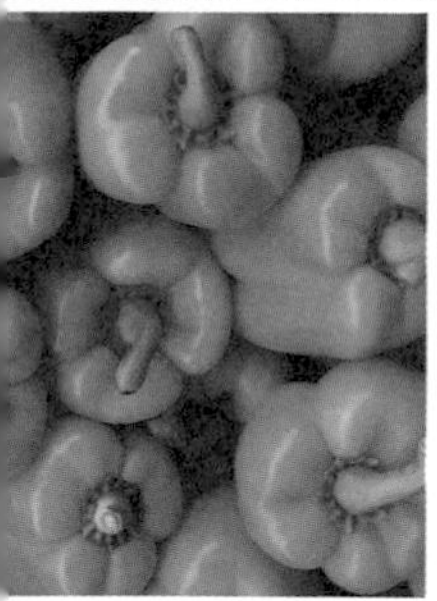
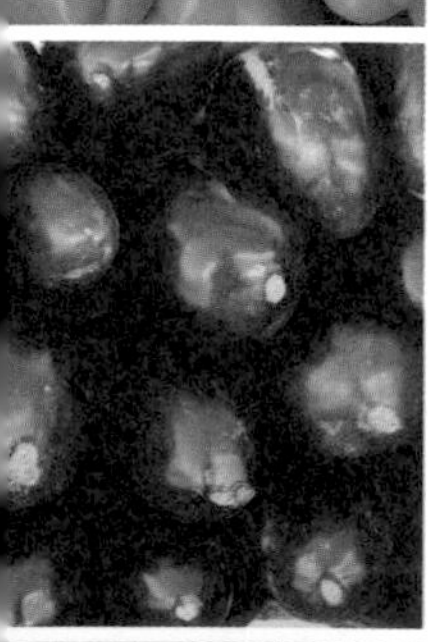
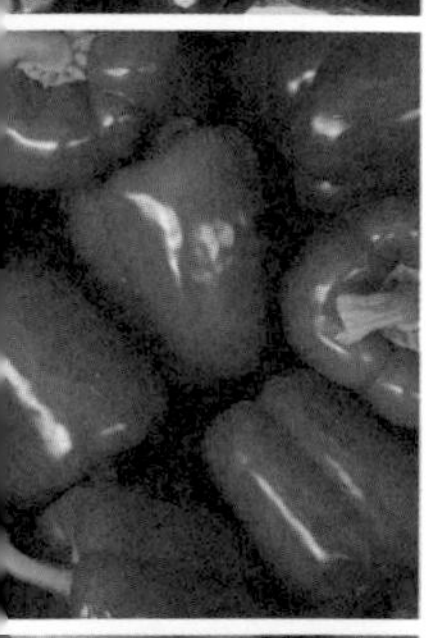
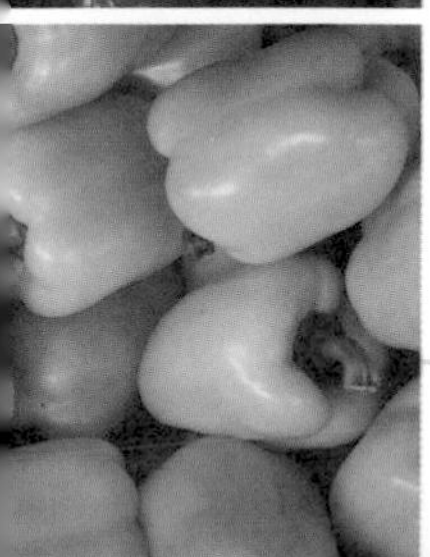

破解關於補血的錯誤謠傳

補血，可以改善臉色暗黃，使身體保持氣血通暢；但有的女性由於聽信一些謠傳，或者迷信古時一些錯誤的說法，結果不但沒有達到補血的效果，反而損害了自身健康。下面，我們就來看看有哪些常見的錯誤謠傳。

謠傳一：蔬菜水果無益補鐵

許多人不知道多吃蔬菜、水果對補鐵也是有好處的。這是因為蔬菜水果中富含維生素C、檸檬酸及蘋果酸，這類有機酸可與鐵形成複合物，從而增加鐵在腸道內的溶解度，有利於鐵的吸收。

謠傳二：紅糖補血，能代替貧血治療

民間一直流傳紅糖水可以補血的說法，女性在月經期以及分娩後，也經常喝紅糖水以補血。

然而專家卻指出，紅糖水並沒有民間傳說中補血等神奇的功效——益氣養血、促進子宮收縮排出產後宮腔內瘀血、促使子宮早日復原等——事實上，紅糖並沒有上述的有效成分，而且紅糖提純不夠，裡面還可能含有雜質，未必全然是有益於身體的。

謠傳三：咖啡與茶多喝無妨

對女性來說，過量飲用咖啡與茶，可能會導致缺鐵性貧血。

這是因為茶葉中的鞣酸和咖啡中的多酚類物質，可與鐵形成難以溶解的鹽類，抑制鐵的吸收。因此，女性飲用咖啡和茶應該適可而止，一天一兩杯足以。

謠傳四：貧血好轉就要停用鐵劑

貧血者依據醫生指示服用鐵劑，當貧血情況改善或穩定後，一

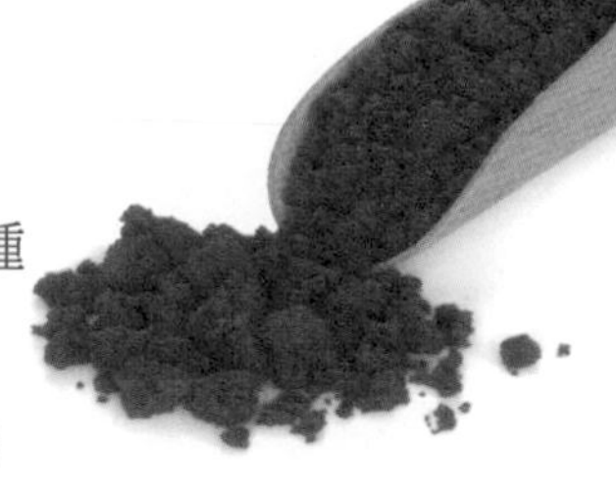

般人多半會立即停止服用；這是錯誤的做法，這種做法會造成貧血情況再次出現。正確的方法，是服用鐵劑治療缺鐵性貧血，直到貧血症穩定後，再繼續服用鐵劑6～8週，以補充體內的儲存鐵。

謠傳五：多吃肉對身體不好

一般民眾對肉類食品大都存有「損害健康」等錯誤印象，所以只重視植物性食品的保健，卻因此導致富含鐵元素的動物性食品攝取不足。

事實上，**動物性食物不僅含鐵豐富，其吸收率更高達25%**；相較於此，植物性食物中的鐵元素因受食物中所含的植酸鹽、草酸鹽等干擾，吸收率很低，約為3%。易言之，不吃肉，便容易引起缺鐵性貧血，在平日飲食中，蔬果與肉類的攝取應當均衡才能真正有益於健康。

謠傳六：保健食品能代替貧血治療

貧血是一種症狀，而不是獨立的疾病，因此在治療時，必須明確其為缺鐵性貧血，才能透過補充鐵元素達到療效。而關於補鐵，市售的各種補血保健食品，雖然都含有一定量的各種形式的鐵，對缺鐵性貧血有輔助療效，但因為其鐵含量低，仍不能代替正規貧血治療。

營養健康小知識！

補血最好的方法，是食用高營養的各種肉湯；亦可用黑米、玉米、血糯米、白米做成糊，再加進已加工成糊狀的紅棗、核桃、花生、蓮子、桂圓、枸杞等混合食用。

病後初癒者、產後婦女、老人、小孩、身體虛弱的人，可多喝各種將肉燒得很爛的牛肉湯、羊肉湯、豬肝湯、雞湯、骨髓湯、蹄筋湯等；而多吃各種可直接消化吸收的糊，對養生及疾病的治療也特別有效。

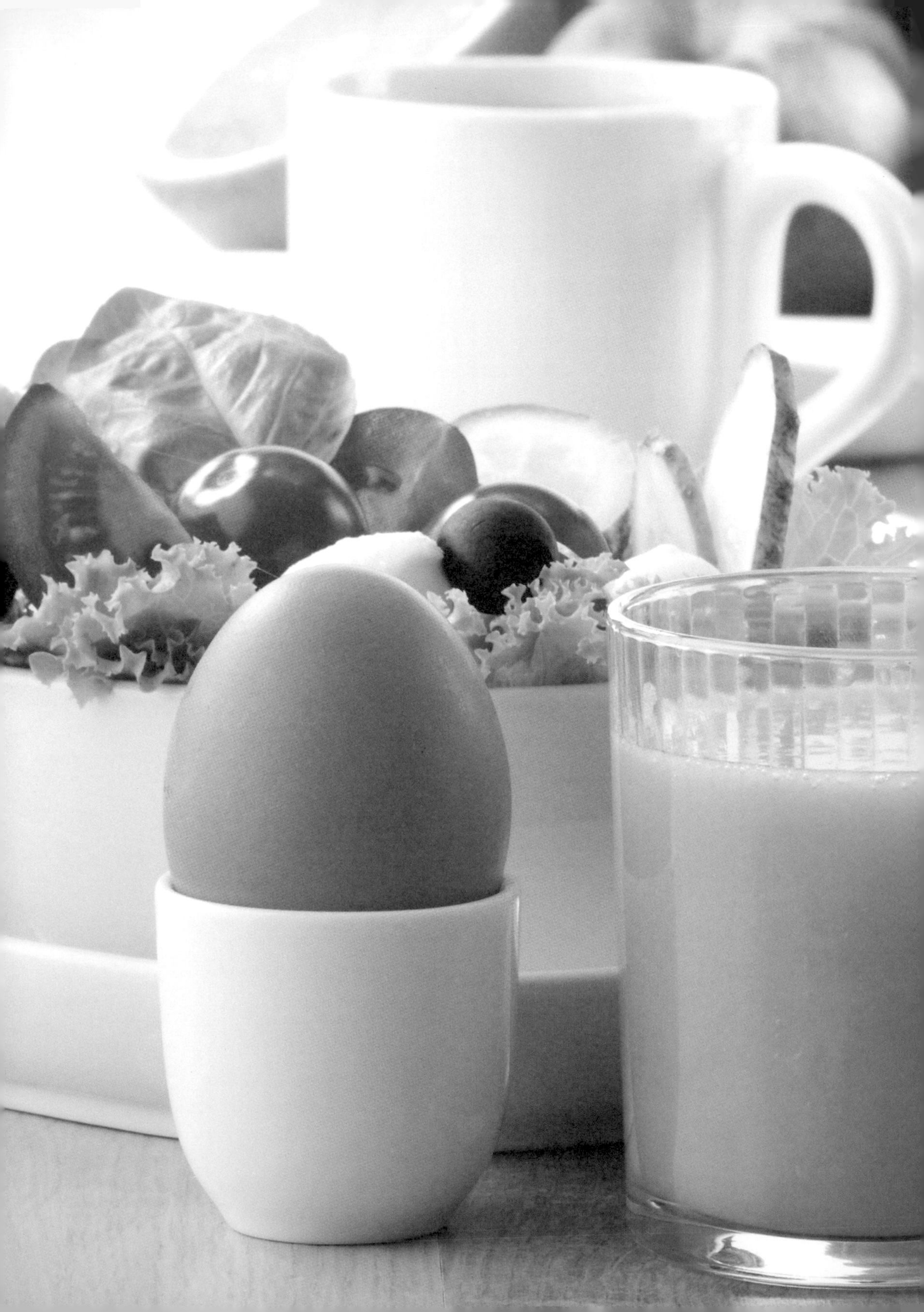

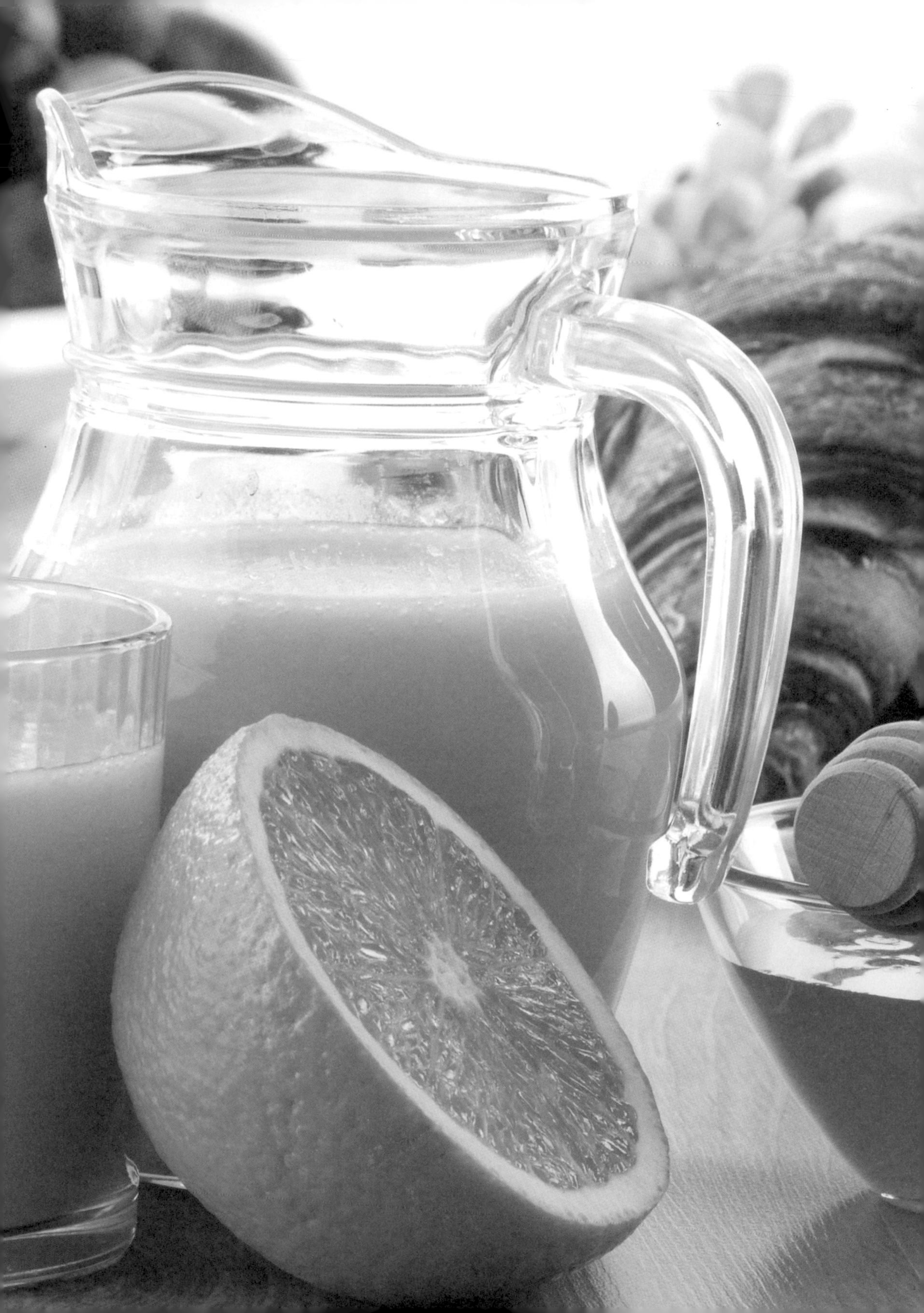

CHAPTER 2

吃對營養好排毒，身體輕鬆人不老

無毒，才能擁有亮麗美肌

現代女性，尤其是粉領族，每天都要跟電腦打交道，我們的臉必須天天面對輻射的危害；而每天面臨的巨大工作壓力，緊張、糾結、心煩是常有的事；再加上經常跟速食做朋友，導致有太多的飽和脂肪酸聚集在體內；不僅如此，我們還天天呼吸著日益汙穢的空氣！以上這些，都會形成毒素，侵害我們的身體，致使身體陰陽失衡、氣血不通，雖然在短時間內，我們的身體會竭盡所能把這些毒素排出去，但是時間長了，毒素會越來越多，身體就再沒能力將之排出了。

這些毒素在體內不會安分守己地待著，而是不斷侵襲著我們的內分泌、循環代謝、皮脂毛囊汗腺等系統，從而導致便祕、口臭、肥胖等症狀，反映在皮膚上的話，就會出現痘痘，還會使肌膚變得暗沉而乾燥。

很多女性一看到皮膚變得暗淡或是出現痤瘡，就會買昂貴的保養品和化妝品來用，但錢花了不少，皮膚卻往往沒起色。其實塗抹化妝品只

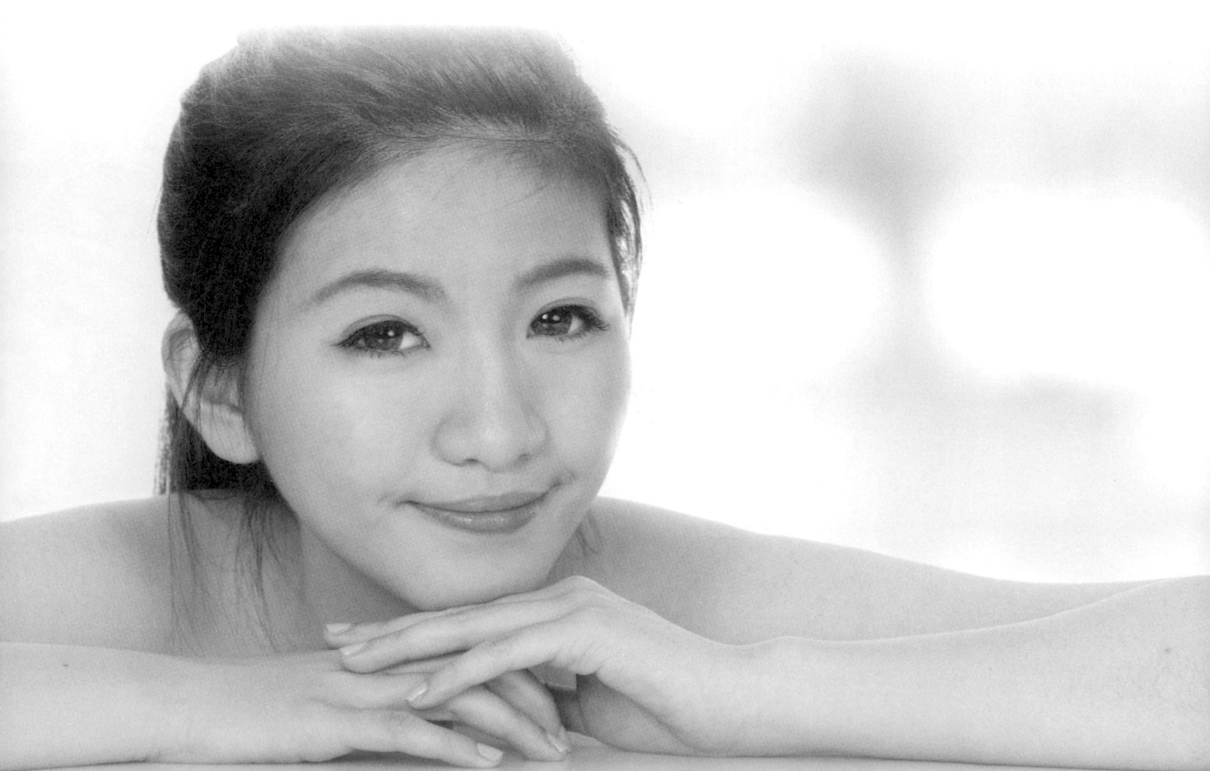

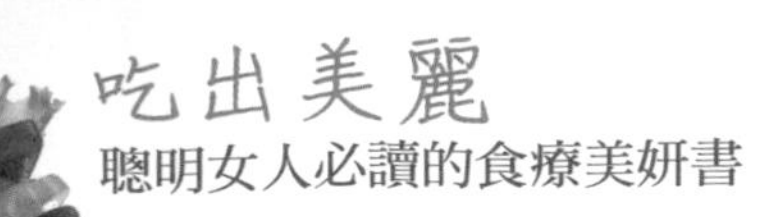

是治標不治本！舉例而言，肌膚就像一個髒水池，如果不先過濾排毒而是一再注入清水，呈現出來的終究會是暗淡不透明的膚色。

要想改善肌膚狀況，就應該把重點工作放在體內排毒上，只有把體內的環境整理好了，呈現出來的才會是光潔亮麗的肌膚。肌膚就像身體的一面鏡子，它能夠映射出身體內部各個器官系統的功能狀況——如果體內環境好，血液流通順暢，各個器官都有精神和氣力去運作，那人自然就健康，臉部肌膚當然也會呈現出光澤；而如果體內環境不好，血液流通不暢，各個器官都沒有精力去好好運作，那自然就不會健康，臉上也一定會變得晦暗而無光澤。

那麼，毒素在體內是以什麼形式存在呢？

一、自由基

自由基是身體氧化反應中產生的有害化合物，具有強氧化性，可損害身體的組織和細胞，導致各種疾病與過早地衰老。

二、宿便

人體的腸道綿長且多褶皺，許多殘餘的廢物滯留在腸道褶皺內無法排出體外就形成了宿便，如果宿便在體內不及時排出，就會在腸道內腐爛變質，成為細菌滋生的集結地，時間一長，就會被腸道重新吸收進而危害人體。

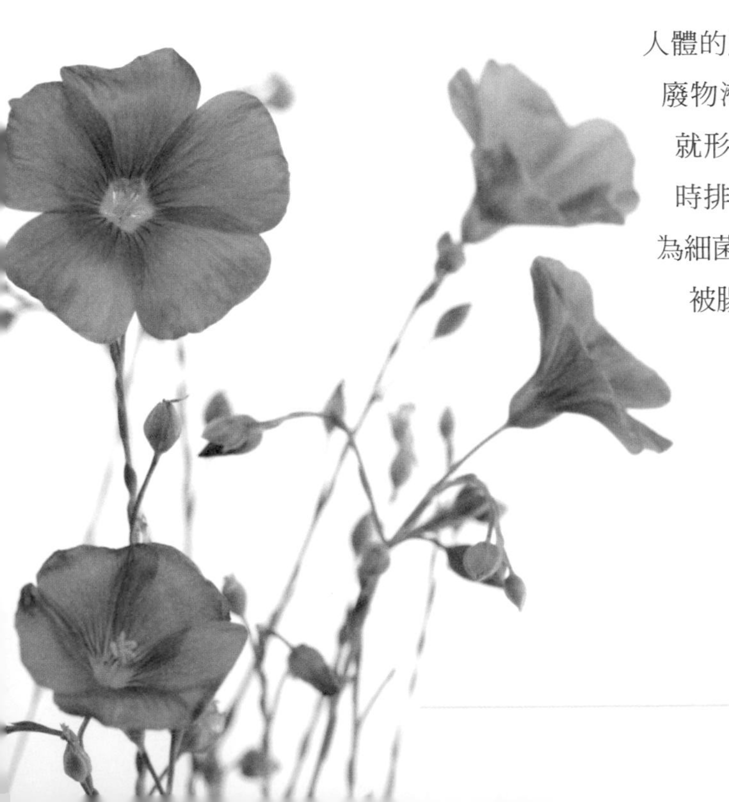

三、膽固醇

膽固醇過量就會陳積在血管壁上，使血管變得狹窄，從而導致高血壓、心臟病或動脈粥樣硬化等病症。

四、脂肪

脂肪過量會導致血液黏稠，流動速度減慢，進而造成大量脂質沉積在血管內部。時間長了，這些沉積的脂質塊就會與衰老脫落的細胞聚積在一起，形成血栓，阻住血管，使依賴該血管供血的組織缺血與壞死，然後引發腦栓塞、心肌梗塞等病症。

總之，為了美麗和健康，女性必須打一場排毒保衛戰！只有排出體內毒素，才能永保健康和活力，才能擁有如出水芙蓉般的清爽肌膚。

營養健康小知識！

斷食，可以使腸胃得到休息，也可讓體內的垃圾與毒素排出體外；米湯，味道可口，具有一定的營養。

米湯斷食法，可避免一般斷食所引起的全身乏力和精神不振，而且對胃黏膜有一定的保護作用，非常適合胃腸功能虛弱的人。

米湯的作法：先用糙米熬粥，然後將米渣去掉，即成米湯；或者直接使用糙米粉末，熬煮熟後，不去渣滓，即為米湯。喝的時候可加入少量食鹽或糖。

每日三餐飲用。

你「中毒」了嗎？

做個無毒美人是每個女人的願望，因為沒有毒素就意味著身體健康，更可以擁有完美肌膚，但要怎樣才能知道自己有沒有「中毒」呢？毒素又是從哪裡來的呢？

根據下列的症狀，透過簡單對照，你就能找到答案。

中毒症狀一：口臭

很多女人看上去很漂亮，但是一開口就有口臭，這實在令人尷尬和不舒服。

如果發現自己有經常性口臭，而且不是吃了大蒜或者海鮮後的那種口臭，又或是沒吃這些東西時嘴裡也會有味道，這就代表你中毒了！

口臭大多是因為胃上火所致，胃上火多是因為吃了太多油膩高脂肪的食物，這些食物不好消化，淤積在胃部就變成了毒素，毒素當然有異味，最終就成了口臭。

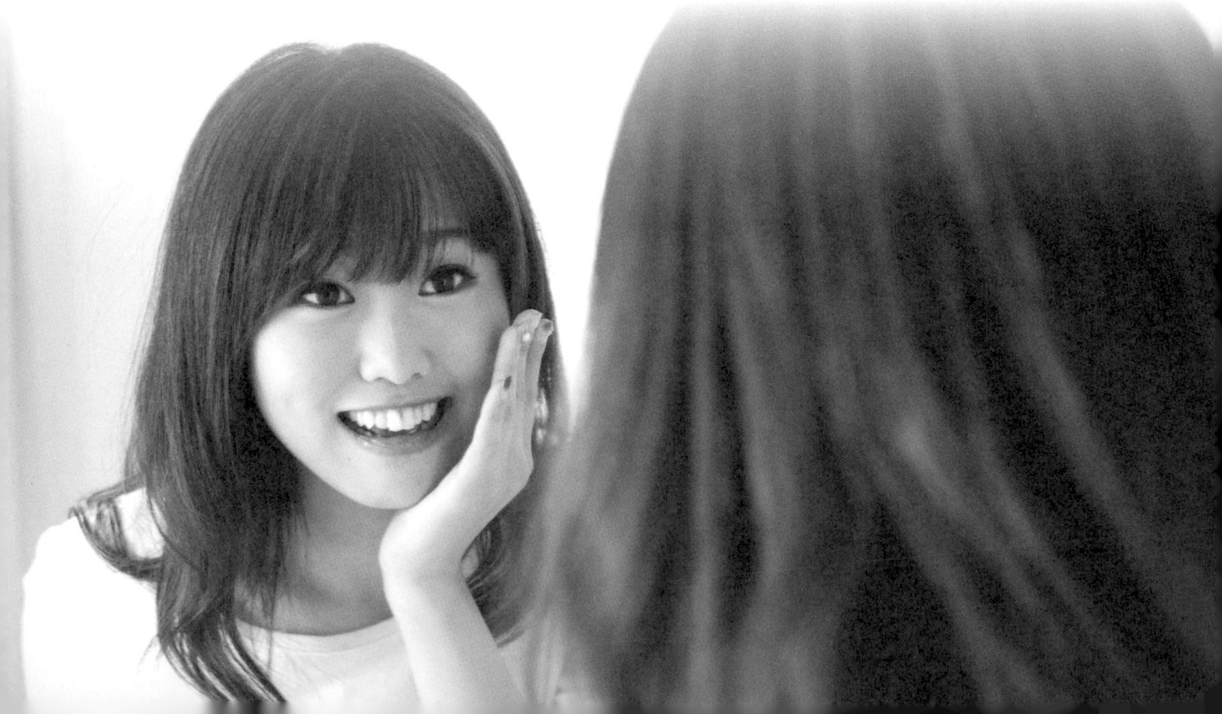

中毒症狀二：斑點

每個女人都希望自己擁有姣好的面容，但如果你發現自己的臉上突然出現了黃褐斑，或者黃褐斑比以前明顯增多，肌膚失去了原有的光潔和細膩，這就代表你中毒了！

色斑一般都是由黑色素沉澱造成的，而黑色素從哪裡來？就是從體內的毒素來的。如果情緒低落、食慾不振、或者長期口服避孕藥等，會造成人體內分泌紊亂，使毒素淤積在體內而無法排出，這樣色斑就出現了。

中毒症狀三：便祕

便祕是很多現代女性經常犯的疾病，她們總是隔三四天，甚至一個星期才排一次便，而且每次排便都是一次痛苦的折磨。如果發現自己有這種便祕的症狀出現，就說明你已經中毒了！

人的糞便是在大腸中形成，並由大腸排出體外，排便是人體向外排出毒素的重要管道之一。如果大腸的傳導功能失常，就會使糞便滯留在大腸內排不出去，時間長了，糞便就乾結，會有

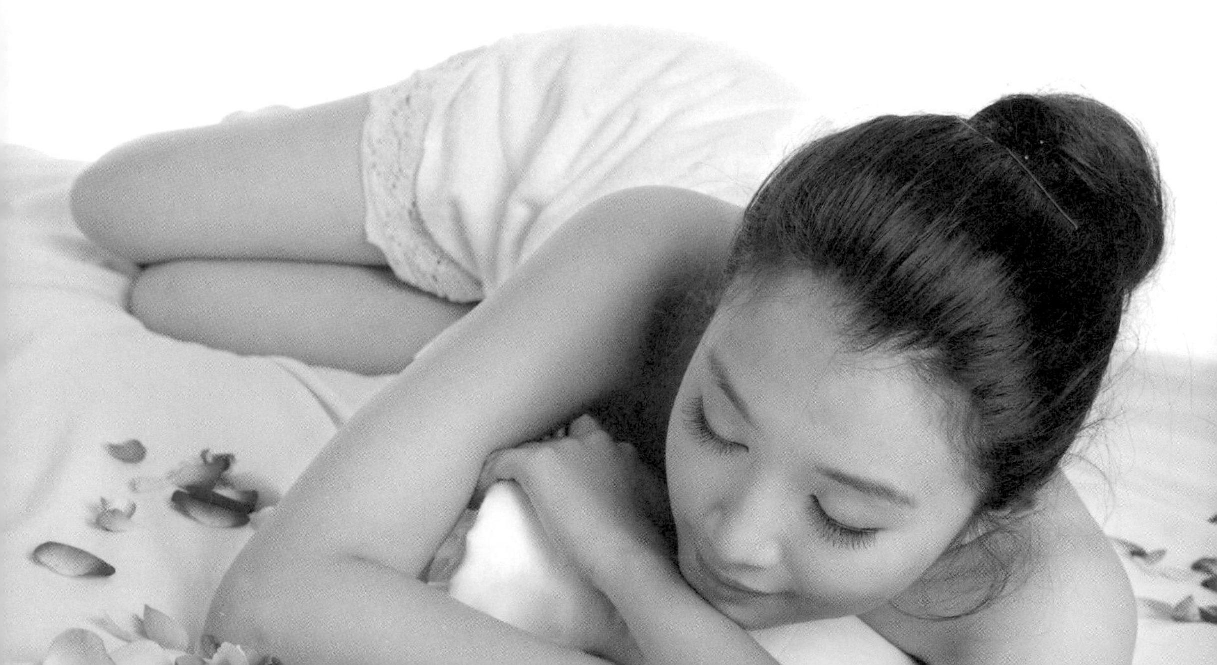

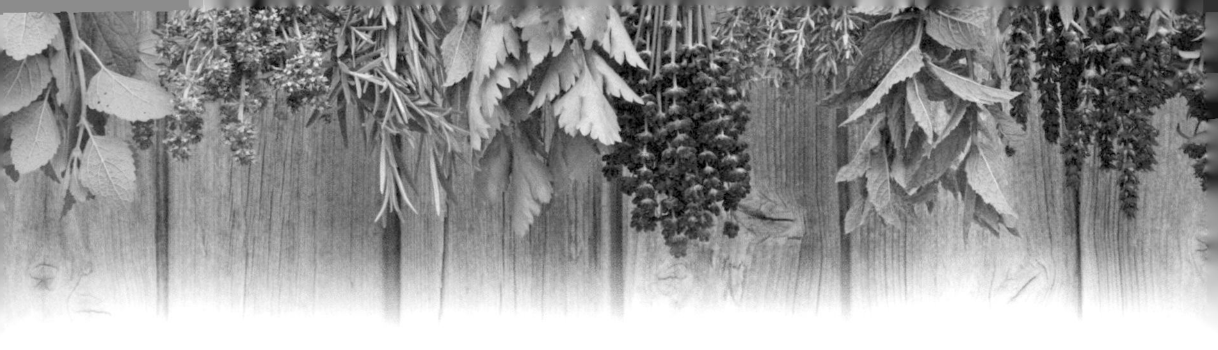

很多毒素留在大腸內，這些毒素會被人體吸收，進而引發口臭，還會使臉部長斑。

中毒症狀四：肥胖

隨著文明的演化，現在肥胖的人幾乎隨處可見，他們不是挺著大大的肚子，就是有著粗粗的腿，沒走幾步路就氣喘吁吁。

如果女性發現自己的體重超過標準體重的20%，或身體質量指數（**BMI**）大於**27**，那你就屬於肥胖了，代表你的體內已經積聚很多毒素，需要排毒了！

肥胖的原因，大多是營養過剩造成的，如果長期過量食用高熱量、高脂肪的食物，由於這些食物不容易被消化和代謝，時間久了排不出去，就會在體內形成毒素，造成身體失衡，從而引發肥胖。

中毒症狀五：痤瘡

痤瘡俗稱痘痘、青春痘，也叫粉刺、暗瘡等，常見於青春期及生活不規律的人臉上。.

痤瘡可謂女性美容的天敵，無論臉蛋多麼漂亮，只要出現幾顆痘痘，立刻就讓美麗大打折扣。

痤瘡也跟體內的毒素有關，如果體內有大量的毒素，各種毒素

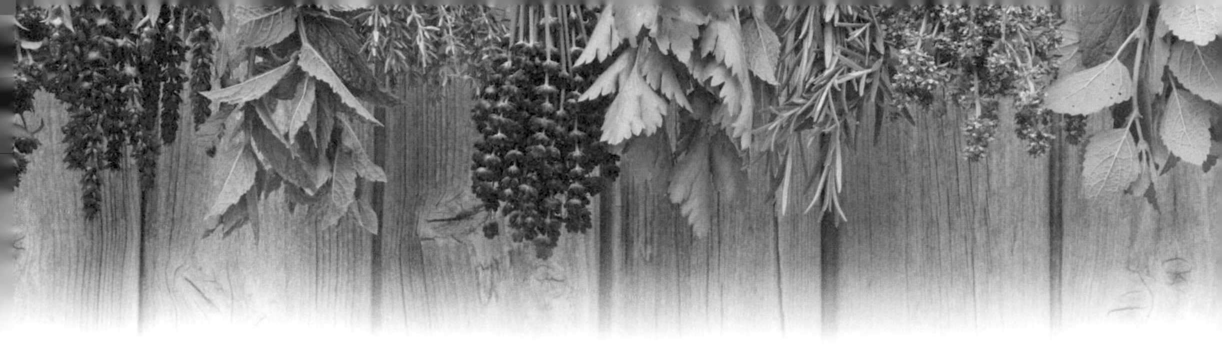

就會在細菌的作用下產生大量有毒物質，這些有毒物質會隨著血液流遍全身；當這些有毒物質的排出受阻時，就會透過皮膚向外滲溢，導致皮膚粗糙，出現痤瘡。

此外，精神緊張、礦物質缺乏，以及高脂肪或高醣類飲食等也都是痤瘡的誘因。

中毒症狀六：皮膚搔癢

皮膚是人體最大的排毒器官，皮膚上的汗腺和皮脂腺能夠透過出汗等方式排出其他器官所無法解決的毒素。外界的刺激、生活不規律、精神緊張，以及內分泌障礙等都會使皮膚的這種功能減弱，進而引發皮膚瘙癢。

以上六種症狀只要具備一種，就代表你的體內已經有毒素堆積了！

不要認為毒素離自己很遠，更不要認為所有的排毒的說法都是危言聳聽，儘早發現自己體內的毒素，及時將其排出體外，健康和美麗才會真正到來。

營養健康小知識！

年輕女性，尤其是辦公室女性，因為長期缺乏運動、飲食不規律，而且便祕的情況較多，所以容易臉色暗沉、長痘痘；這主要是因為胃腸功能不好，體內有毒素排不出來，於是就在皮膚上表現出來。不過話說回來，想排毒，不應亂用藥，要選擇安全、溫和的，最好使用植物提煉的成分，長期調理也比較不會有副作用。

排毒食物排行榜

很多人總是把排毒的希望寄託在藥物或者保健食品上面，這類方式雖然效果比較顯著，但難免形成依賴，而且會有難以估量的副作用。

其實，不少食物本身就具有抗汙染、清血液、排毒素的功能，只要多吃這些食物，就能獲得很好的排毒養顏功效。下面就讓我們來看看哪些食物能登上「排毒食物排行榜」。

第一名：動物血

動物血包括豬血、鴨血、雞血、鵝血等各種禽畜類動物的血，以豬血為佳。中醫認為，豬血有利腸通便、清除腸垢之功效。

現代醫學證實，豬血中的血漿蛋白經過人體胃酸和消化液中的酶分解後，能產生一種解毒和潤腸的物質，可與入侵腸道的粉塵、有害金屬發生化學反應，使其成為不易被人體吸收的廢物而排泄掉，有除塵、清腸、通便的作用，做成湯喝，能清除體內汙染。

第二名：鮮果汁

女性多喝鮮果汁，能有效清除體內堆積的毒素和廢物，因為新鮮果汁屬微鹼性，進入人體消化系統後，能幫助積聚在細胞中的毒素溶解，再經過排泄系統排出體外。

女性排毒可選以下水果打成汁飲用。

1. 蘋果

除含有豐富的膳食纖維外，它所含的半乳糖醛酸對排毒很有幫助，而果膠能避免食物在腸內腐化。選擇蘋果時，別忘了常換不同顏色的蘋果品種，效果會更好。

2. 草莓

熱量不高，而且含有維生素C，是不可忽略的排毒水果。在自然療法中，草莓可用來清潔腸胃道，並強固肝臟。不過，**對阿司匹林過敏和腸胃功能不好的人不宜食用**。

3. 櫻桃

非常有價值的天然藥食，櫻桃的果肉能去除毒素和不潔的體液，因而對腎臟排毒具有較好的輔助功效，同時還有溫和的通便作用。**購買時，最好選擇果實飽滿結實、帶有綠梗的櫻桃**。

4. 深紫色葡萄

具有排毒的效果，能幫助腸內黏液組成，幫助肝、腸、胃、腎清除體內的垃圾。其唯一的缺點是熱量有點高，40顆葡萄相當於2個蘋果的熱量。

5. 無花果

富含有機酸和多種酶，具有開胃養津、健脾止瀉、潤腸助胃、消化滋養、消腫止痛、除腸蟲等功效，特別是它所含的**超氧化物歧化酶可以防止人體衰老，讓人延年益壽**；因此，女性多吃新鮮的無花果，能使腸道各種有害物質被吸附，然後排出，從而淨化腸道，促進有益菌類的增殖，抑制血糖上升，維持正常膽固醇含量，迅速排出有毒物質。

第三名：綠葉蔬菜類

富含纖維素或葉綠素的綠葉蔬菜食物具有解毒功能，因為毒性物質在由肝臟排出而被小腸吸收之前，會附著在纖維食物和葉綠素上，並隨著糞便排出體外，所以多吃綠葉蔬菜食物有助於消除體內累積的毒性物質；不過，纖維食物在排毒的同時，也容易排出體內的營養素，故病體初癒的

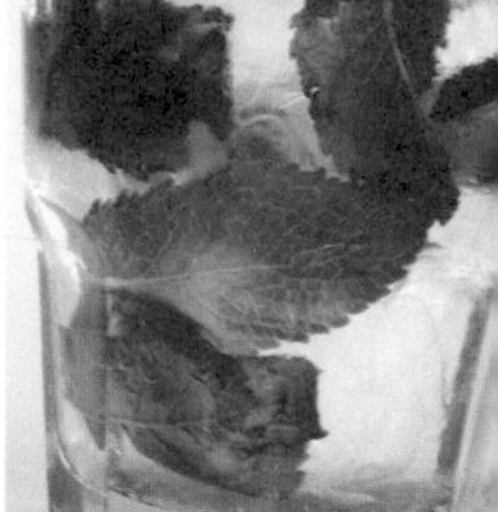
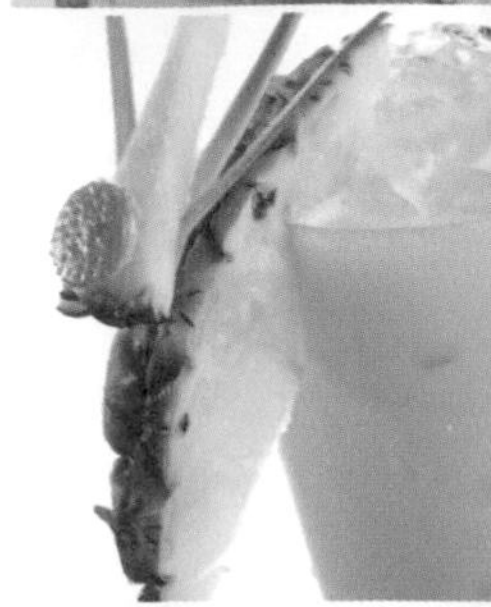
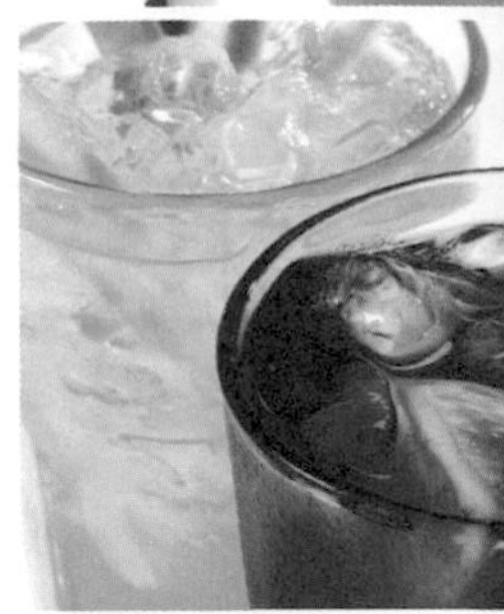
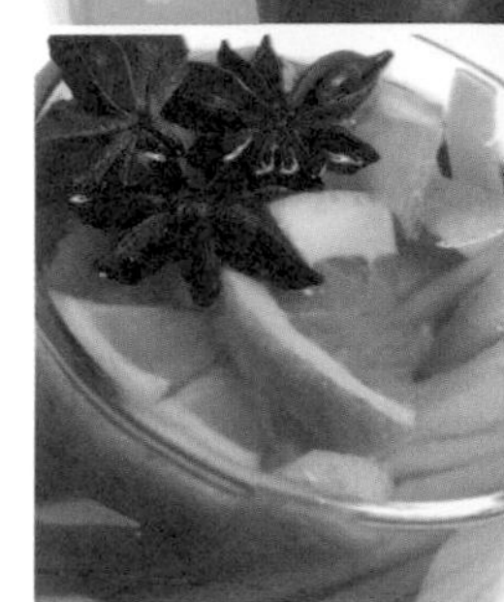
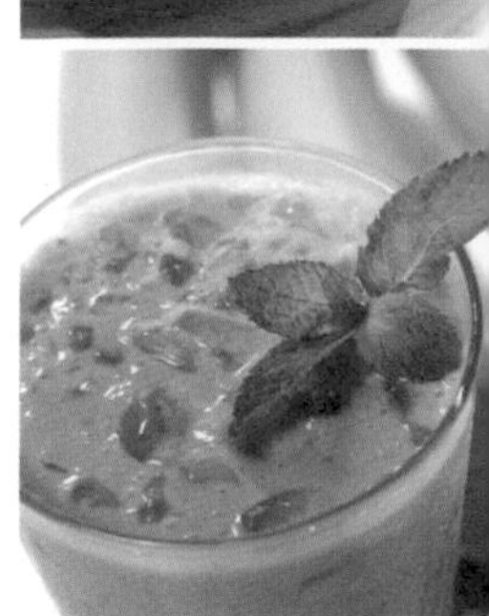
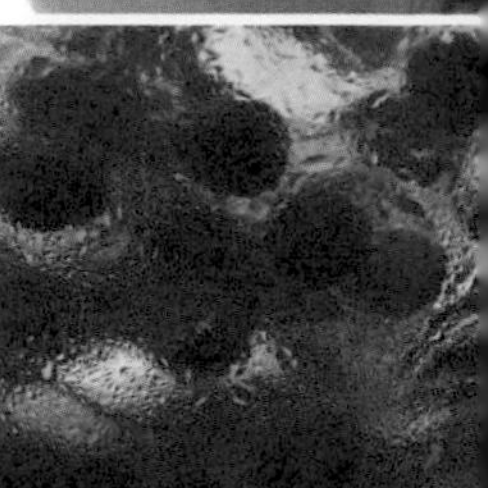

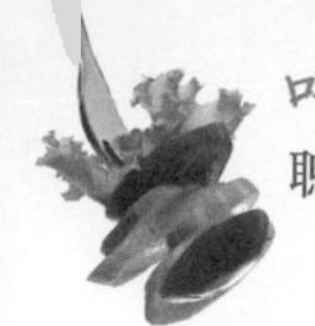

女性不宜多吃。

以下簡單介紹幾種不錯的排毒蔬菜。

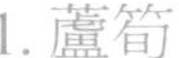

1. 蘆筍

含多種營養素，其所含的天門冬素與鉀有利尿作用，能排出體內多餘的水分，有利排毒。綠蘆筍的筍尖富含維生素A，**烹調時可將尖端微露出水面**，不但能保存最多營養素，滋味也好。

2. 山茼蒿

含豐富維生素A，可維護肝臟，有助體內毒素排出。將山茼蒿和柳丁、胡蘿蔔、柚子、蘋果、堅果等水果蔬菜一起打成精力湯飲用，是早餐不錯的選擇。

3. 地瓜葉

其纖維質地柔細、不苦澀，容易有飽足感，又能促進胃腸蠕動、預防便祕，是很好的排毒食物。把新鮮地瓜葉洗淨後用開水燙熟撈起，與剁碎的大蒜及少許鹽、油拌勻，就是一道美味爽口的蒜拌地瓜葉。

第四名：豆類

綠豆性寒，可清熱解毒去火，是夏、秋季的飲用佳品。在中醫學中，綠豆被視為一種**可化解多種食物或藥物中毒的一味中**藥，因此適當吃些綠豆，能幫助排除體內的毒素，促進身體的正常代謝；不過**綠豆性涼**，寒涼體質的人（如四肢冰涼乏力、腰腿冷痛、腹瀉便稀等）吃了綠豆反而會加重症狀，甚至引發其他疾病，應要禁用。

紅豆可增加腸胃蠕動，減少便祕，促進排尿。可在睡前將紅豆燉煮浸泡一段時間，隔天將無糖的紅豆湯水當開水喝，能有效促進排毒。

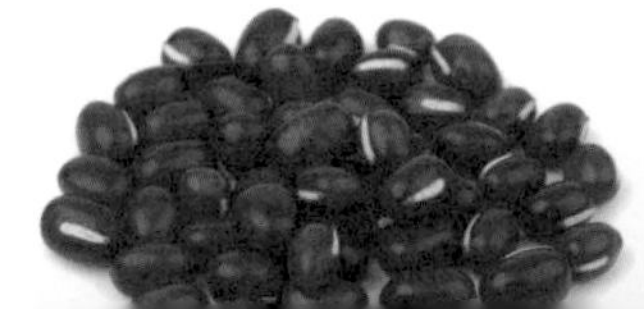

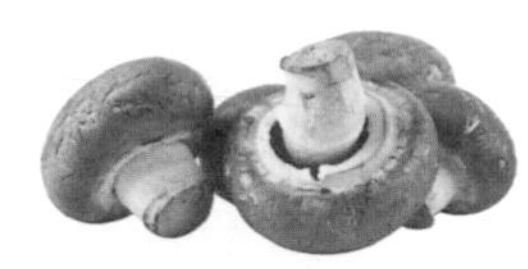

第五名：菇菌類食物

菇菌類食物，特別是黑木耳，有清潔血液和解毒的功能；而蘑菇能幫助排泄體內毒素，促進身體的正常代謝。

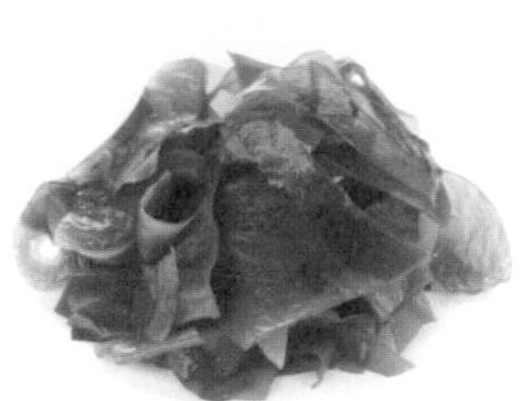

第六名：海藻類食物

海藻類食物有海帶、紫菜等，由於其成分中的膠質能促使體內放射物質隨同糞便排出體外，從而減少放射性物質在體內的積聚，故可減少放射性疾病的發生。

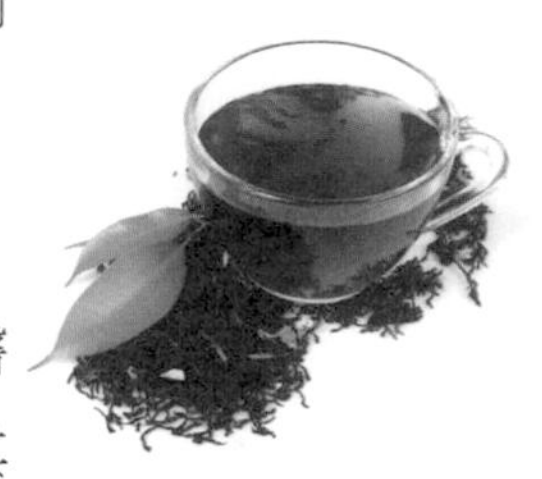

第七名：茶葉

茶葉的解毒作用早在《神農本草經》中就有記載，而現代醫學也認為，茶葉具有加快體內有毒物質排泄的作用，這與其所含茶多酚、多醣和維生素C的綜合作用是分不開的。

第八名：白蘿蔔和胡蘿蔔

白蘿蔔有很好的利尿效果，所含的纖維素也可促進排便，利於減肥；如果想利用白蘿蔔來排毒，則適合生食，建議可將其打成汁或以涼拌、醃漬的方式來食用。而白蘿蔔葉也含有豐富的維生素和纖維質，有促進食慾、滋潤腸道的作用，亦能改善便祕；將洗淨瀝乾的新鮮蘿蔔葉打成汁，再加入少許蜂蜜一起飲用，常喝可有排毒和保健作用。

胡蘿蔔對改善便祕很有幫助，其富含β-胡蘿蔔素，可中和毒素。新鮮的胡蘿蔔排毒效果比較好，因為它能清熱解毒、潤腸通便。將胡蘿蔔打成汁再加上蜂蜜、檸檬汁，既好喝解渴，也有利排毒。

營養健康小知識！

近年來，經絡排毒盛行。經絡排毒療法以中醫經絡理論為基礎，配合點穴手法和精油，循五臟六腑的經絡走向，按摩經絡和穴位，去除毒素，尤其著重肺、肝、脾、腎、胃五條經絡，以消除疲勞、幫助睡眠、緊實皮膚、恢復肌膚彈性。

在接受經絡排毒療法前後半小時內不宜進食，8小時內不能吃涼性食物，不能洗澡。

第九名：穀物類

糙米、小米、燕麥、薏仁等全穀類食物都含有豐富的營養成分，且多含有豐富的食物纖維，**其具吸水、吸脂作用，還有相當的飽足感**，能整腸利便，有助排毒。每天早餐吃一碗糙米粥、小米粥、薏仁粥或燕麥片粥，是不錯的排毒方法。

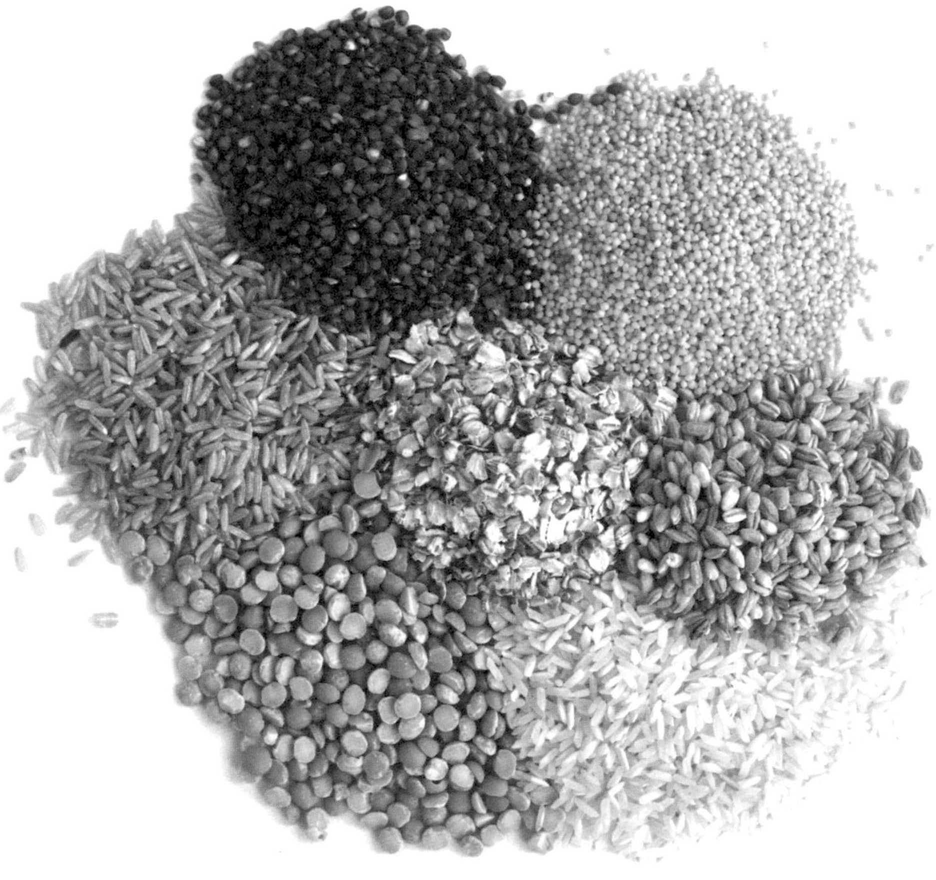

減少體內毒素，就從減少食物裡的毒素開始

要想減少體內毒素，就要注意食物的選擇，**從源頭上避免毒素的攝入**。然而，現實生活中，不少看似沒毒的食物卻可能內含毒素，因此，不僅要提防那些容易引起中毒的食物外，更要知道一些解毒的方法。

一般來說，在飲食中**最容易從以下幾種食物中攝入毒素**。

一、鮮金針花

未經加工的鮮金針花含有**秋水仙鹼**，秋水仙鹼本身無毒，但吃下後會在體內氧化成毒性很大的氧化二秋水仙鹼，其對呼吸道和胃腸道黏膜有非常大的刺激作用。只要吃20毫克的秋水仙鹼即可致人死亡。

解毒：在食用前，將鮮金針花用冷水浸泡2小時以上，或用開水燙一次，然後再用冷水浸泡2小時，這樣基本上就能夠解除秋水仙鹼的危害了。

二、醃漬的白菜、甜菜

醃漬的白菜、甜菜中含有**亞硝酸鹽**，這種物質進入人體後，可使血液中的低鐵血紅蛋白被氧化成高鐵血紅蛋白，從而失去運

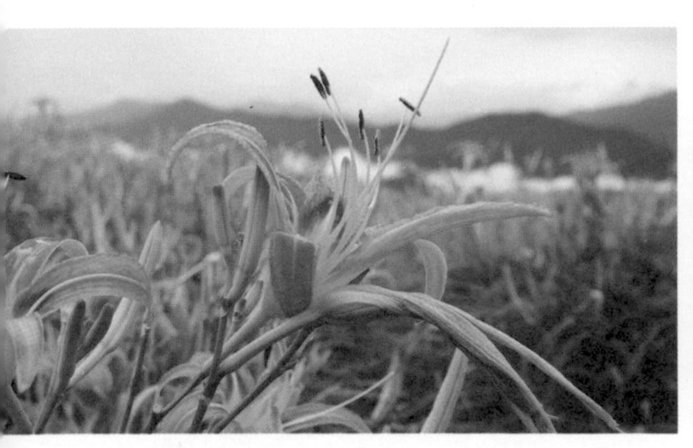

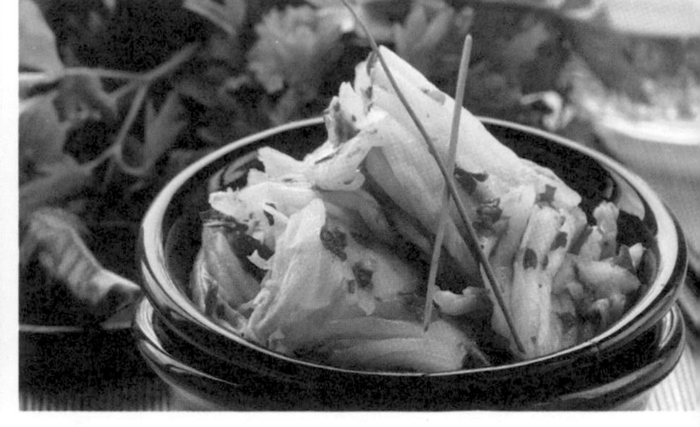

輸氧氣的功能，導致身體內的組織缺氧，使身體出現青紫的症狀，這就是亞硝酸鹽中毒！

解毒：堅決不吃存放或醃漬太久的蔬菜，也不要吃剛醃漬不久的菜，至少要醃漬15天以上再食用；不過現泡的菜則最好是當下吃，不要存放過久。醃菜時鹽應多放，並選用新鮮蔬菜。

三、四季豆

生的四季豆中含有皂苷的有毒成分，當皂苷進入胃腸道後，會刺激胃腸道黏膜產生炎症反應；它還含有溶血素，具有溶血作用，可輕易入侵血液中的紅血球，導致溶血。

解毒：食用四季豆時，務必將其切成細絲或薄塊，在開水中燙過一下再涼拌；不然就應煮沸10分鐘後再炒透。

四、發芽的馬鈴薯

馬鈴薯的發芽部分含有一種被稱為**龍葵鹼**的有毒物質，可以引起相關器官損害而導致中毒。發芽越多，引起的中毒症狀會越嚴重。

解毒：馬鈴薯發芽後最好不要食用！而為了預防馬鈴薯發芽，可在放置馬鈴薯的袋子裡，多放入一顆蘋果，一般十個馬鈴薯放一顆蘋果就可以了——蘋果會散發出一種叫「乙烯氣體」的東西，可以發揮抑制馬鈴薯生長的作用。

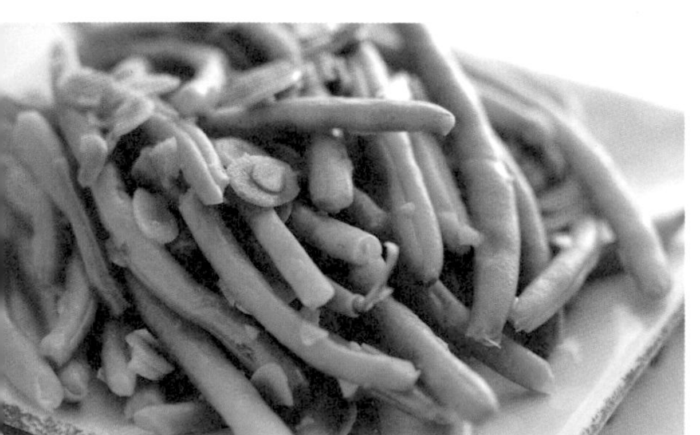

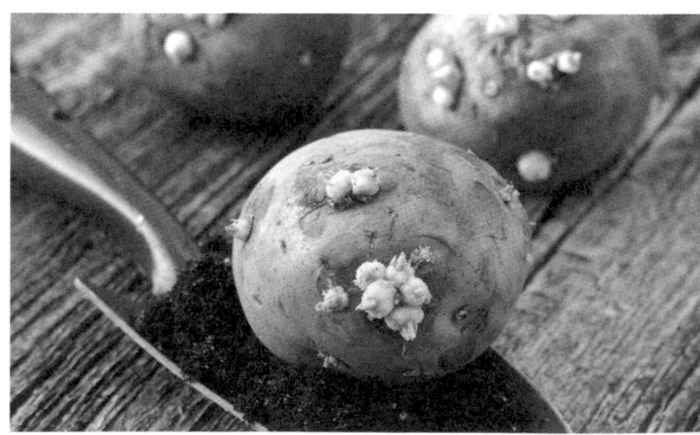

學會如何去掉上述食物的毒素後，我們只完成了避免攝入毒素任務的一半，要真正從源頭上減少毒素的攝入，還需要按照某些特定的方式準備食物，才能使得內分泌干擾因素潛入食物的機率降低到最小。

- 儘量從當地的有機農場、有機商店購買蔬菜、水果、肉和乳製品。
- 盡可能地選擇脫脂、有機肉製品，不要吃非有機的全脂肉產品，尤其要避免那些「無所不有」的肉類產品，比如熱狗、臘腸以及香腸——這些食品即使是有機的，也含有濃縮的毒素。
- 把雞肉、魚肉或者其他肉類中我們肉眼可見的脂肪和皮膚都去掉。
- 肉類可以烤、焙、炙，但是不要油炸。
- 烤肉的時候，選用比較瘦的、不會油花四濺的肉或者魚，並把烤肉、烤魚時滴下的湯汁丟掉，以免肉或魚中的油花會把一些已知的致癌物質——稱為多環胺（HCA）或者多環芳香烴（PAH）——沉積到肉上。
- 將蔬菜和水果去皮，以清除殺蟲劑殘留。舉例而言，將包心菜和萵苣的最外層去掉，把蘋果和梨等水果的頂端切掉，以避免殺蟲劑滲入心部。

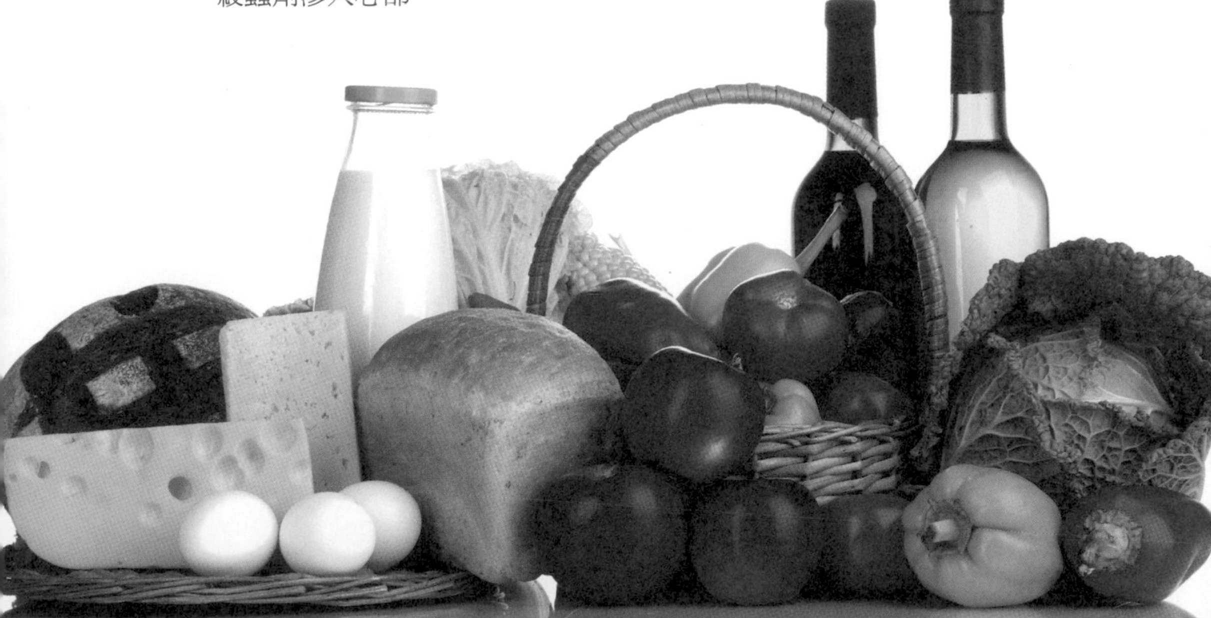

- 用流動的清水清洗水果和蔬菜，浸泡一段時間後，再用清水洗滌一次。
- 買盒或鋁箔裝的肉湯、果汁、牛奶以及其他液體產品，不要買罐裝的。
- 儘量選擇時令食物，遠離罐頭，如果非要購買罐頭食品，一定要選擇以有機食品為原料的罐頭。
- 不要購買微波食品，也不要用塑膠膜或者其他塑膠容器盛裝食物進行微波。
- 採用玻璃製的瓶子或者有內層的瓶子來裝載食物，儘量不要用塑膠容器盛裝食物，如果必須要用，則選擇不含BPA（雙酚A，可能會引發癌變和其他功能紊亂）的塑膠製品。
- 如果你需要把盛有飯菜的盤子蓋起來，可倒扣上另外一個盤子。
- 手洗可重複利用的塑膠飲用瓶，絕對不要用洗碗機；如果這些瓶子出現裂痕或者變得模糊不清，就扔到資源回收桶裡吧。事實上，用不銹鋼杯來喝水會更好！

營養健康小知識！

想清除體內聚集和殘留的毒素、延緩衰老，還有一個十分有效的方法——那就是堅持喝「有益鹽水」——在一杯溫涼的白開水中加入少量食鹽和冰塊，然後放置在陽光下曬一會兒，即成「有益鹽水」。

需要注意的是，有益鹽水必須在早晨起床後的白天飲用，絕不可以在晚上喝，這與中醫所說的「**晨飲鹽水如參湯，夜服鹽水賽砒霜**」有關；而且有益鹽水的溫度不要太冷，以免刺激胃部引起不適。

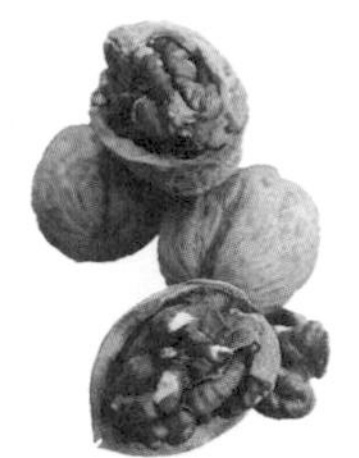

用正確營養協助你的排毒系統

想要透過排毒養顏，就需要充分瞭解人體自身的排毒系統。事實上，人體的排毒系統是動態、立體並且完善的，只要透過正確的飲食給予它充分的援助，就能打一場漂亮的「排毒戰役」。

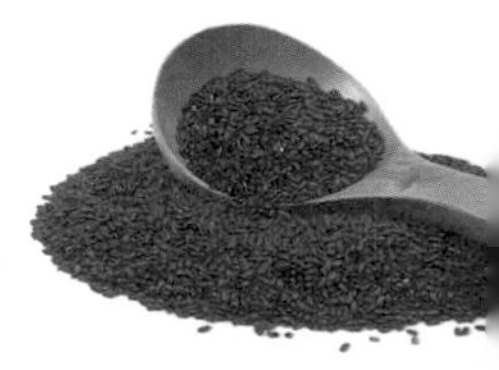

一、大腦

大腦雖不是直接的排毒器官，但精神因素明顯影響著排毒器官的功能，尤其壓力和緊張會制約排毒系統運作，降低毒素排出的效率。

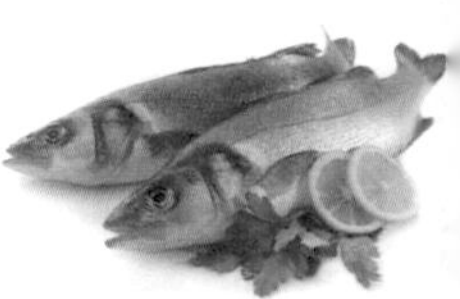

建議：多吃核桃、魚、雞蛋、豆類、芝麻等補腦食物，並維持充足的睡眠，放鬆心情，如此便能給大腦減壓。

二、胃

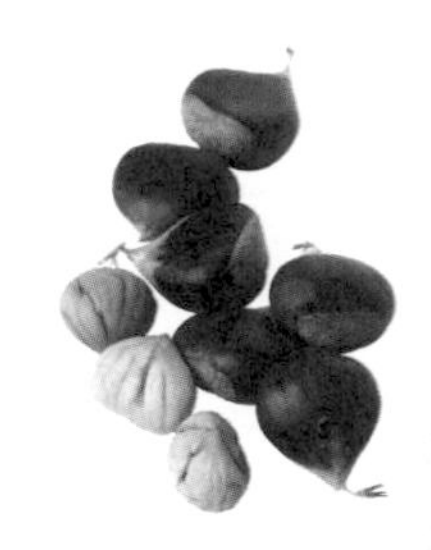

胃的主要功能雖然是殺死食物中的病原體並消化食物，但偶爾也兼職排毒——如透過嘔吐迫使體內毒素排出。

建議：多吃鯰魚、帶魚、羊肉、栗子等養胃食物，儘量規律用餐，不要空腹吃對胃刺激大的過酸、過辣食物，確保胃的健康。

三、淋巴系統

淋巴系統是除動脈、靜脈以外人體的第三套循環系統，充當著體內毒素回收站的角色。全身各處流動的淋巴液將體內毒素回收到淋巴結，毒素從淋巴結被過濾到血液，送往肺臟、皮膚、肝臟、腎臟等排出體外。

建議：不要吃過辣、過鹹、過熱、過冷、過期及變質的食物；並每天洗10～15分鐘溫水澡，以促進淋巴回流。天冷時可每天用熱水泡腳代替。

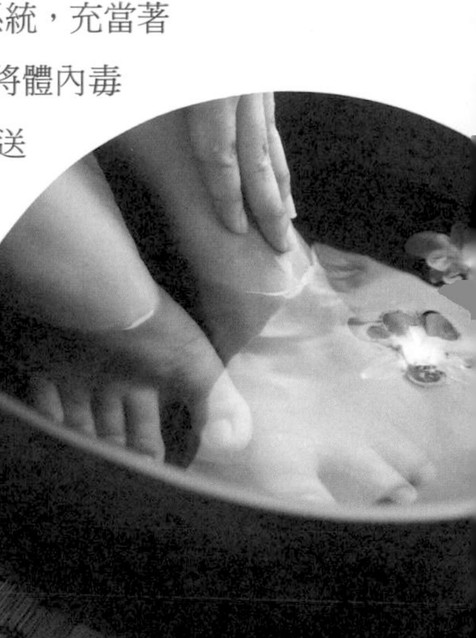

四、眼睛

對於女人，尤其是愛哭的女人，眼睛的排毒作用被發揮得淋漓盡致。醫學專家證實，流出的淚水中確實含有大量對健康不利的有毒物質。

建議：多吃胡蘿蔔，綠、黃色蔬菜，紅棗等含維生素A較多的食物。很少流淚的女性不妨每月借助感人連續劇或切洋蔥讓你的淚腺運動一次，哭完後也別忘了補充水分唷。

五、肺臟

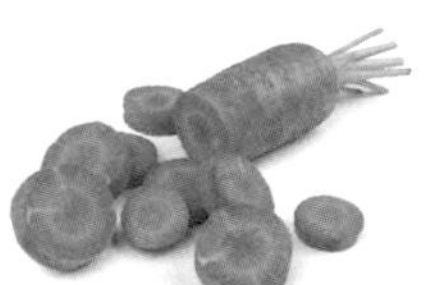

肺臟是最易積存毒素的器官之一，因為人每天的呼吸，將多達約1000公升的空氣送入肺中，空氣中飄浮的許多細菌、病毒、粉塵等有害物質也就隨之進入肺臟；不過反過來說，肺臟也能透過呼氣排出部分入侵物質和體內代謝的廢氣。

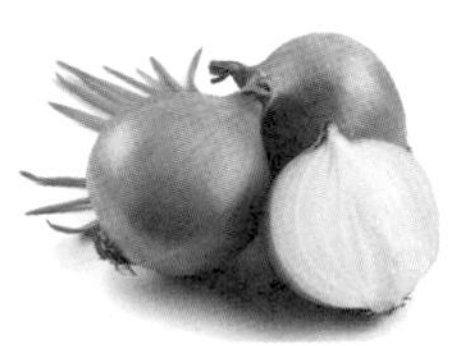

建議：多吃梨、蓮藕、杏仁等潤燥養肺的食物，並多在空氣乾淨的地方或是雨後空氣清新時練習深呼吸，也可以偶爾主動咳嗽幾聲幫助肺臟排毒。

六、肝臟

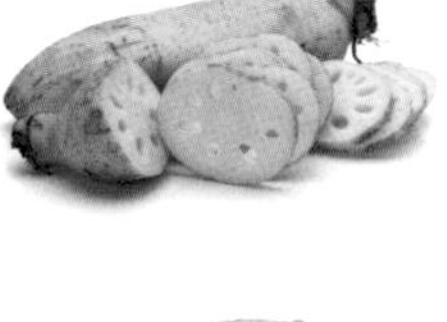

肝臟是人體最大的解毒器官，它依靠奇特的細胞色素P450酶對食物進行加工處理，將食物轉換成對人體有用的物質，然後吸收。但食物中的某些毒素仍可能留存下來。

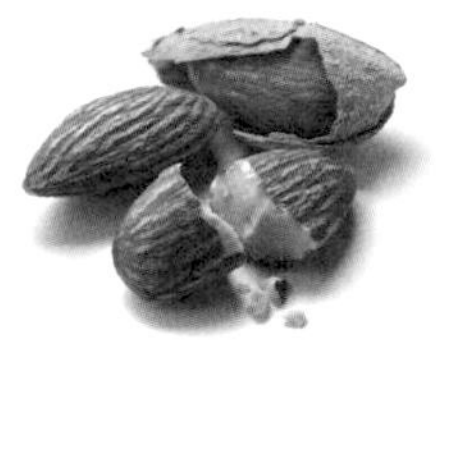

建議：練習瑜伽。瑜伽是頂級的排毒運動，它透過把壓力施加到肝臟等器官上，改善器官的緊張狀態，加快其血液循環，促進排毒。

七、皮膚

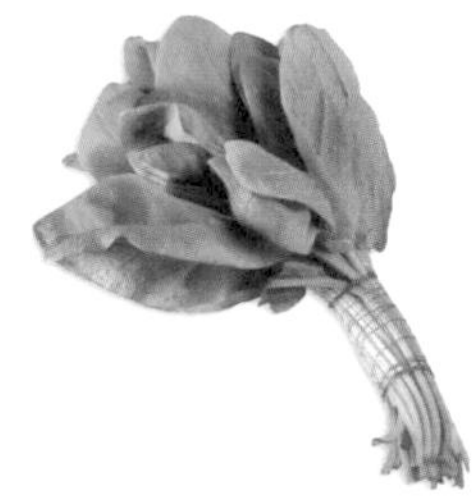

皮膚受「內毒」影響最明顯，但也是排毒見效最明顯的地方，是人體最大的排毒器官，能夠透過出汗等方式排出其他器官很難排出的毒素。

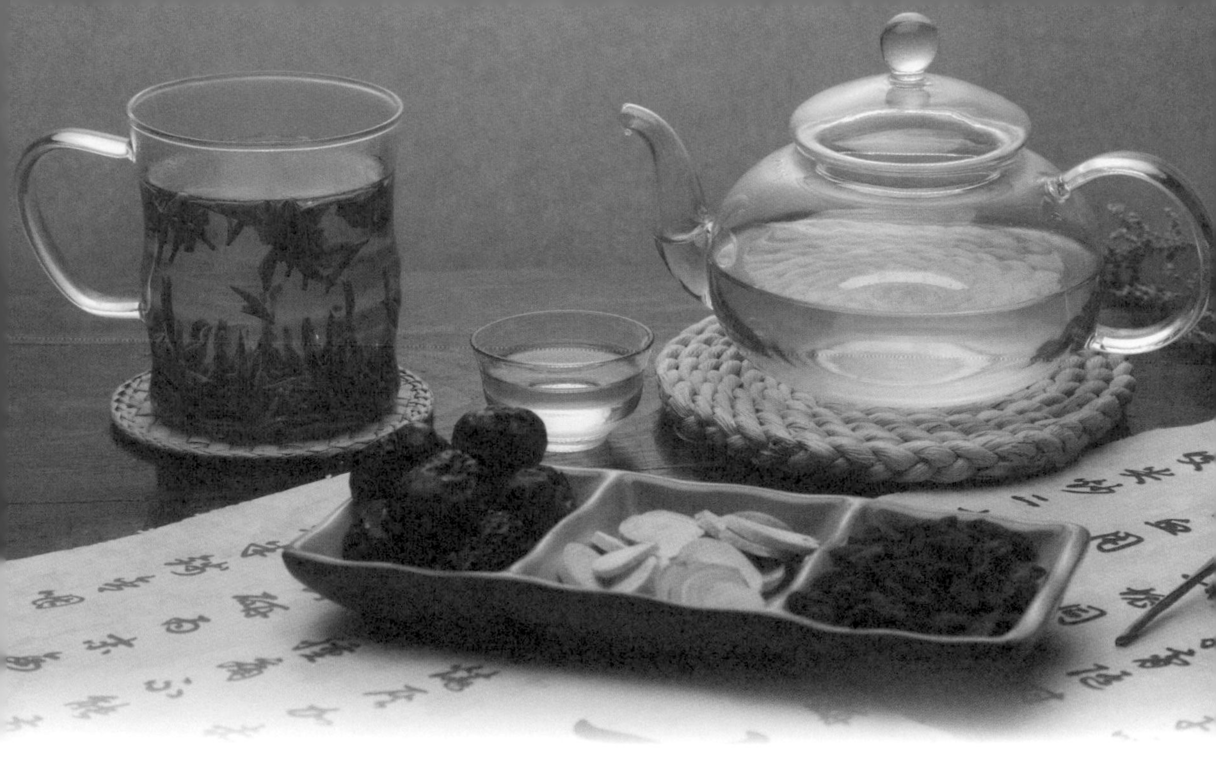

建議：多吃新鮮的蔬菜、水果來保養皮膚，並每週至少進行一次使身體出汗的有氧運動。

八、腎臟

腎臟是人體內最重要的排毒器官，它不僅過濾掉血液中的毒素將其透過尿液排出體外，還擔負著保持人體水分和鉀鈉平衡的作用，控制著許多和排毒過程相關的體液循環。尿液中毒素很多，若不及時排出，會被重新吸收入血液，危害全身健康。

建議：多吃黑豆、山藥、枸杞等養腎食物，並攝取足夠的水分，這不僅可稀釋毒素在體液中的濃度，還能促進腎臟新陳代謝，將更多毒素排出體外。建議每天清晨起床時空腹先喝一杯溫水。

營養健康小知識！

黃瓜中含有丙醇二酸，有助於抑制食物中的醣類在體內轉化為脂肪；黃瓜酸能促進人體的新陳代謝，排出體內毒素；鉻等礦物質，有降血糖的作用；纖維素對促進人體腸道內腐敗物質的排除和降低膽固醇有一定作用，能強身健體；此外，其所含的維生素C比西瓜還高出5倍，能美白肌膚，保持肌膚彈性，抑制黑色素的形成，經常食用或將其貼在皮膚上，可有效地對抗皮膚老化，減少皺紋的產生。

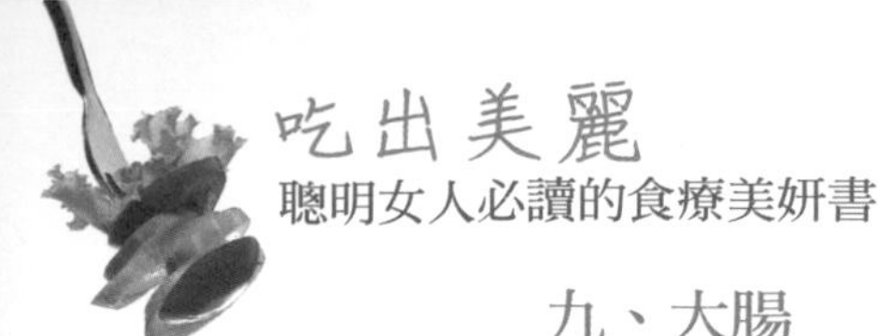

九、大腸

食物殘渣停留在大腸內，部分水分被腸黏膜吸收，其餘在細菌的發酵和腐敗作用下形成糞便，此過程會產生吲哚等有毒物質；再加上隨食物或空氣進入人體的有毒物質，糞便中也含有大量毒素。和尿液一樣，若不及時排出體外，大便中的毒素也會被身體再次吸收，危害健康。

建議：適量吃些玉米、蕎麥等富含纖維素的食物，以及新鮮的蔬菜和水果，以促進腸蠕動、防止便祕。養成每天清晨規律排便的習慣，縮短其在腸道停留的時間，減少毒素的吸收。

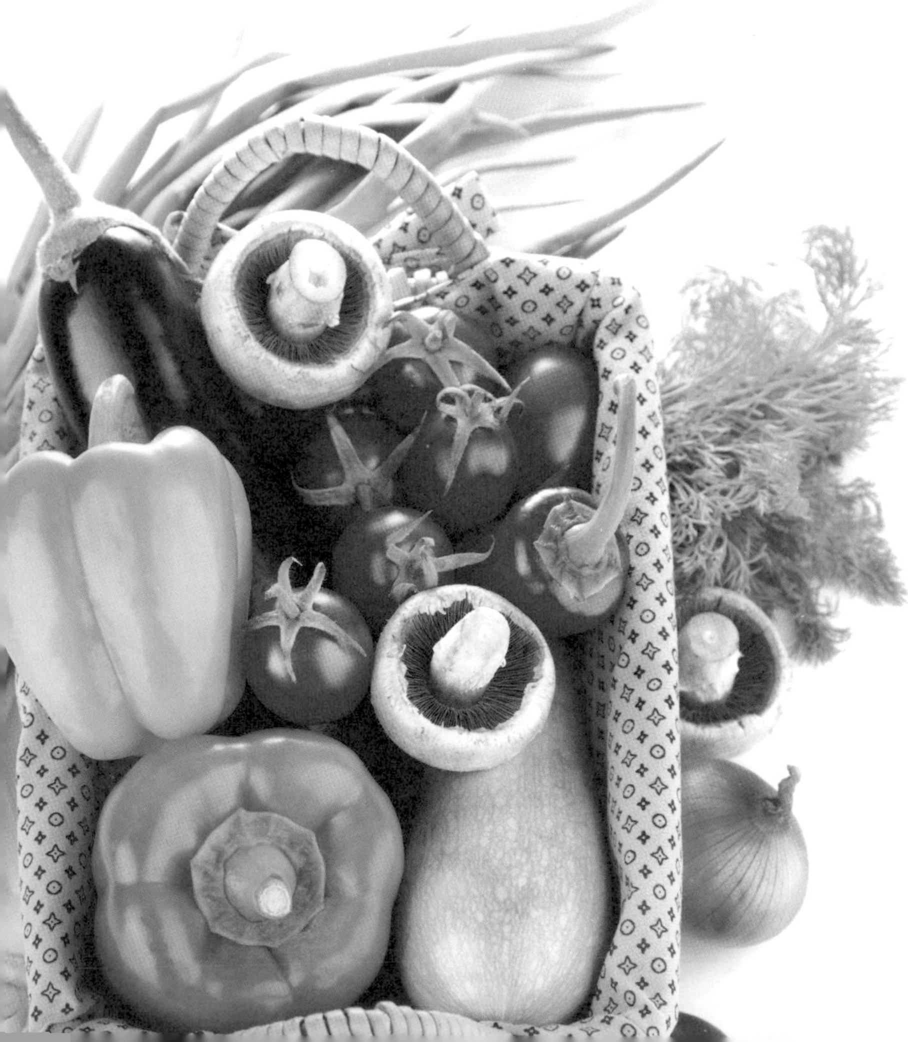

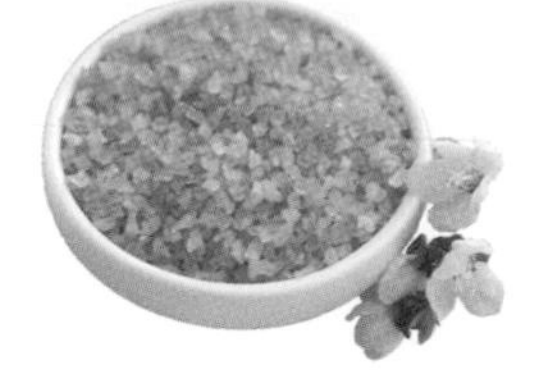

早鹽晚蜜，最適合女性的排毒祕方

坐辦公室的粉領族都會擔心自己的腰圍，因為長時間坐著又缺乏運動，小腹眼看著就逐漸隆起，這樣不僅有礙觀瞻，而且長久下來對健康的影響也非常不利。許多女性為了快速消減腰腹部的贅肉，會採取各式各樣的減肥方法，最常用的就是節食和斷食的方法，只是，採用這些方法雖然體重減下去了，**身體卻會變得相當虛弱，而且十分容易反彈。**

其實，大多數粉領族的肥胖並非單純只是因為脂肪堆積，而是因為人體內積蓄了過多的水分、脂肪和老舊廢物所呈現出來的水腫，只要能消除體內的這些多餘物質，就能獲得很好的瘦身效果。

這裡，我們為那些身體因水腫而顯得肥胖的女性推薦一套「早鹽晚蜜」的飲食方法。

所謂「早鹽」，就是每天早上空腹喝一杯加了1小杓竹鹽的純淨水，這能促進腸胃蠕動，消除便祕，減少脂肪在腸道中堆積和過量吸收，減少肥胖。竹鹽比一般的鹽更具有解毒排毒功能，原因在於它的提煉技術——古時的僧侶把鹽裝在精心選擇的竹筒中，用天然黃土封上，再用特定的松枝烘烤，最後得到的固體粉末就是竹鹽；這個過程往往要反覆進行，「好」的竹鹽會進行9次。竹鹽含有天然礦物質和青竹清熱成分，並能放射大量的遠紅外線，具有消炎、抗菌、中和毒素的神奇功效。

另外，還可以買一些美容竹鹽，將其均勻塗抹在身上再進行適度按摩，有消腫護膚的功效。因為竹鹽中的有機物能夠滲入皮膚，促進皮膚的新陳代謝，排出體內多餘的水分和廢物，當按摩的過程中感覺到渾身發熱，就代表體內垃圾正在伴隨著汗水排出。另外，竹鹽中含有大量礦物質，可以讓女性的肌膚變得緊緻細滑。

所謂「晚蜜」，就是在睡前飲用調入10～20毫升蜂蜜的溫開水。蜂蜜味甘，性平，自古就是滋補強身、排毒養顏的佳品。《神農本草經》記載：「久服強志輕身，不老延年。」近代醫學研究也證實，蜂蜜中的主要成分葡萄糖和果糖，很容易被人體吸收利用。蜂蜜富含維生素B_2、維生素C，以及果糖、葡萄糖、麥芽糖、蔗糖、優質蛋白質、鉀、鈉、鐵、天然香料、乳酸、蘋果酸、澱粉酶、氧化酶等多種成分，對潤肺止咳、潤腸通便、排毒養顏有顯著功效，對防治心血管疾病和神經衰弱等症也非常有益。

營養健康小知識！

為了幫助身體及時排出毒素，緩解身體中毒症狀，其實仍可適時給身體斷食。蜂蜜性黏稠，是極好的潤腸通便劑，還是富含營養的美容養顏、滋養保健食品，因此**蜂蜜斷食法**備受歡迎——每次用30～40克蜂蜜，以350毫升水沖調後飲用，一日三餐。注意，在每次斷食後的第二天，不可突然恢復平常的飲食量，而應當將飲食量減為平常的70％左右，以免損傷胃腸功能。有可能的話，最好吃些容易消化的食物，如稀粥等。

「早鹽晚蜜」的排毒效果雖好，但每個人也要考慮自身的體質，因為竹鹽中含有較多的鈉，會引起血壓增高，而蜂蜜中含糖量較高，所以，高血壓、糖尿病患者要慎用此法。

此外，鹽水和蜂蜜結合起來喝也很不錯，因為二者有互補作用。

當然，在此基礎上，平時還是應該多運動，以促進體內機能的正常循環和代謝，如此才能排毒健康兩不誤。

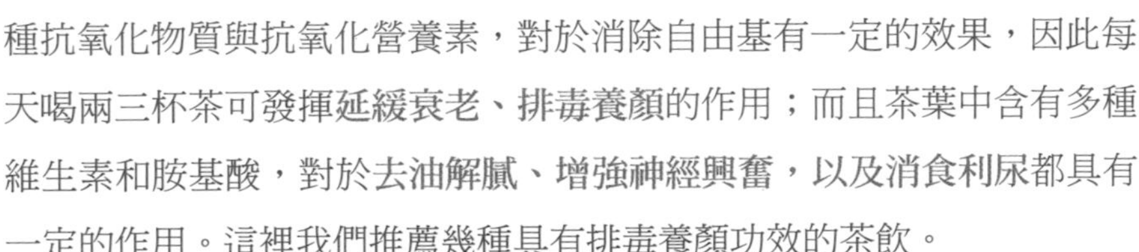

享受健康的排毒養顏茶

喝茶不僅是一種享受生活的方式，也是不錯的排毒方法。由於茶中含有多種抗氧化物質與抗氧化營養素，對於消除自由基有一定的效果，因此每天喝兩三杯茶可發揮延緩衰老、排毒養顏的作用；而且茶葉中含有多種維生素和胺基酸，對於去油解膩、增強神經興奮，以及消食利尿都具有一定的作用。這裡我們推薦幾種具有排毒養顏功效的茶飲。

一、菊花茶：抗輻射的英雄

菊花茶是每天接觸電子汙染的上班族必備茶飲之一，特別是由白菊花和上等烏龍茶焙製而成的菊花茶。其中的白菊有祛毒的作用，對體內積存的有害化學物質或放射性物質有促進排出的作用，還具有抗輻射、清熱排毒的功效。

二、普洱茶：剷除脂肪平坦小腹

茶多數都有促進脂肪代謝的效果，普洱茶更是消除多餘脂肪的高手。茶中含有的營養元素，有增強分解腹部脂肪的功效。沒有喝過普洱茶的人一開始可能會感到不習慣，其實普洱茶並不苦，只是味道比較特殊，時間長了，你就會愛上它。

普洱還可以和菊花一起煮，因為普洱屬性偏熱，加上偏涼的菊

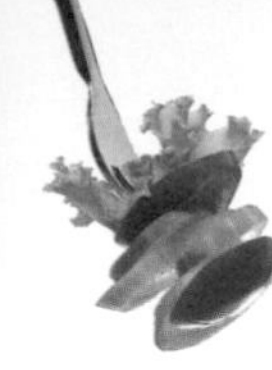

花即可平衡；菊花以杭菊最為佳，可排毒養顏，適合各種體質的人飲用。

普洱還可與玫瑰花一起泡茶喝，也是排毒養顏、減肥降脂的好選擇。

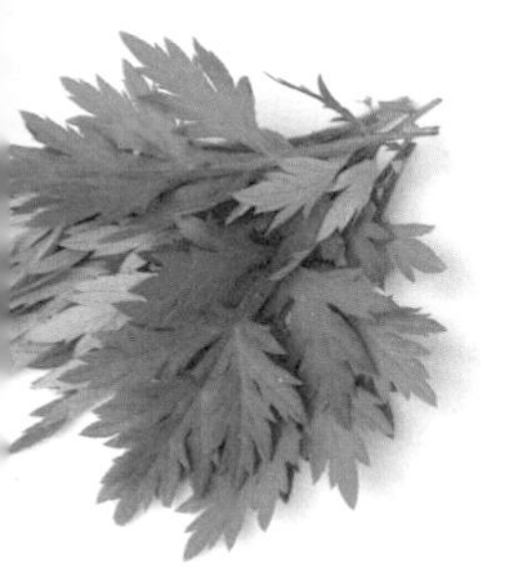

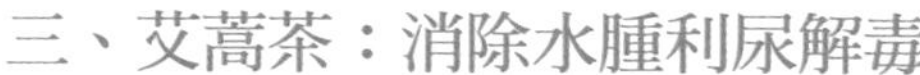

三、艾蒿茶：消除水腫利尿解毒

艾蒿即艾草。

不少女性朋友都有這樣的經驗，如果我們晚上在睡前喝多了水，第二天早上醒來就很容易臉部水腫；要想消除水腫，就要排出體內多餘的水分，這時來一杯艾蒿茶，就可以很快發揮利尿解毒、消除水腫的效果。那些一直堅持減肥，但體重卻都沒有明顯下降的女性朋友，不妨試一下艾蒿茶吧。

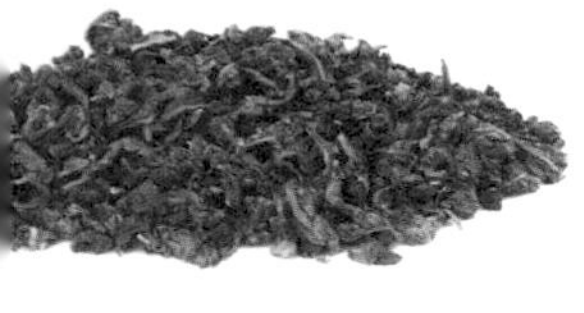

四、烏龍茶：潤燥生津、解酒

烏龍茶性平、不寒不熱、發酵適中，在炎熱的夏天，喝上一杯烏龍茶能夠有效地消除身體所淤積的餘熱，恢復津液，感到口中潤澤，周身滋養。而且此茶可以通水利尿，對於暑熱濕氣的排出也非常有效。

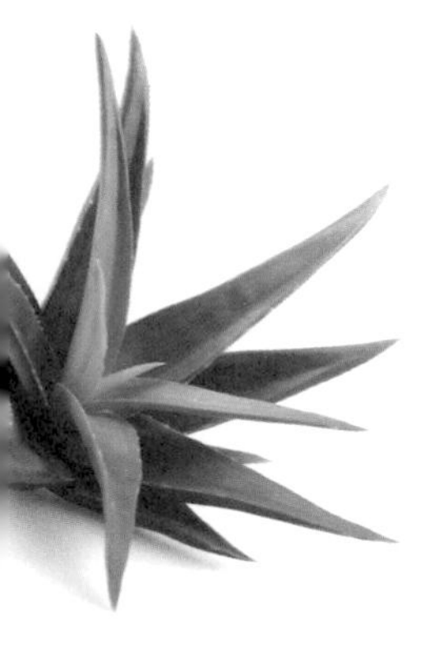

喝烏龍茶時，可以適當加入一些蜂蜜，潤燥生津的作用更明顯。此外，宿醉的人要想快點醒酒，也可以喝烏龍茶，因為茶可以充當血管收縮劑，以減輕由於血管膨脹所引起的頭痛，但也切勿喝過多或過濃。

五、蘆薈茶：促進新陳代謝，排毒養顏

蘆薈茶是蘆薈去皮後果肉切丁並添加天然蜂蜜加工而成。

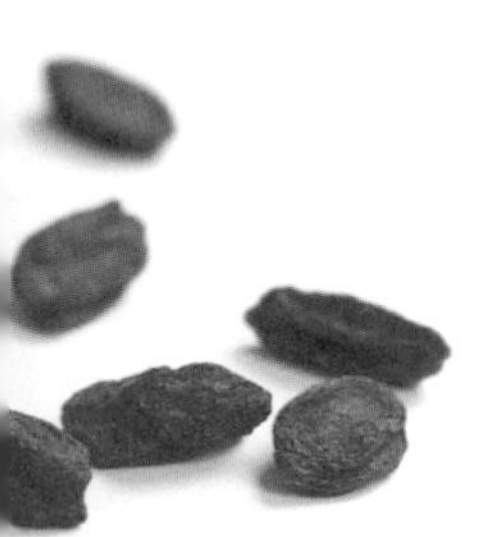

蘆薈具有殺菌消炎的功能，能增強人體免疫力，消除體內毒素，預防結腸炎，降低血脂血糖，改善循環系統，預防消化系統疾病。經常飲用可保持健康體質，排毒養顏，促進新陳代謝。

六、枸杞茶：強身健體治便祕

枸杞茶含有維生素B_2、菸鹼酸、維生素C等維生素，可以促進體內的新陳代謝，也能夠防止老化，**最適合用於美容養顏**。

當你連續三天都沒有排便時，或許就該喝點枸杞茶，因為枸杞能夠挑出附著在腸壁上的宿便，枸杞的葉子和果實都可以用來泡茶喝。

但是，由於枸杞溫熱身體的效果相當強，**患有高血壓、性情太過急躁的人，或平日大量攝取肉類導致面泛紅光的人都最好不要飲用此茶**；相反地，體質虛弱、常感冒、抵抗力差的人則可每天飲用此茶。

營養健康小知識！

喝茶也講究四季有別，即：**春飲花茶，夏飲綠茶，秋飲青茶，冬飲紅茶。**春飲花茶，可以散發冬天積存在人體內的寒邪，濃郁的香氣能促進人體陽氣生發。夏飲綠茶可以清熱、消暑、解毒、止渴、強心。秋飲青茶（即烏龍茶）不寒不熱，能消除體內的餘熱，恢復津液。冬飲紅茶味甘性溫，能助消化，補身體。

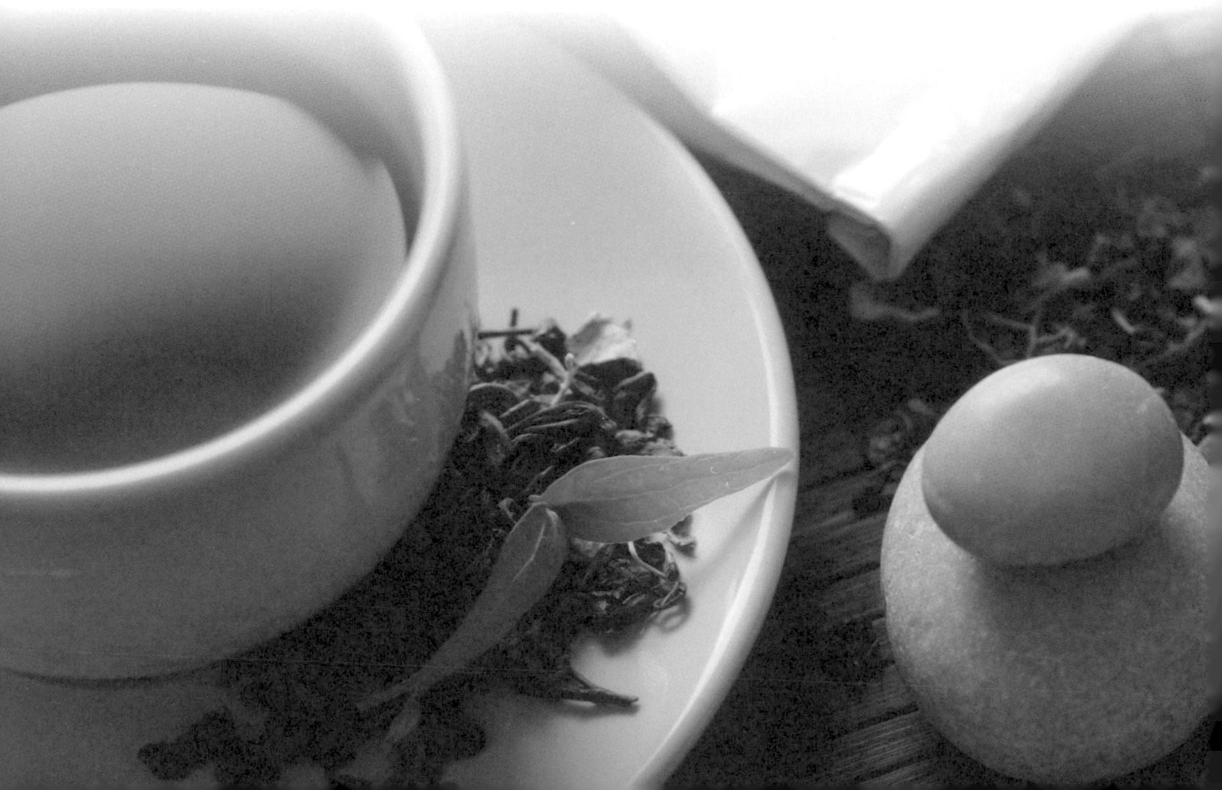

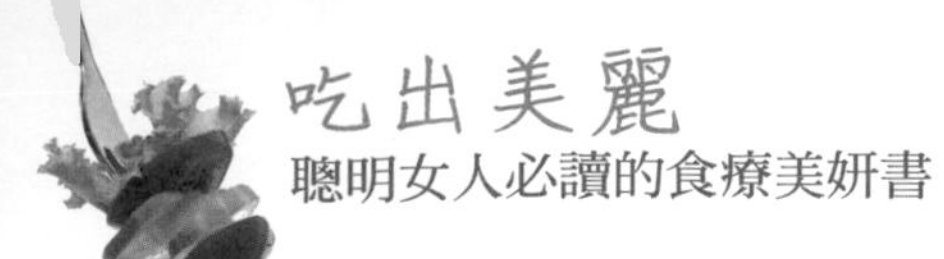

「一天一柳丁」，上班族的排毒良方

上班族通常工作壓力很大，有時在熬夜加班後，早上便爬不起來，為了能使頭腦清醒以應付接下來的工作，很多上班族喜歡在早上喝一些咖啡或濃茶幫助提神。這種做法，在剛開始時多少有一定的效果，但久而久之，人體就會對咖啡或濃茶產生耐受性，之後再喝，就發揮不了多大作用了；為此，很多上班族不得不增加咖啡或濃茶的飲用量，而這又會導致利尿，利尿太過則會損傷陰津。

易言之，早上喝咖啡、濃茶，顯然不利於身體健康。所以，我們在這邊要提出一個更好的替代方案，既不損害身體，又能長期而有效地讓上班族保持清醒地工作——這個替代品，就是柳丁！柳丁不僅能提神，還能幫助人體排毒，有利於人體健康，是很適合上班族的食品。

柳丁之所以適合上班族，是因為上班族每天都要面對交通尖峰時期的大量廢氣，這些廢氣會產生毒素，不利人體健康。每日吃一顆柳丁的話，柳丁的香味不但能夠提神，還能夠有效淨化空氣，並有助於排出人體內堆積的毒素。再者，柳丁的果肉含有大量的纖維素和果膠物質，這

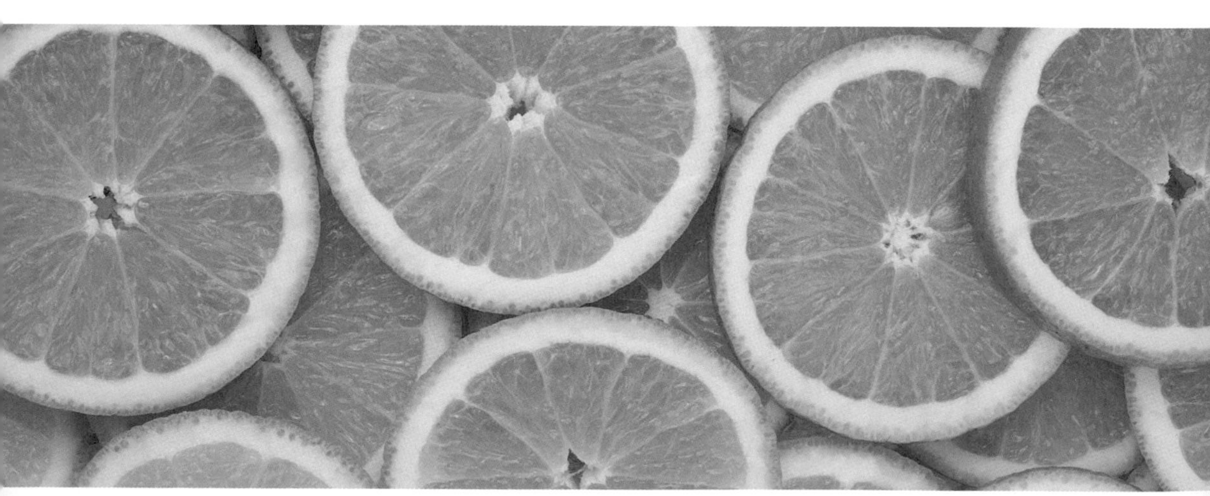

些物質能夠幫助促進腸道蠕動，提高腸道的排便功能，及時將人體內的有害物質排出體外。

在飯後吃一顆柳丁或喝一杯柳橙汁，能夠去油解膩，還有止渴、醒酒的功用。柳丁中含有大量的維生素C、維生素P，能夠增強人體的免疫力，增加微血管壁的彈性，並能降低血液中的膽固醇，尤其適合那些患有高脂血症、高血壓、動脈硬化者食用。

不少實踐過「一天一柳丁」上班族都認為，柳丁確實有很好的提神作用，柳丁的香味能在嘴裡停留很長一段時間，彷彿含著一片柳丁皮在嘴裡一樣，使其時刻都能感受到柳丁的香味，大大減少了汙濁空氣的影響。

每天忙忙碌碌的上班族們，即使你們沒有時間停下來享受生活，在上下班的過程中你們也可以讓生活更美好，只需要每天一顆柳丁，就能讓你在漫長的路途中享受迷人的橙香，感受身體被淨化的感覺。

營養健康小知識！

用物理療法清除體內積存的垃圾，主要是靠攝取足夠的膳食纖維來進行，這些**膳食纖維包括纖維素、半纖維素、果膠**等。

膳食纖維之所以能對付身體垃圾，是因為它們具有特殊的物理特性，或許我們能把膳食纖維比作海綿，因為它能吸附腸道內代謝產生的廢物，以及那些附帶於食物中進入人體內的有毒物質，並將它們及時排出體外；這樣一來，就大量減少了有毒廢物在腸道內的滯留時間，減少了腸道吸收廢毒物質的可能性。

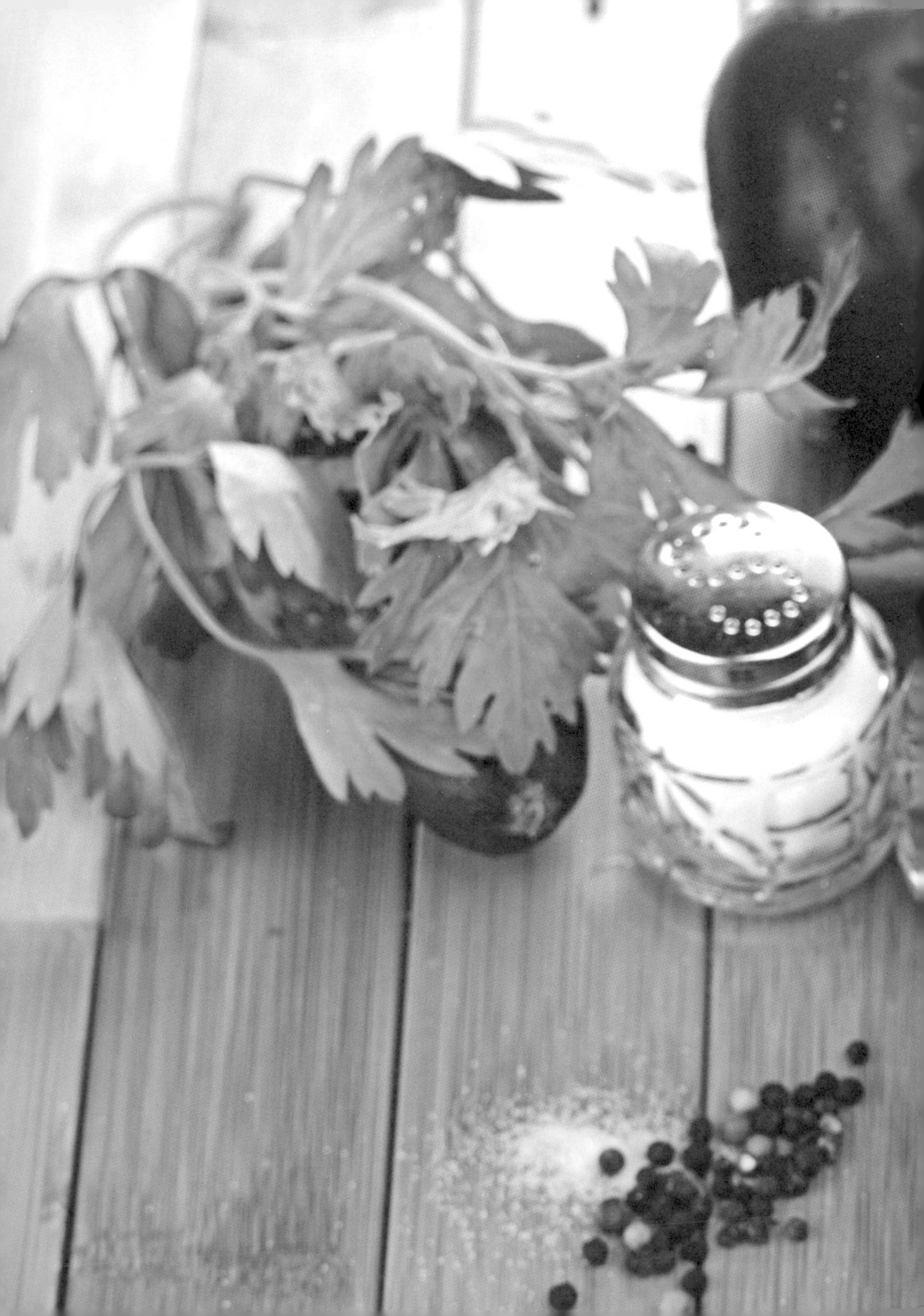

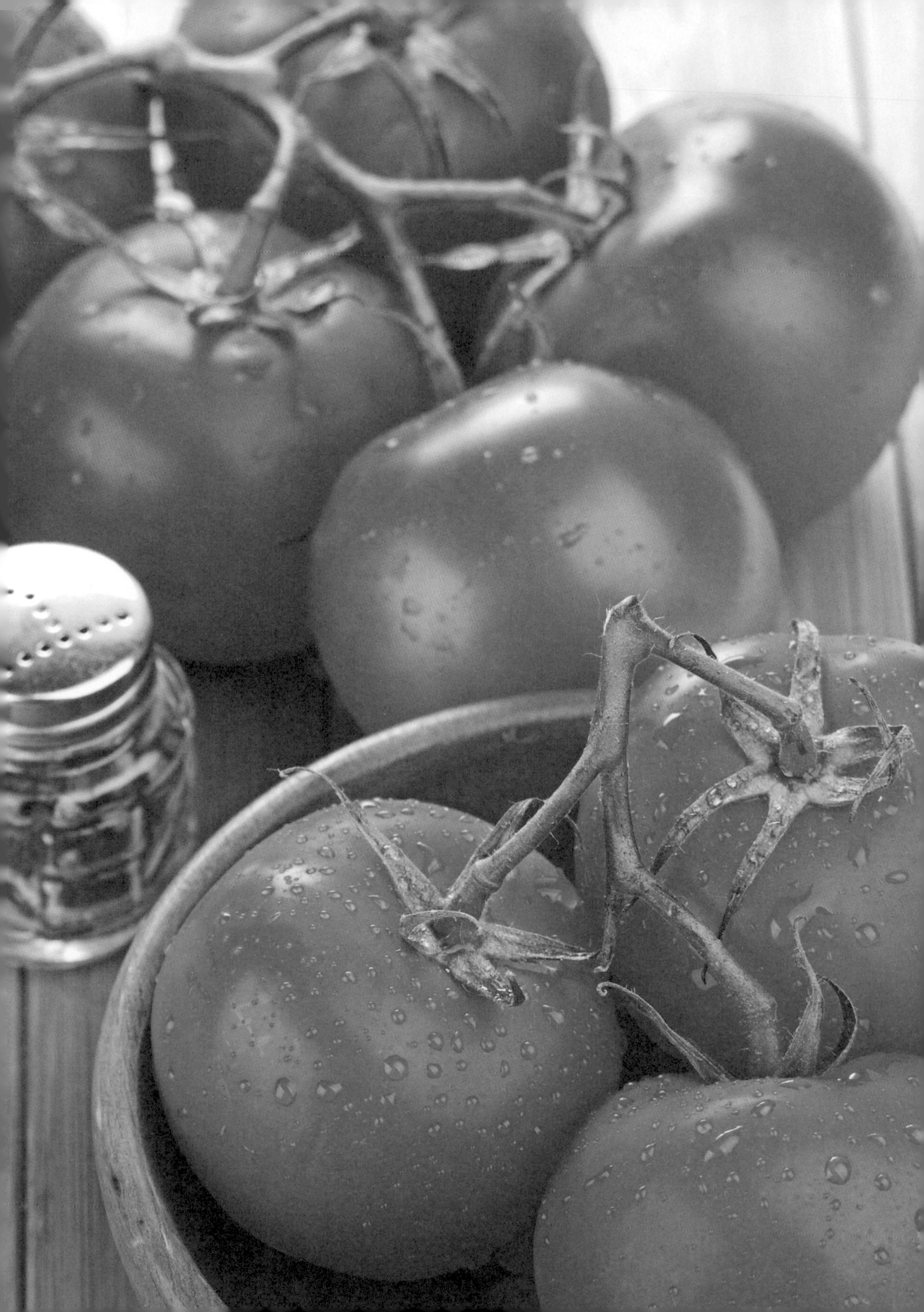

CHAPTER 3

正確飲食 凍齡水嫩嬰兒肌

不同膚質的飲食指南

膚質通常有四種類型，即中性皮膚、油性皮膚、乾性皮膚和混合性皮膚。

中性皮膚大多皮膚組織緊密、厚薄適中、光滑柔軟、富有彈性，**是較好的膚質類型**。

油性皮膚大多臉部毛孔較大，脂肪較多、具有油亮光澤，易發生臉部皮膚感染，但不易生皺紋。

乾性皮膚大多皮膚紅白細嫩，但易因發乾而起皺，易破損，易過敏。

混合型皮膚大多額頭、鼻部為油性皮膚，油脂多、油光明顯；其他部分為乾性皮膚，紅白細嫩，對陽光中的紫外線敏感。**約80%的女性屬於混合型皮膚**。

如果對自己的膚質不滿意，透過飲食，也能逐漸改善。

一、中性膚質的飲食指南

中性膚質的人在飲食上要注意補充必需的維生素和蛋白質，多吃水果、蔬菜、豆製品和乳製品，並保持心情舒暢、精神愉快，**避免過度使用化妝品**，適量做一些戶外運動，使皮膚更加健康、自然、充滿青春活力。

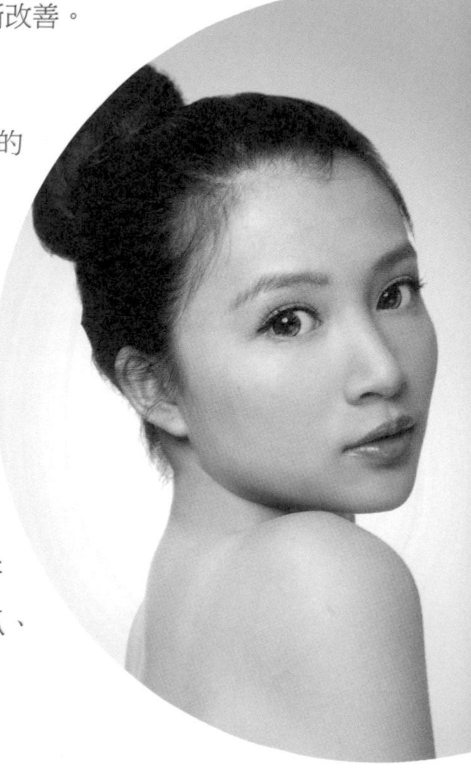

二、油性膚質的飲食指南

油性膚質的人往往體內水分較多，而且皮膚油脂分泌旺盛。因此，飲食上最好**多選用涼性、平性的食物**，如冬瓜、絲瓜、

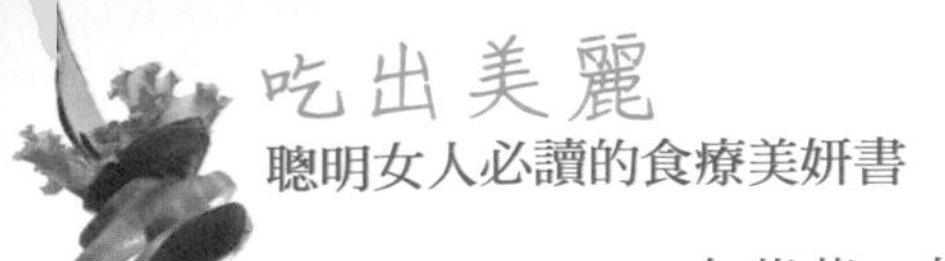

白蘿蔔、胡蘿蔔、竹筍、白菜、蓮藕、西瓜、銀魚、雞肉等；少吃辛辣、溫熱及油脂多的食物，如奶油、乳酪、蜜餞、豬肉、羊肉、花生、桂圓肉、荔枝、核桃仁、巧克力、咖哩等。

在炎熱的夏季，油性膚質的人可選用一些具有祛濕清熱功效的白菊花泡茶飲用。

三、乾性膚質的飲食指南

乾性膚質的人應多吃些富含維生素A的食物，因為維生素A可促進皮脂分泌，使皮膚保持滋潤；此外亦可多吃豆類、蔬菜、水果、海藻等鹼性食品；另外，具活血化瘀及補陰作用的中草藥也能讓乾性皮膚更加滋潤，如桃花、當歸、蓮花、玫瑰花、枸杞、百合、桑葚等。

乾性皮膚的人最經不起風吹日曬，皮膚很容易發紅，此時應儘量避免食用容易刺激和擴張皮下微血管的食物，如酒類、韭菜、大蒜、辣椒等。

四、混合性膚質的飲食指南

混合性膚質的人要多注意飲食平衡、多喝水，多吃些能保持

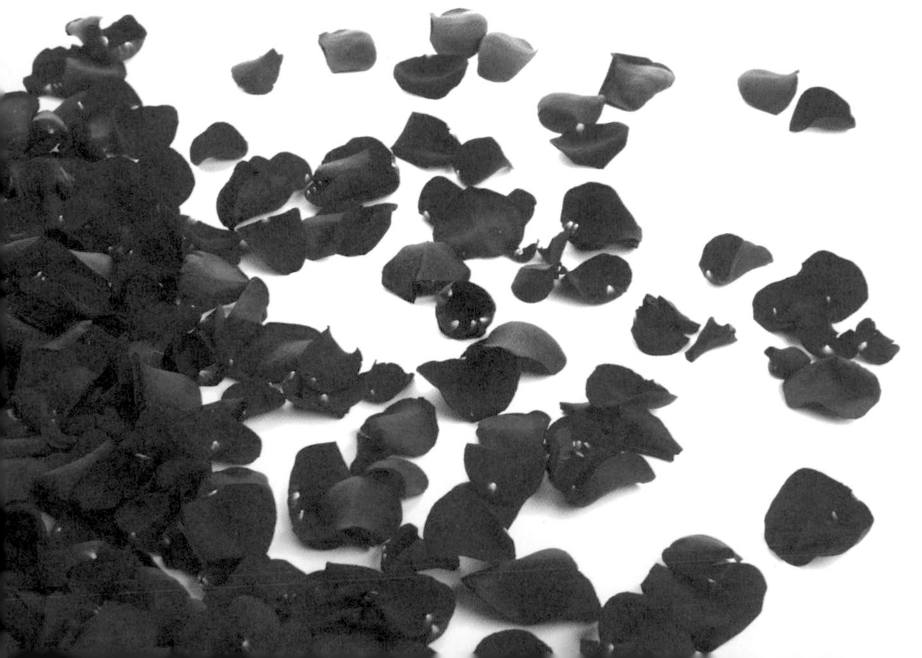

皮膚通透、富有彈性的食物，如番茄、黃瓜、蘋果等富含維生素和水分的水果，少吃高脂肪類及辛辣刺激性食物，如此才能對皮膚的調理發揮良好的輔助作用。

另外，要想改善膚質，無論哪種類型的皮膚都要多喝水。人體組織液中，兒童的含水量達72%，成年人體內含水量為58%～67%。當人體水分減少時，就會出現皮膚乾燥，皮脂腺分泌減少的情況，從而使皮膚失去彈性，甚至出現皺紋。因此，想透過飲食改善膚質，首先就要先為皮膚提供足夠的水分。

營養健康小知識！

不僅飲食能夠影響膚質，每天的生活習慣也能夠決定膚質的好壞。要想擁有光滑潤澤的肌膚，規律的睡眠非常重要，**晚上11點到凌晨2點是俗稱的「黃金美容時段」**，這個時候如處於睡眠狀態，則有利於身體快速修復受損細胞、增加皮膚營養；但若錯過這個時段，即使睡的時間再長，對皮膚和身體的修復也沒有幫助。

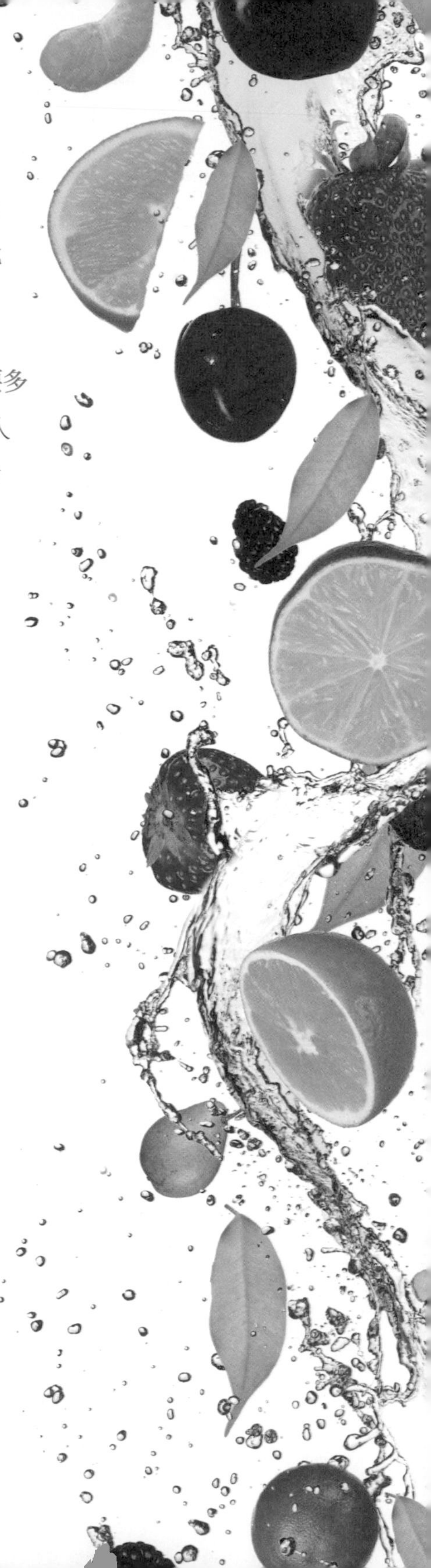

肌膚最怕的「殺手級食物」

對於肌膚而言，並非所有的食物都有美白護膚的功效，有些食物也具有妨礙美白與護膚的負面作用或潛藏危害，也就是說，在日常生活中，**如果經常進食富含黑色素代謝必需物質的食物，或不斷地補充能增強酪胺酸酶活性的食品，皮膚的顏色往往就較黝黑**；反之，若經常攝取能中斷黑色素代謝過程的食物，皮膚通常就比較白皙。

那麼，到底哪些食物會對保養肌膚造成阻礙呢？

一、容易讓肌膚變黃的食物

日常生活中，如經常食用南瓜、芒果、木瓜、柑橘、黃甜椒、玉米筍、竹筍、番薯等黃色食物，因為其中含有維生素A和胡蘿蔔素，**具有抗氧化、延緩肌膚衰老、預防皺紋產生的功效**；而且，此類食物還富含纖維質，能幫助腸胃消化與新陳代謝，因此可保持排便順暢，防止體內毒素堆積，從而預防青春痘及膚色暗沉等肌膚問題的出現。

然而，**過多食用這些富含胡蘿蔔素的食物，也容易導致一項肌膚問題——肌膚發黃**，因此一定要嚴格控制好這些食物的攝取量，千萬不要過量食用。

二、容易讓肌膚感光的食物

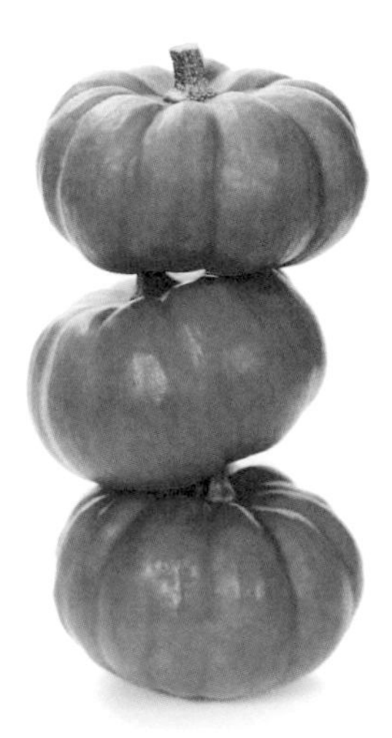

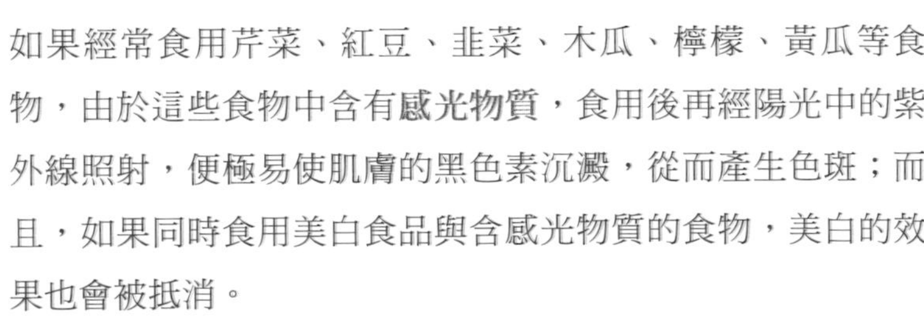

如果經常食用芹菜、紅豆、韭菜、木瓜、檸檬、黃瓜等食物，由於這些食物中含有**感光物質**，食用後再經陽光中的紫外線照射，便極易使肌膚的黑色素沉澱，從而產生色斑；而且，如果同時食用美白食品與含感光物質的食物，美白的效果也會被抵消。

為了避免此類原因導致肌膚問題，除要少吃這些感光食物外，還要在食用該類食物後避免馬上曬太陽，或是只在晚餐吃這些食物，以免加速黑色素沉著。

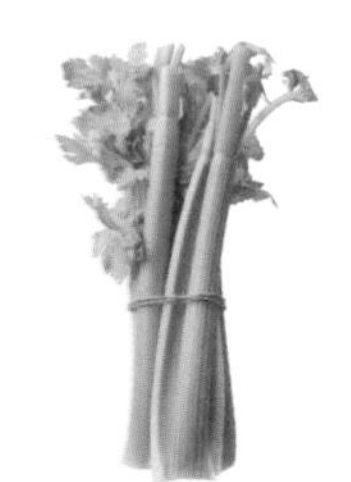

對於一些皮膚敏感或脆弱的人來說，在食用芹菜、檸檬及黃瓜等感光食物後曬太陽，不僅容易讓肌膚變黑，還容易導致皮膚過敏、發炎等症狀。

三、容易讓肌膚變黑的食物

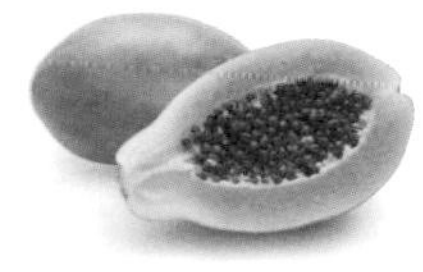

動物內臟、蛤、蟹、河螺、牡蠣、烏魚子、黃豆、扁豆、青豆、紅豆、花生、核桃、黑芝麻以及葡萄乾等食物含有大量的酪胺酸、鋅、銅及鐵等，能防止自由基對肌膚的侵害，預防皮膚氧化，從而減少老廢角質與皺紋的產生，令肌膚光滑。

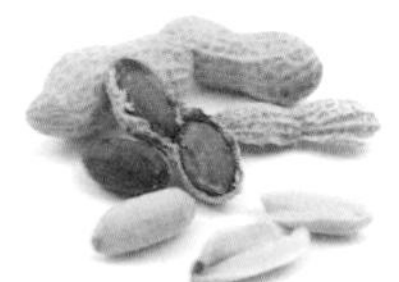

但醫學研究證實，黑色素的形成也是由一種叫酪胺酸酶的物質控制，酪胺酸酶的活性對色素沉澱具有主要作用，而酪胺酸酶的活性則與體內的銅、鐵、鋅等元素密切相關。因此，如果經常食用富含酪胺酸和微量元素鋅、銅、鐵等食物，就容易讓黑色素沉澱，導致皮膚變黑。

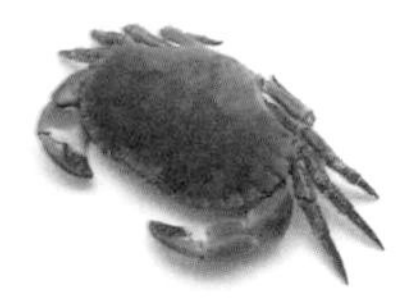

四、容易讓肌膚變粗糙的食物

如果日常飲食中有太多的動物性食物，會讓體內血液的酸度升高，導致血液中的尿素與乳酸大量增加，然後再代謝於皮膚表面；特別是乳酸會侵蝕肌膚的表皮細胞，導致皮膚角質層增厚，造成皮膚逐漸失去光澤、張力與彈性而變得粗糙，甚至會產生黑斑與雀斑。不過，為了保持營養均衡，也不能完全不吃動物性食物，因此進食動物性食物時應適量。

此外，刺激性食物攝取過量也會導致肌膚粗糙，所以要少吃胡椒、辣椒等刺激性的調味料，少喝酒、茶、咖啡、可樂等刺激性飲料。

營養健康小知識！

每天一碗枸杞酒釀蛋，可讓皮膚細嫩有光澤，而且能達到祛斑的功效。鵪鶉蛋中含有豐富的蛋白質、維生素B群和維生素A、維生素E等，與酒釀一起煮，還會產生有利於女性肌膚的酶類與活性物質；枸杞則是滋補肝腎的佳品，也是美容藥膳中常用的原料之一，其維生素A的含量特別豐富。

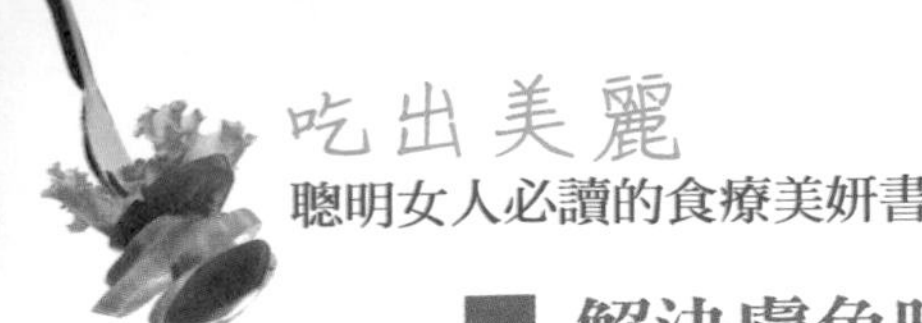

解決膚色暗黃，營養飲食是治本之道

沒有哪個女性喜歡「黃臉婆」這個稱呼，因為這不僅意味著她的皮膚已經瀕臨「崩潰」，也象徵著青春已經畫上了休止符。緊張的工作、忙碌的生活、巨大的壓力，都會讓女性的皮膚變得暗淡無光，何況亞洲女性的膚色天生就偏黃，要想留住青春、擁有美麗容顏，首先必須解決的就是皮膚「暗黃」的問題。

想要解決膚色暗黃，使用護膚保養品只能治標，營養飲食才能治本。下面我們就為大家介紹幾款可以緩解膚色暗黃的食物。

一、黃豆

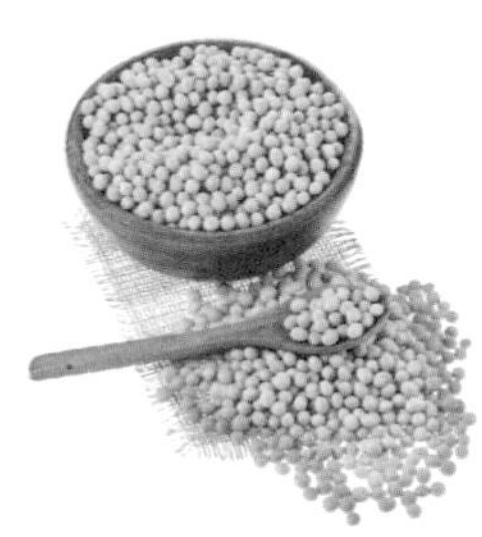

要想告別膚色暗黃，女性要在飲食中多攝取一些黃豆製品，因為黃豆中的異黃酮素是一種植物性女性荷爾蒙，它可以很好地代替一部分的女性荷爾蒙作用，有益於幫助女性對抗老化；同時，黃豆也具有抗氧化的能力，是維持光滑細嫩皮膚不可缺少的一類食物。

因此建議可以多吃豆腐、豆漿等食物，這些對皮膚都很好，持續食用一段時間後就會發現皮膚獲得很大的改善。

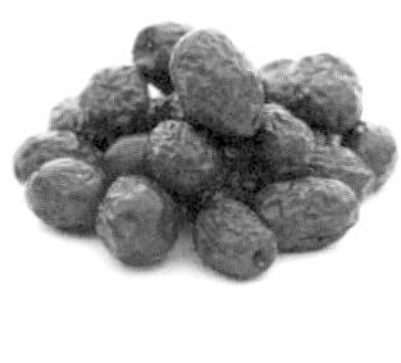

二、大棗

常吃大棗也可以讓氣色變得紅潤，因為大棗有益氣健脾、促進氣血生化的功效，能使皮膚變得潤澤。同時，大棗中所含的蛋白質、胡蘿蔔素、維生素C、有機酸及磷、鈣、鐵等物質都能促進皮膚細胞代謝，防止色素沉著。

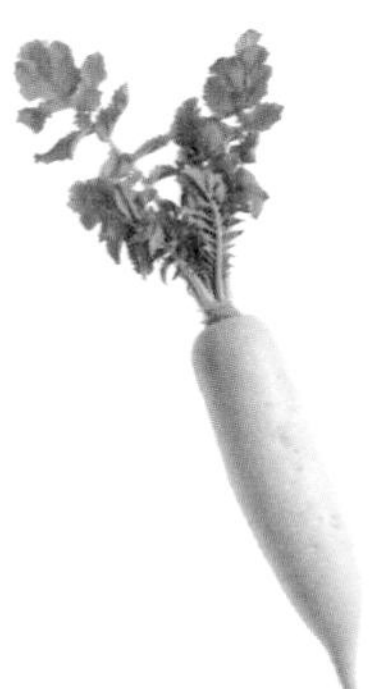

三、白蘿蔔

白蘿蔔也能「利五臟，令人白淨」，因為白蘿蔔中含有豐富的維生素C，能有效促進膠原蛋白合成，改善血液循環，維持對皮膚的血液供給；還能清除體內的毒素，有效降低黑色素的形成，讓皮膚白皙細嫩。

四、草莓

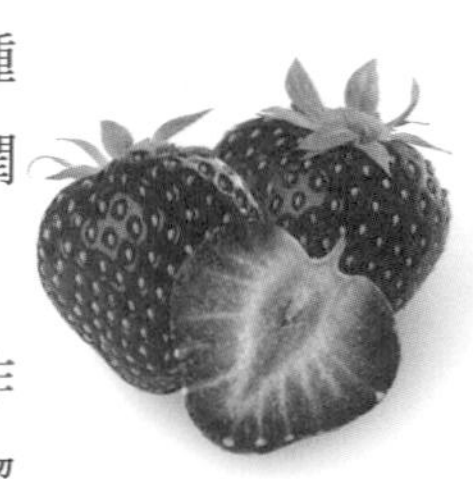

草莓是很好的美白水果，其含糖量高達6%～10%，並含多種果酸、維生素及礦物質等，可增強皮膚彈性，具有美白和滋潤保濕的功效。

另外，草莓比較適合油性肌膚的人，具有去油、潔膚的作用，草莓汁還可作為美容保養品敷臉。現在市售的許多清潔和營養面膜中也加入了草莓的成分，例如稀有的莓多酚因子，對祛痘有很好的功效。

經常使用草莓美容，可令皮膚清新、平滑，避免色素沉澱；草莓中還含有豐富的維生素A和鉀，對頭髮的健康也很有幫助；而睡前喝一杯草莓汁，還能使神經鬆弛，對於治療失眠也很有效。

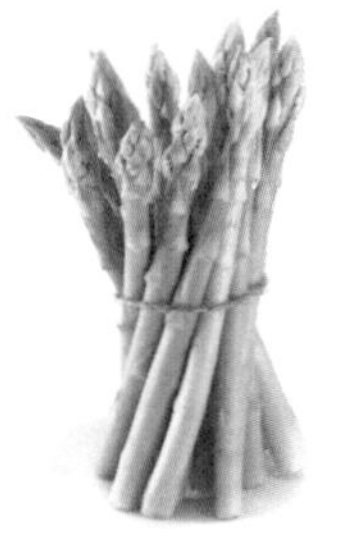

五、蘆筍

蘆筍可以說是蔬菜中的貴族，雖然價格比別的蔬菜稍貴，但口味的確清香鮮美。

和一般的蔬菜相比，蘆筍所含的蔬菜纖維柔軟可口，而且含有較多的維生素和礦物質；此外，蘆筍中含有豐富的葉酸，大約5根蘆筍就含有100多微克，是一個人每日需求量的1/4。所以，常吃蘆筍可以獲得豐富的維生素，對皮膚非常有益。

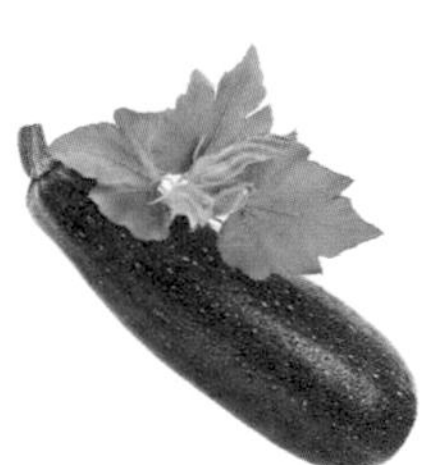

六、櫛瓜

櫛瓜（西葫蘆）是一種平淡無奇的平價蔬菜，但其營養價值毫不遜色。

櫛瓜含有較多的維生素C、葡萄糖等營養物質，且富含水分，有潤澤肌膚的作用，可以幫女性掃除臉部暗黃。

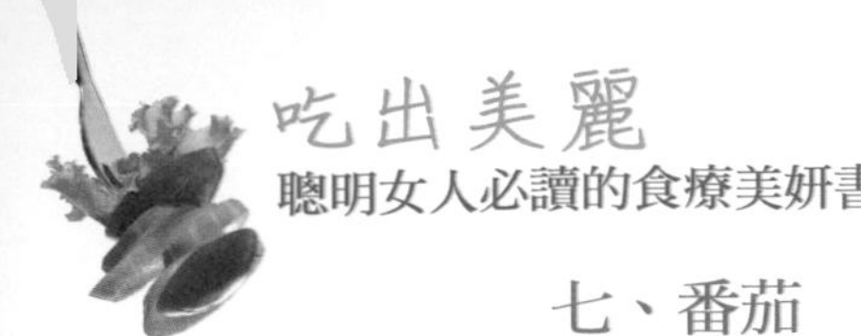

七、番茄

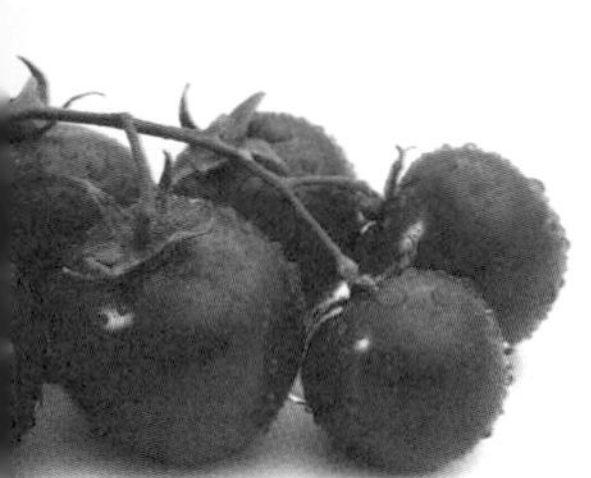

和櫛瓜一樣，番茄也是白皙美人的最愛。

新鮮番茄和番茄汁水分含量高達94%，且番茄中豐富的茄紅素對心血管具有保護作用，能減少心臟病發作；此外，番茄中的菸鹼酸，能維持胃液的正常分泌，促進紅血球的形成，有利於保持血管壁的彈性並保護皮膚。

所以，要想維持皮膚的彈性和水分，就多吃番茄，它會讓女性水潤清新，美麗無極限。

八、酒

酒通常被認為是不健康的食品，但事實上，各種低酒精濃度酒都含有很多營養成分。例如，黃酒中含有糖分、有機酸、胺基酸和各種維生素等；葡萄酒含有糖分、十多種胺基酸、兒茶素、花青素、前花青素、白藜蘆醇等營養成分；而啤酒被人們稱為「液體麵包」，其熱量的主要來源是酒精，一罐罐裝的台灣啤酒大約含180大卡的熱量，不過相對而言，飲用過量的話就容易發胖。

總之，少量飲酒能促進血液循環，加速體內代謝，也會讓臉色自然紅潤。

營養健康小知識！

洗草莓時，不要把草莓蒂摘掉，去蒂的草莓若放在水中浸泡，殘留的農藥會隨水進入果實內部，造成汙染；也不要用清潔劑浸泡草莓，這些物質很難清洗乾淨，容易殘留在果實中，造成二次汙染。要把草莓洗乾淨，最好用自來水不斷沖洗，流動的水可避免農藥滲入果實中。

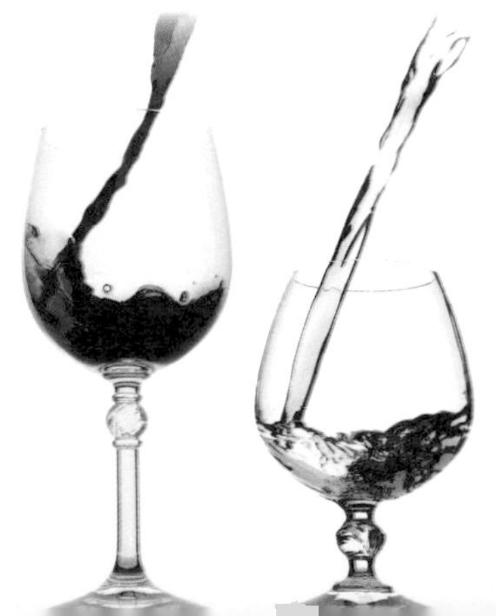

美白肌膚的四大天王

俗話說「一白遮三醜」，白皙透亮一直是東方女性追求的夢幻肌膚，這從美白保養品年年熱銷的盛況就可看出。但這些保養品所謂的「神奇功效」大多誇大不實，效果越即時顯著，對肌膚的傷害也就越大。

也有一些保養品宣稱添加了各種天然的美白成分，但既然如此，不如就讓我們直接攝取那些天然成分吧！下面我們就帶女性朋友們認識幾種美白功效不錯的營養物質，它們都屬於維生素家族。

一、維生素A

維生素A須先在人體內經轉化作用後，才可發揮功效。對肌膚而言，它可調節表皮及角質層的新陳代謝，保護表皮、黏膜，使細菌不易侵害。因此，維生素A在抗老化、去皺紋、淡化斑點、使皮膚光滑細嫩及預防皮膚癌等方面被廣泛應用。

維生素A還具有維護肌膚潤澤之功能。在造成皮膚粗糙的眾多原因中，維生素A缺乏是一主要原因——維生素A不足會抑制

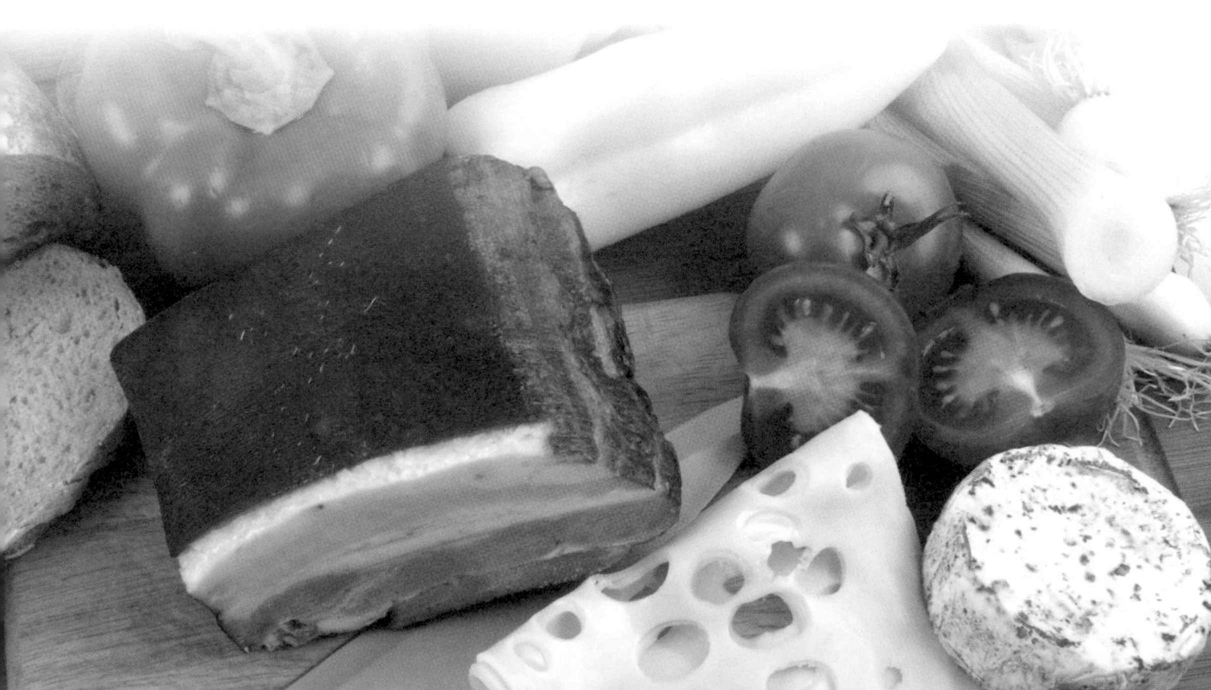

皮脂腺和汗腺的分泌，令皮膚乾燥粗糙失去潤澤，使表皮的角質層逐漸硬厚，失去柔潤的彈性，從而產生細碎皺紋；還會使皮膚抵抗力降低，導致易受外界細菌侵襲而引起感染。

富含維生素A的食物主要有動物的肝臟、魚類、海產品、奶油和雞蛋等動物性食物，另外，紅黃色蔬菜、水果和綠色葉菜類中的胡蘿蔔素在進入肝臟後，也可以轉變為維生素A。只要注意食物的選擇、不偏食，基本上都可滿足身體對維生素A的需求。

二、維生素B群

女性的身體如果缺乏維生素B群，肌膚就會有色素沉著的現象，尤其是在夏季，要想美白防曬，就要多吃一些富含維生素B群的食物，如燕麥、全麥和花生等，能有效提高肌膚對陽光的抵抗力，減少色素沉著。

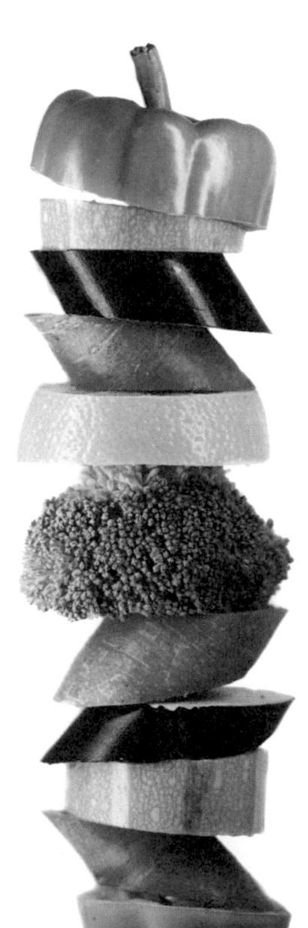

在維生素B群中，維生素B_2（核黃素）可保持皮膚的新陳代謝正常，有撫平皺紋、減退色素和消除斑點的作用，能使皮膚保持光潔柔滑的狀態。如瘦肉、奶類、蛋類、酵母、堅果類、黃豆及各種豆製品和新鮮的綠色蔬菜等食物，都含有豐富的維生素B_2。

三、維生素C

維生素C是女性非常熟悉的一種營養素，它在美白肌膚等方面的功效非常顯著，對皮膚的刺激性也很小，很多化妝品和保養品中都會添加維生素C的成分。

具體而言，維生素C的美容功效主要為以下兩點。

1. 美白去斑

維生素C能抑止色素母細胞沉積，不僅可以預防黑斑及雀斑，還能將多餘的色素排出體外，改善暗沉的膚色，令皮膚變得白皙透亮。

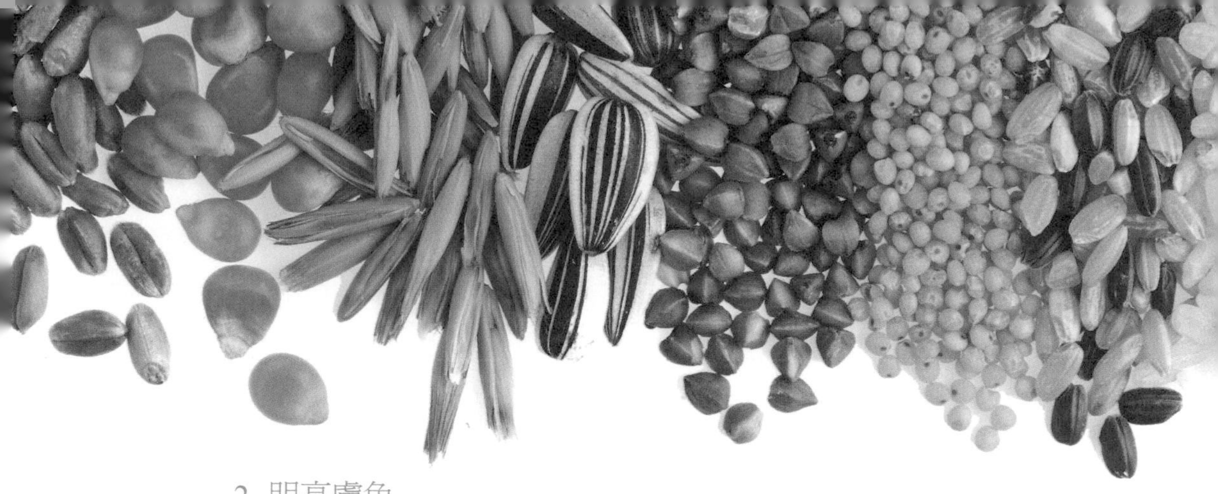

2. 明亮膚色

除了美白功效之外，維生素C還能讓女性擁有「好臉色」。由於維生素C具有抗氧化的功能，能幫助肌膚抵抗外來汙染所造成的侵害，還能改變因血液循環不良而產生的暗沉膚色，讓原本看起來疲倦、暗淡的膚色明亮起來。

另外，維生素C還有幫助膠原蛋白增長的功用，長期使用可讓肌膚變得更有彈性。

四、維生素E

維生素E是女性保持青春的法寶，最主要的作用就是延緩衰老，因此有「不老丹」之稱。

次者，維生素E可以消除自由基。身體在新陳代謝過程中，會形成各式各樣的自由基，其中95%的自由基都是對身體有害的氧自由基，它們會攻擊細胞，產生氧化作用，擾亂細胞功能，使人體活力下降，臉部出現皺紋、色斑等衰老現象，並讓人體抵抗力降低導致多病。天然維生素E是自由基最直接的捕獲者，在自由基攻擊細胞之前，維生素E會先與自由基起反應，將之中和，從而消除自由基對人體細胞的侵蝕作用。

再者，維生素E在美白祛斑方面也有奇效，有實驗證實，持續服用3～9個月大劑量維生素E（200毫克，每日口服2次），能使臉部黃褐斑和色素斑減少甚至消退，有效率可達70%～90%。

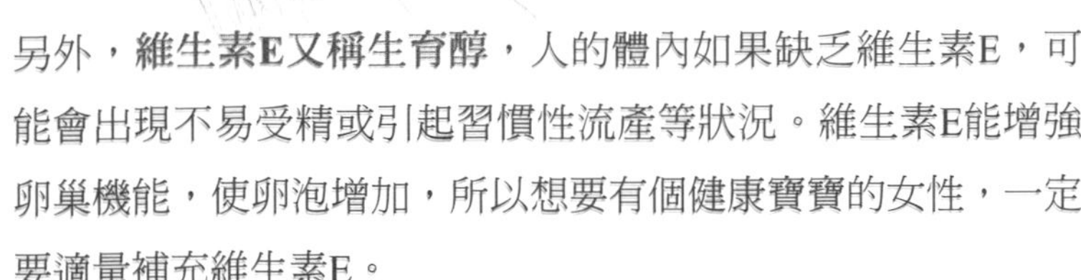

另外，**維生素E又稱生育醇**，人的體內如果缺乏維生素E，可能會出現不易受精或引起習慣性流產等狀況。維生素E能增強卵巢機能，使卵泡增加，所以想要有個健康寶寶的女性，一定要適量補充維生素E。

天然維生素E廣泛存在於各種油料種子及植物油中，在穀類、堅果類和綠葉蔬菜中都含有一定量的天然維生素E，特別是種子的胚芽中。玉米、小麥胚油、大豆油、芝麻、葵花籽油、菜籽油、花生油等維生素E含量都很豐富。

此外，萵筍葉及柑橘皮中維生素E的含量也很豐富，幾乎所有綠葉蔬菜中都有維生素E；奶類、蛋類和魚肝油等也有一定含量的維生素E。至於肉類、魚類等動物性食品，水果及其他非綠葉蔬菜的維生素E含量則很少。

營養健康小知識！

希望臉色淨白透亮的女性，應適當補充維生素C，並注意新鮮蔬果（如白菜、青椒、花椰菜、奇異果、草莓等）的攝取，通常每天攝取多於一斤的蔬菜和大約200～400克的水果能有益於健康。

此外，適量吃一點堅果、種子類、麥胚芽和黃豆等食品，或適當補充天然來源的維生素E，可預防色斑形成，保持肌膚的光潔和紅潤。

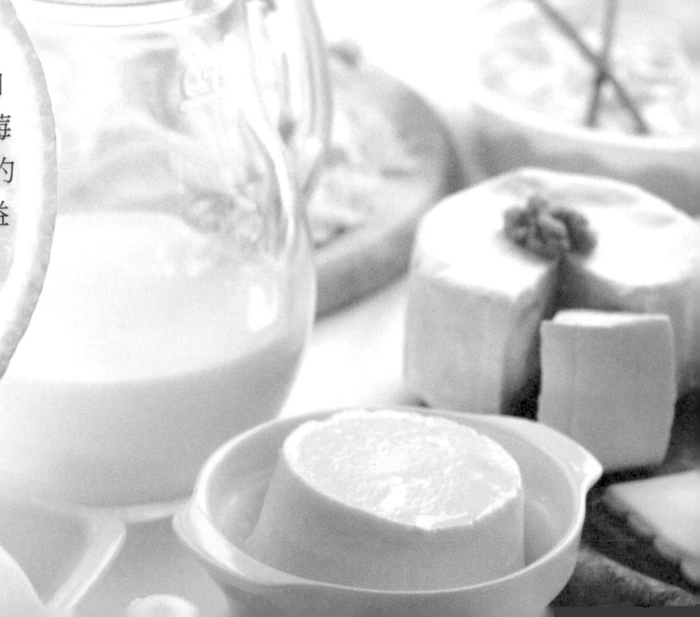

皮膚粗糙，這樣吃讓你完美蛻變

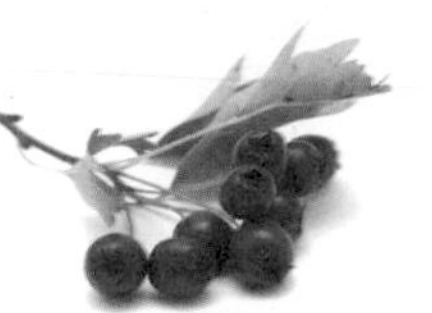

現代社會，人們的生活壓力越來越大，導致的直接後果就是皮膚變得粗糙，本是青春貌美的年紀，皮膚狀況卻頻頻亮起紅燈。如何拯救粗糙的肌膚成為很多女性的困擾。其實，只要多從飲食上下功夫，完美蛻變絕不是夢想。

- **為粗糙的肌膚補充足夠的蛋白質**。這對皮膚具有重要的營養作用，可以防止皮膚老化，應多吃豆類、雞蛋、牛奶、肉類、豬皮、麵食等。
- **多吃植物油，少吃動物油**。植物油對肌膚的美容效果較佳，其含有豐富的亞麻油酸，能使皮膚潤澤光滑。
- **為肌膚補充各種維生素**。維生素A可使皮膚細嫩，多見於胡蘿蔔、油菜、菠菜、芹菜、金針花、西瓜、杏子、動物肝臟、魷魚、蛋黃、牛奶等食品中；維生素C可以增加微血管的緻密性，促進血紅素的生成，使皮膚白裡透紅，可從各種綠葉蔬菜和水果中攝取，如棗子、山楂、柑橘、柚子、蘋果、白菜、芹菜、菠菜等。
- **忌食刺激性食品**。如酒類、咖啡、濃茶、蔥、韭菜、辣椒等。

下面幾種食物對改善皮膚粗糙具有顯著功效，想要改善皮膚粗糙情況的女性一定要知道。

一、番薯

番薯含有膳食纖維、胡蘿蔔素、維生素B、維生素C，以及鉀、鐵、銅、硒、鈣等十餘種礦物質，營養價值很高，**被營養學家們稱為「營養最均衡」的食品**。

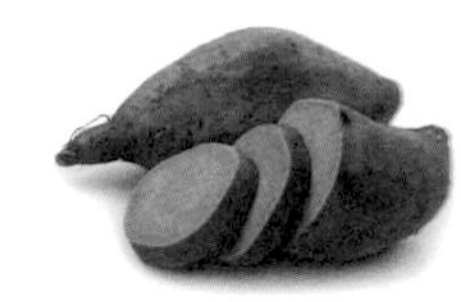

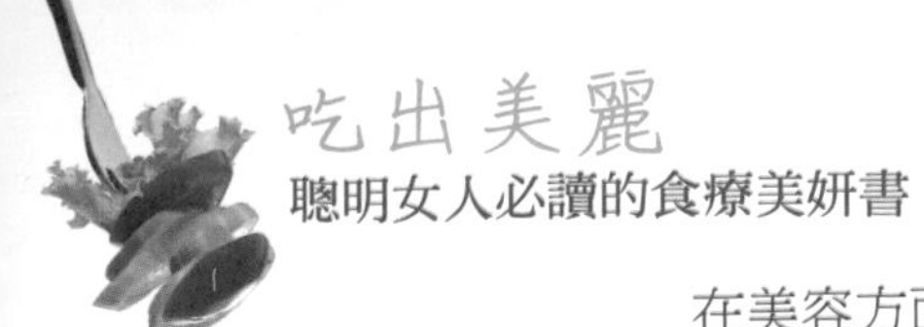

在美容方面，番薯有潤澤肌膚的作用，能使粗糙的皮膚變得光滑。其中所含的黏蛋白及各種酵素成分可使細胞機能活性化，增進新陳代謝；而這些功用正可強化胃腸、促進消化，改善便祕引起的肌膚粗糙。

二、蓮藕

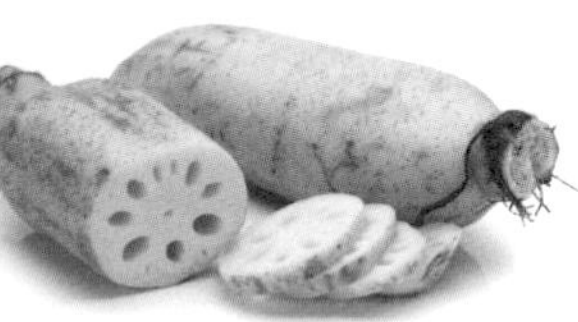

蓮藕含豐富的維生素C及礦物質，具有藥效，其止血作用更為人所熟知。最近更有研究證實，蓮藕有益於心臟，能促進新陳代謝、防止皮膚粗糙。

蓮藕粥尤具藥效，如果和蓮子合用，效果更好，只需在粥中加入30克的蓮藕即可。

三、芝麻

傳說慈禧太后為保持美麗的肌膚，酷愛吃芝麻，即使是現在，不少女性們也喜歡吃芝麻，建議可以飲用芝麻加水和蜂蜜食用。

就現代營養學觀點而言，芝麻含豐富的亞麻油酸及維生素E，可改善末梢血管障礙，使肌膚柔嫩，是肌膚乾燥者一定要吃的食品。為肌膚粗糙所苦的朋友可以每天喝芝麻茶，肌膚會變好、有光澤。

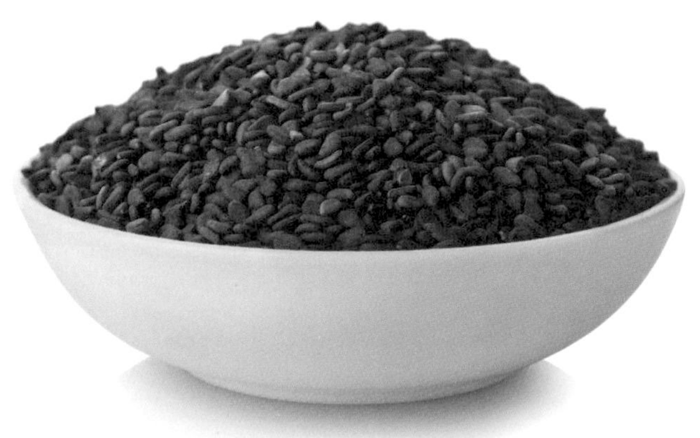

四、梅子酒

梅子是有多種效用的優良食品，食用或塗抹都有其效果，自古即被視為美容聖品。若用於塗抹，不只可治療皮膚疾病，還可改善肌膚粗糙，特別是泡鹹梅乾酒，效果更好。

作法：用23個鹹梅乾泡一杯清酒，一個星期左右即可使用。

洗澡時，拿泡好的酒小心地邊擦肌膚邊按摩，肌膚會逐漸變得光滑，對乾燥角質化的肌膚最為有效。

營養健康小知識！

梅子具有殺菌與抗菌效果。檸檬酸是梅子酸味的主要來源，可增強胃黏膜並促進胃酸與唾液的分泌，可抑制細菌活動，減少發生食物中毒的機會；梅核中含有VB17的氰酸多醣體，加水分解後形成苯甲醛，梅在醃製酸化後，苯甲醛會形成苯甲酸，苯甲酸有殺菌與防腐的效果，放一顆梅子在便當中可抑制細菌的繁殖，預防食物腐壞。

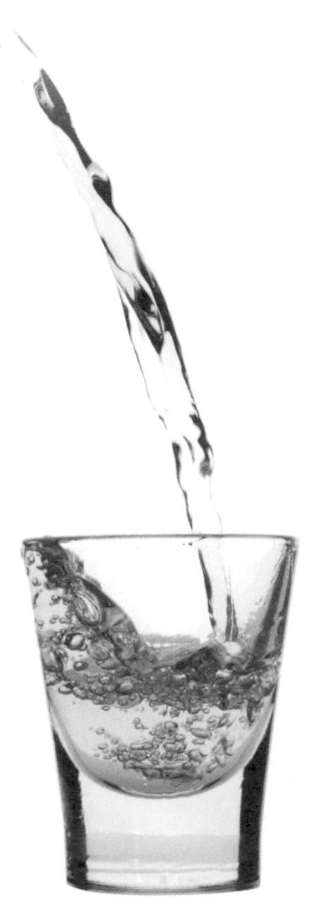

用雞蛋孕育蛋白美肌

雞蛋不僅可以為身體補充營養，還是美容養顏聖品，能為女性帶來如嬰兒般細緻嫩滑的肌膚。

蛋黃中含有一定量的磷脂，磷脂進入人體後所分離出來的膽鹼，具有防止皮膚衰老、使皮膚光滑的功用。

雞蛋中還含有豐富的鐵，100克蛋黃含鐵5.1毫克，而鐵元素在人體內具有造血作用，並負責在血液中運輸氧和營養物質，是孕育蘋果美肌重要的元素之一；鐵質不足會導致缺鐵性貧血，女性的臉色就會蠟黃，皮膚也會失去美麗的光澤。

因此，適量攝取雞蛋能有效養護細膩白皙的肌膚。**白水煮蛋，是吃雞蛋時最好的方式**，其他的如煎、炒、炸、醃漬等方式都有其弊端；另外，有一些女性喜歡吃生雞蛋，認為這樣比較有營養，但其實這種觀點是錯誤的，雞蛋生吃不僅會使雞蛋的營養難以被人體吸收，而且非常不衛生。

雞蛋的建議攝取量，兒童和青少年每天1個，成年及老年人每2～3天1個比較適宜。過多的食用會不利於消化，其營養成分也得不到充分的吸收與利用。

以下為女性朋友推薦幾款有美白功效的雞蛋食譜。

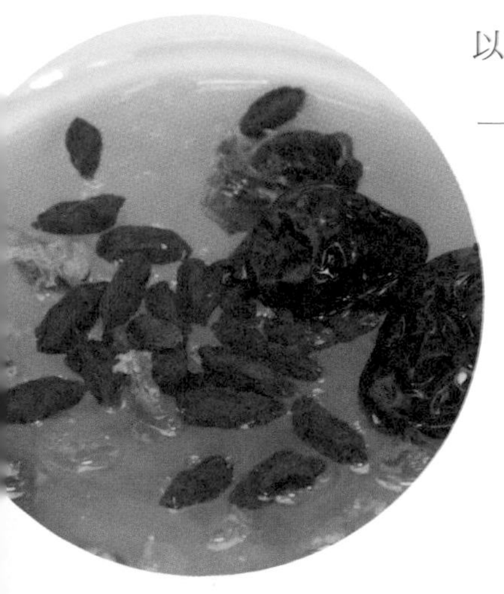

一、紅棗雞蛋湯

材料：豆皮1塊，紅棗5顆，雞蛋1個，冰糖適量。

作法：豆皮洗淨泡水至軟，雞蛋去殼攪勻，紅棗去核備用。用4碗水煮滾後，放入豆皮、紅棗與冰糖，用小火煮30分鐘，再加入雞蛋攪勻即可食用。

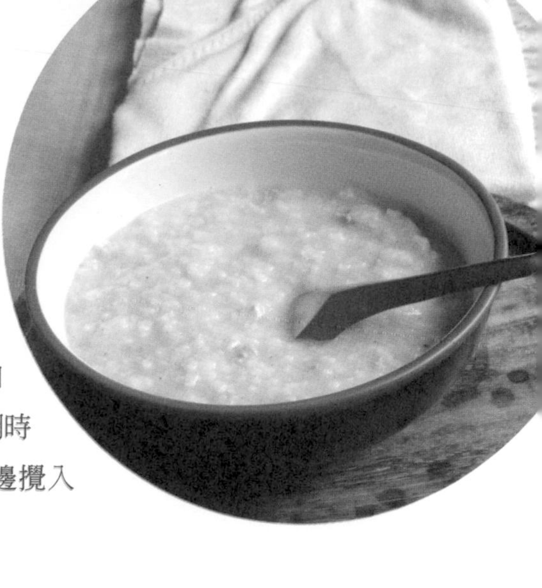

二、香滑蛋黃粥

材料：雞蛋3個，米100克，鹽、味精各適量。

作法：將雞蛋打入碗中，取蛋黃攪打均勻備用。米洗淨放入鍋中加水煮開，改用小火熬煮，待粥稠時加入鹽調味，再將蛋黃糊邊倒邊攪入粥中即可。

想要美白肌膚，除了吃雞蛋外，**還可以用熟雞蛋按摩臉部皮膚**。用溫水洗臉擦乾後，將煮好的雞蛋趁熱剝去殼，在臉上滾動，從兩眉開始，沿肌肉走向向上滾動直到髮際；眼部、嘴部是環形肌，所以要環形滾動；鼻部是自鼻根沿鼻翼向斜上滾動；頰部是自裡至外向斜上方滾動，直到雞蛋完全冷卻下來。按摩後用冷毛巾敷面幾分鐘，這樣可以收縮臉部毛孔，也可徹底清潔皮膚。

營養健康小知識！

要辨別雞蛋是否新鮮，可採用以下三種方法。

◇**日光透射**：左手握成圓形，右手將蛋放在圓形末端，對著日光透射。新鮮的雞蛋會呈現微紅色，半透明狀態，蛋黃輪廓清晰；如果昏暗不透明或有汙斑，說明雞蛋已經變質。

◇**觀察蛋殼**：蛋殼上附著一層霜狀粉末、蛋殼顏色鮮明、氣孔明顯的是新鮮的蛋；放過久的蛋正好與此相反，並有油膩。

◇**用手輕搖**：無聲的是新鮮的蛋，有水聲的是放過久的蛋。

■ 牛奶讓你擁有亮白水嫩肌

《本草綱目》中記載，牛奶可以治反胃熱噦、補益勞損、潤大腸、治氣痢、除黃疸；現代醫學也證實，牛奶中含有豐富的鈣、維生素D等，包含人體生長發育所需的全部胺基酸，消化率可高達98%，是其他食物所無法比擬的。

而對於女性而言，牛奶不僅可以養生，還是美白肌膚的祕訣，它能夠幫助女性潤澤肌膚，增加皮膚彈性，緩解皮膚乾燥。

一、牛奶的美白功效

◆ 牛奶中富含維生素A，可以防止皮膚乾燥及膚色暗沉，使皮膚白皙、有光澤。

◆ 牛奶中含有大量的維生素B_2，可以促進皮膚的新陳代謝。

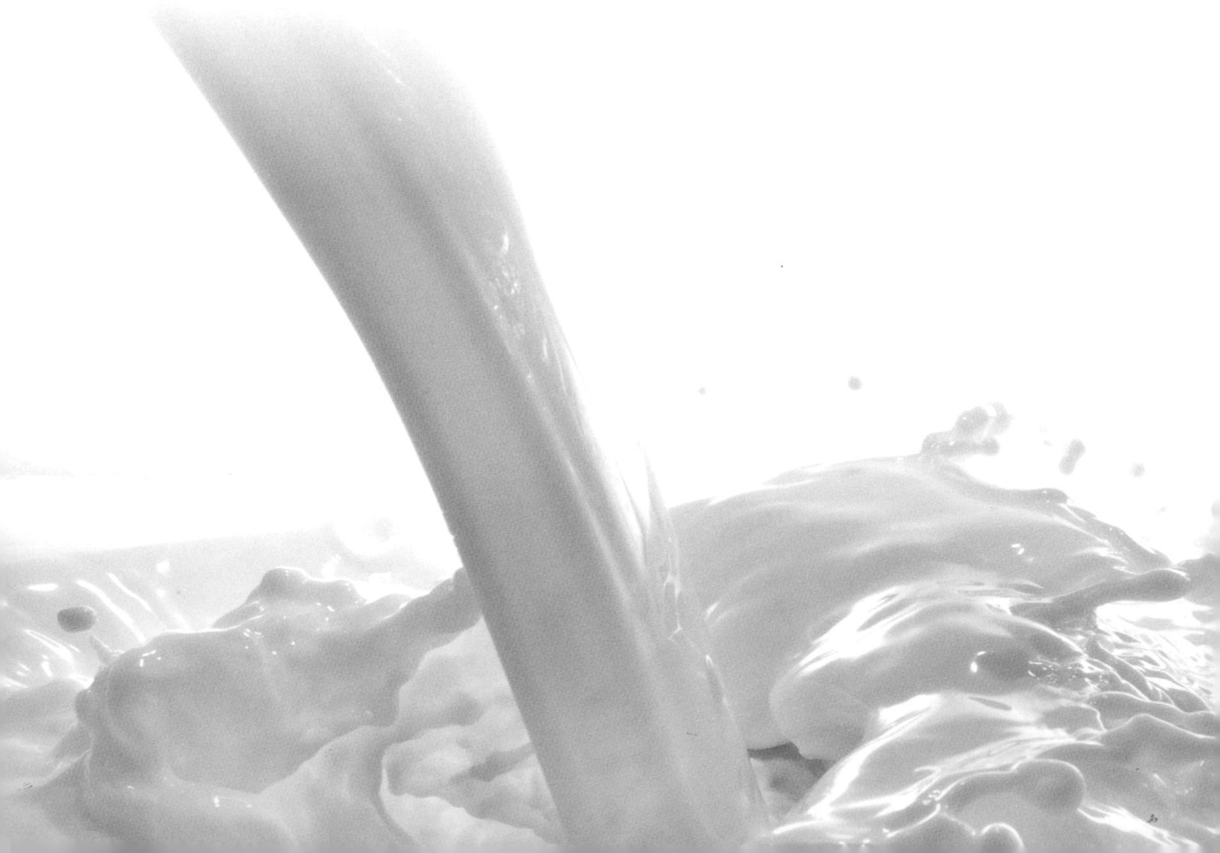

- ◆ 牛奶中的乳清對黑色素有消除作用，可防治多種色素沉著引起的斑痕。
- ◆ 牛奶能為皮膚提供封閉性油脂，形成薄膜以防皮膚水分蒸發，還能暫時提供水分，確保皮膚的光滑潤澤。

因此，堅持每天飲用牛奶，便能從內在調理出亮白水嫩肌。

牛奶的飲用量，每日飲食指南建議為1.5～2杯（240毫升／杯）。注意，最好選擇低脂或脫脂牛奶，以防止脂肪攝取過多進而引發肥胖。

二、牛奶美白食譜

1. 牛奶粥

材料：鮮奶250毫升，米60克，白糖適量。

作法：先將米煮成半熟，去米湯，再加入鮮奶以小火煮成粥，最後加入白糖充分攪拌溶解即可。早晚溫熱食用，注意保鮮，切勿變質。

2. 牛奶紅棗湯

材料：鮮奶500毫升，紅棗25克，米100克。

作法：先將米與紅棗同煮成粥，然後加入鮮奶，煮開即可。

3. 牛奶番茄

材料：鮮奶200克，番茄2個，雞蛋3個，澱粉、鹽適量，胡椒粉、油、白糖少許。

作法：將番茄洗淨，切成半月塊；澱粉用鮮奶調成汁；雞蛋煎成荷包蛋，待用。鍋內放油少許，油熱後放入切好

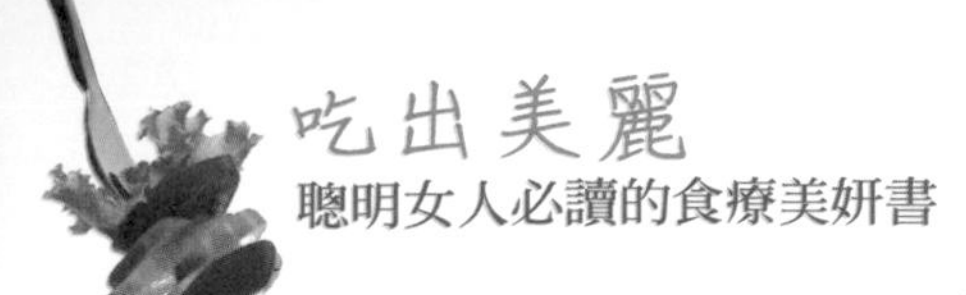

的番茄，翻炒一下，加入適量鹽調味，隨後把調好的奶汁倒入鍋內，攪勻；將荷包蛋攤在鍋裡，加少許白糖、胡椒粉，用小火燉3分鐘，翻炒一下，出鍋裝盤。

4. 牛奶百合燉白木耳

材料：鮮奶500毫升，百合20克，白木耳60克，冰糖一大塊。

作法：將白木耳用冷暖水交替浸泡20小時以上，置沸水中汆燙片刻，再洗淨；或置鍋中用少許油，慢火稍炒片刻，再用清水洗淨。百合浸泡後，先把白木耳和百合放進燉盅內，加入冷開水250毫升，燉煮兩個半小時，再加入鮮奶、冰糖，稍燉片刻即可。

牛奶除了能內養肌膚外，還能外養肌膚。

當因為熬夜等原因導致眼部疲勞、水腫、黑眼圈等肌膚問題時，可用適量牛奶和醋加開水調勻，然後在眼皮上反覆輕按3～5分鐘，再以熱毛巾稍敷片刻，就可以緩解眼部疲勞，還能暫態消除眼部水腫。

在乾燥的秋冬季節亦可用牛奶洗手，能有效滋潤手部肌膚。尤其在忙完家事後，女性的雙手往往會變得粗糙、油膩，這時使用牛奶洗手，不但能除去油膩，還能滋養手部肌膚，讓雙手白皙水嫩。

此外，女性的肌膚曬傷紅腫時，也可用冰鎮後的牛奶，來為肌膚做曬後修復美白，這是因為牛奶中的酵素具有消炎、消腫及緩和皮膚緊張的功效。具體做法：先以冰牛奶來洗臉，然後在臉部敷上浸過冰牛奶的化妝棉，或以薄毛巾蘸上冰牛奶敷在發燙的患處；假使全身都有疼痛感覺，不妨泡一下牛奶浴，這樣，便能使受日光損傷的皮膚得以舒緩，減少痛楚及防止炎症的產生。

過期時間不長的牛奶也同樣可以用來護膚。因為過期牛奶會產生乳酸，可以軟化角質，**但如果牛奶已經過期一段時間、甚至結塊了就不應再使用**。

營養健康小知識！

要鑑別鮮奶是否新鮮，可採取以下兩種方法。

◇水見式：將牛奶滴入清水中，若奶汁凝實下沉，則為新鮮牛奶；若浮散，就不是新鮮牛奶。若是瓶裝牛奶，只要在牛奶表面觀察到稀薄現象或瓶底有沉澱，則都不是新鮮牛奶。

◇杯見式：將買來的牛奶迅速倒入乾淨的透明玻璃杯中，然後慢慢傾斜玻璃杯，如果有薄薄的奶膜留在杯子內壁，且不沾杯，容易用水沖下來，就是新鮮的牛奶。如果玻璃杯上的奶膜不均勻，甚至有肉眼可見的小顆粒留在杯壁，且不易清洗，那就代表牛奶不夠新鮮。

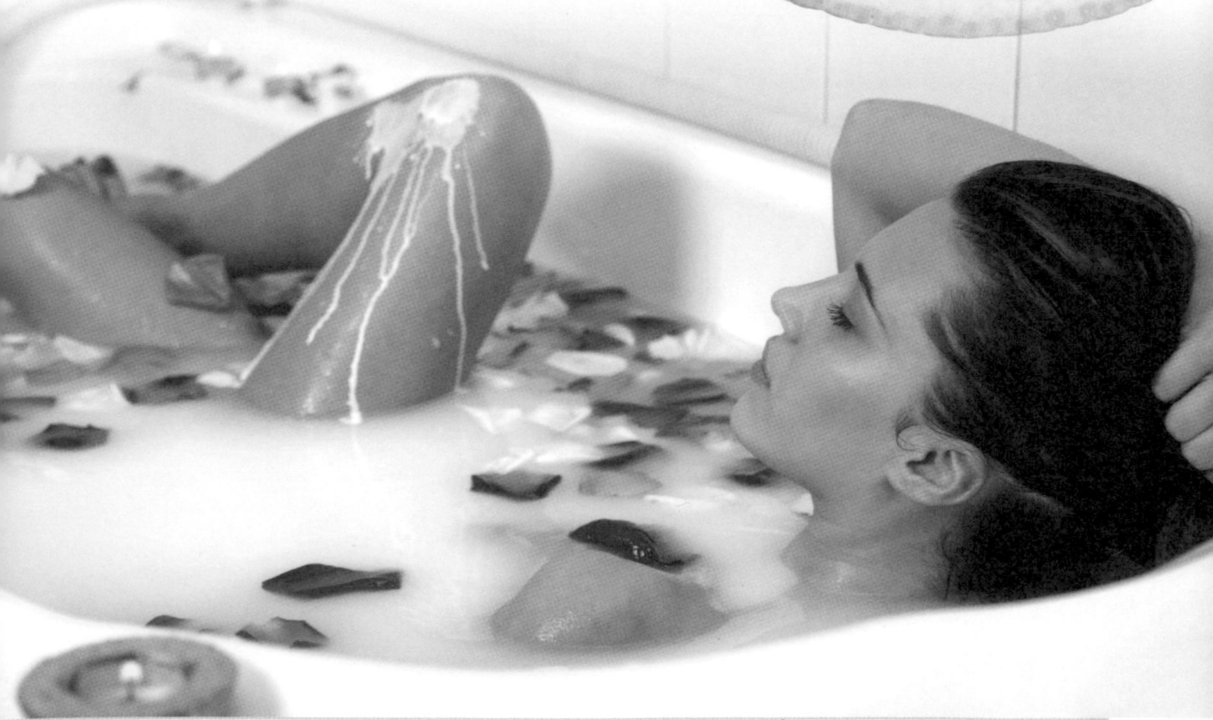

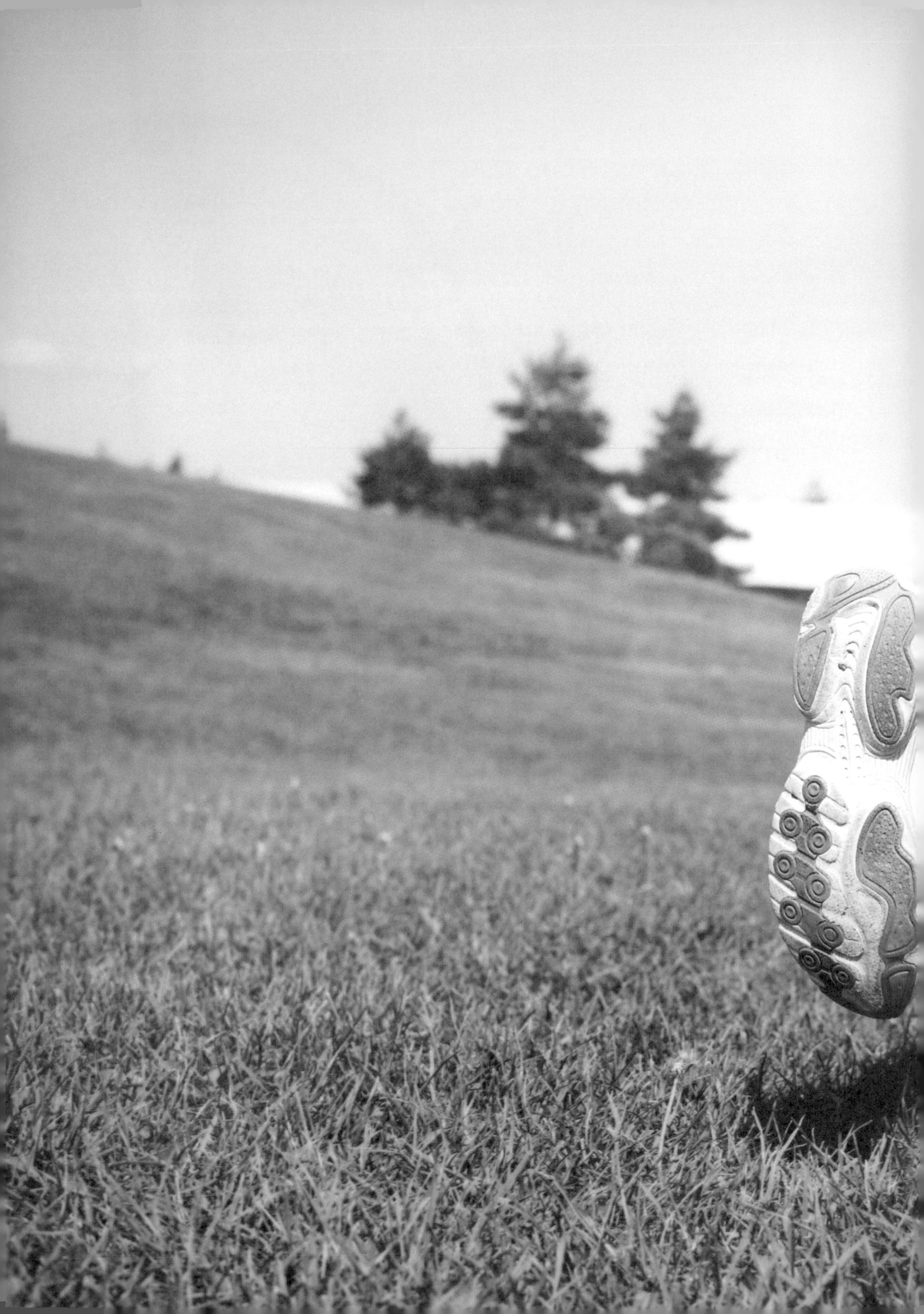

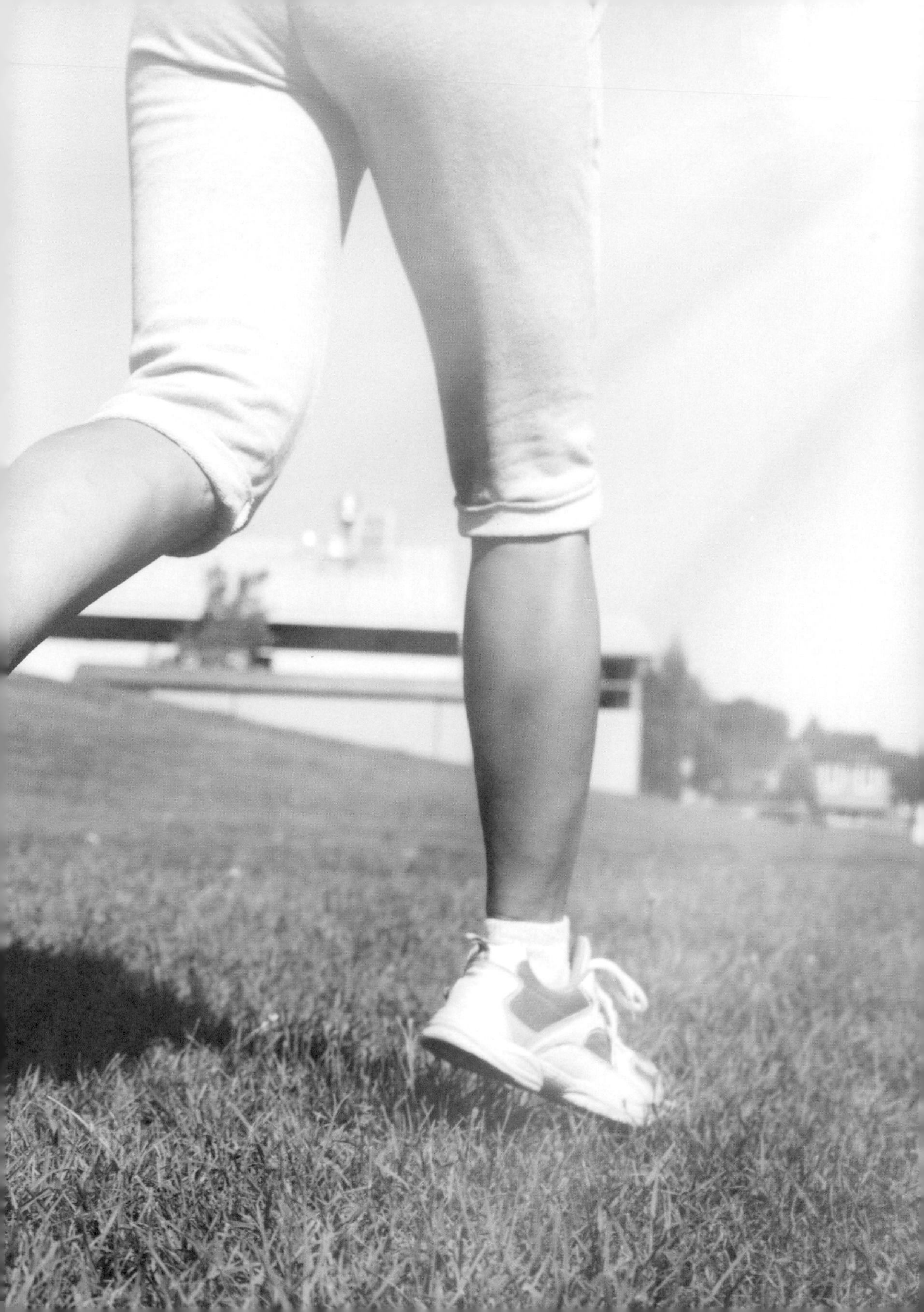

CHAPTER 4

全方位營養 打造無瑕美肌

食物內養外用，有效打擊黑頭粉刺

許多女性都有過這樣的煩惱：站在鏡子前，卻發現鏡中自己白淨的臉卻偏偏被鼻頭上一點一點的黑頭粉刺破壞了美感；這樣的黑頭有時甚至不僅出現在鼻頭，連額頭、鼻子兩側都有粗大的毛孔若隱若現。如何去除黑頭粉刺、恢復肌膚的白淨，是許多女性非常關心的問題。

黑頭主要是由皮脂、細胞屑和細菌組成的一種阻塞物，阻塞在毛囊開口處而形成。加上空氣中的塵埃、汙垢和氧化作用，使其接觸空氣的一頭逐漸變黑，所以得了這麼一個不太好聽的稱號——黑頭粉刺。

中醫認為，黑頭的產生原因是脾濕過重，**《黃帝內經》說：「脾熱病者，鼻先赤。」**從五行上來看，脾胃屬土，五方中與之相對的是中央，而鼻子為臉部的中央，所以鼻為脾胃之外候；脾土怕濕，濕熱太盛時就會在鼻子上呈現出徵兆。以季節而論，與脾土相對應的是長夏，所以黑頭在夏季時最為常見。

要有效打擊黑頭，就要從除脾濕入手，而**除脾濕最好的方法就是多吃溫性食物**，少吃寒涼食物。常見的溫性食物有南瓜、大蔥、洋蔥、大蒜、韭菜、胡蘿蔔、生薑、柑橘、橙、蓮子、砂糖、大棗、葡萄、胡桃仁、烏梅、花茶、烏龍茶、牛肉、雞肉、鴨肉、鵝肉、蝦、鯽魚、鱔魚和鰱魚等。

另外，在長期攝取溫性食物來祛除脾濕的基礎上，還可採取以下幾個去除黑頭的小妙方。

一、牛奶加鹽

每次用4～5滴牛奶加鹽，在鹽半溶解的狀態下塗抹於長黑頭的部位並用手按摩。由於此時的鹽尚未完全溶解，仍有顆粒，所以在按摩的時候必須非常小力。半分鐘後用清水洗去，不要再擦任何保養品，以便讓皮膚分泌乾淨的油脂。

二、珍珠粉

用珍珠粉洗臉除可控油外，亦有打擊黑頭的功效。在藥材店選購品質好一點的食用珍珠粉後，取適量放入小碟中，加入適量清水，再將珍珠粉調成膏狀並均勻地塗在臉上，用手輕輕按摩，直到臉上的珍珠粉變乾，再用清水將臉洗淨即可。每週兩次，可以有效去除老化角質和黑頭。

三、綠豆粉

在綠豆粉裡加入適量的水，攪拌成漿狀，然後把它敷在黑頭處，再把吸油面紙放在上面。等綠豆粉差不多乾時，把吸油面紙撕下即可。每週一次，可有效去除老化角質和黑頭。

四、蛋白

將雞蛋的蛋白與蛋黃分開，留下蛋白部分待用。準備清潔用的化妝棉，將原本厚厚的化妝棉撕開成為較薄的薄片，越薄越好，再將撕薄後的化妝棉浸入蛋白，稍微瀝乾後貼在鼻頭上。靜待10～15分鐘，待化妝棉乾透後小心撕下。

五、雞蛋殼內膜

雞蛋殼內層的那層膜，把它小心撕下後貼於鼻子上，乾後撕下。這個方法的原理和蛋白去黑頭是一樣的。

六、米飯

將煮好的米飯捏成一小團，在有黑頭的地方輕揉，米飯的黏性會將髒東西帶走。

七、小蘇打粉

將食用小蘇打粉加水以1：10的比例調和，將化妝棉浸入，擰乾，然後把化妝棉貼在有黑頭的地方，約15分鐘後取下。最後再用衛生紙輕輕揉出黑頭粉刺，接著把臉洗淨即可。

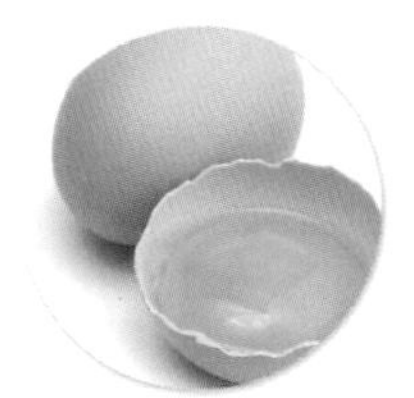

需要注意的是，根除黑頭要有耐心，已老化的黑頭被清除幾天後，新的黑頭又會生成，這種新陳代謝的週期需要配合特別注意的日常護理才會被慢慢根治。因此，要長期堅持，不斷打擊黑頭粉刺，才能保持肌膚的永久白淨。

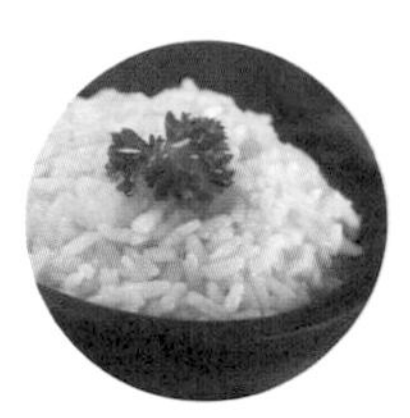

營養健康小知識！

想把黑頭清除而不讓毛孔變大，女性可以在去黑頭前先蒸一蒸臉，讓毛孔自動張開，除了有助排出毒素外，亦有助於清潔。

將熱水倒入水盆，加入1～2滴精油，攪勻，然後用一塊大毛巾將自己的頭部與冒著蒸氣的小水盆圍住，形成一個筒狀，讓蒸氣不斷升到臉部，以不覺得燙為限度。蒸臉10～15分鐘後，用毛巾按在臉上，吸去水珠，然後開始清除黑頭粉刺。清潔後，最好用化妝水敷一敷鼻子，除了有鎮靜作用外，亦可收縮毛孔；如果想消炎，則可用沾了酒精的化妝棉輕拭。

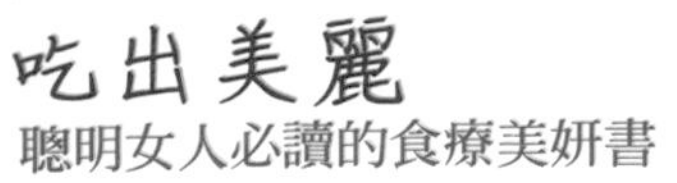

6類營養素「吃掉」青春痘

幾乎每個女性都有過「戰痘」的經驗，因為誰也不想讓痘痘破壞自己的美貌。可是要想戰勝痘痘，除了勤洗臉、外用除痘產品之外，從身體內部補充適當的營養素也很重要。

痘痘之所以會產生，撇除不當的保養方式外，更可能是由於體內缺乏了某些營養素，進而由內至外反映到肌膚上。要想根除痘痘，就要及時補足這些營養素。

一、維生素A：調整細胞代謝，減少痘痘滋生

維生素A可調整上皮細胞的代謝，有益於上皮細胞的增生，對毛囊角化有一定的調節作用，同時能調節皮膚汗腺功能，減少酸性代謝產物對表皮的侵襲，有利於痘痘患者的康復。

富含維生素A的食物：動物肝臟、蛋、奶、魚肝油等動物性食物；胡蘿蔔、菠菜、萵苣葉、韭菜、空心菜、豌豆苗、苜蓿芽、南瓜、番茄、莧菜、枇杷、紫菜、青豆等蔬菜。

二、維生素B群：調節皮脂分泌，保持油水平衡

維生素B群可以促進新陳代謝，讓肌膚更光滑潤澤，並有助於減少皮脂及發炎現象，具抗痘功效。而維生素B群屬於水溶性的維生素，一般無須擔心攝取過度。

另外，有些女性朋友在生理期前，由於荷爾蒙的變化，臉上經常長痘痘，這時就可以多攝取些維生素B群，不僅**可以舒緩生理期前的不適感**，也能夠減輕壓力。同時，也建議飲食要清淡，避免吃辛辣食物，以減緩痘痘的發生。

富含維生素B_1的食物：小麥胚芽、胚芽米、黑米、雞肝、豬腿肉、黃豆、花生、里脊肉、火腿等。

富含維生素B_2的食物：小麥胚芽、星鰻、牛肝、雞肝、香菇、蛋黃、乳酪等。

富含維生素B_6、維生素B_{12}、菸鹼酸、泛酸和葉酸的食物：肝、肉類、牛奶、酵母、魚、豆類、蛋黃、堅果類、菠菜、乳酪等。

三、維生素C：幫助膠原蛋白形成，淡化痘疤

維生素C對女性肌膚的好處有很多。首先，我們皮膚真皮層的主要成分是膠原蛋白，而維生素C能夠輔助膠原蛋白的合成，增加皮膚彈性，並減緩痘疤的形成；其次，維生素C的抗氧化功能對身體也很重要。

富含維生素C的食物：小白菜、油菜、莧菜、芹菜、香椿、苦瓜、花椰菜、辣椒、毛豆、豌豆苗、蓮藕等蔬菜；鮮棗、山楂、柚子、橘子、柳丁、檸檬、草莓、柿子、芒果、奇異果、龍眼等水果。

四、鋅：減少痘痘發炎現象，幫助傷口癒合

如果你屬於容易發炎的痘痘肌，可以每天補充12～15毫克的鋅，這樣能降低肌膚的發炎情況，並幫助傷口癒合。另外，鋅可以抑制皮脂增長，多補充鋅可減少肌膚出油，改善滿臉油光的現象。

富含鋅的食物：牡蠣、胰臟、肝臟、血、牛肉、蛋黃、五穀雜糧、核桃、花生、西瓜子等，一般蔬菜、水果、五穀雜糧均含有鋅。

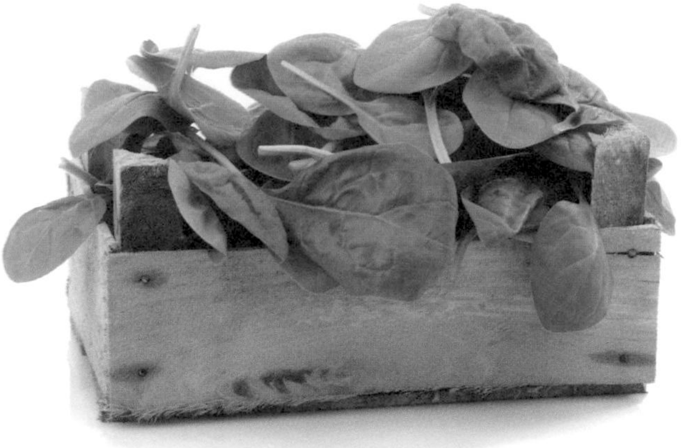

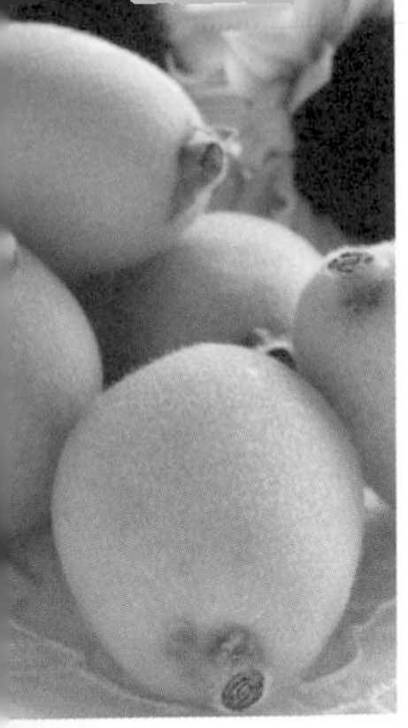
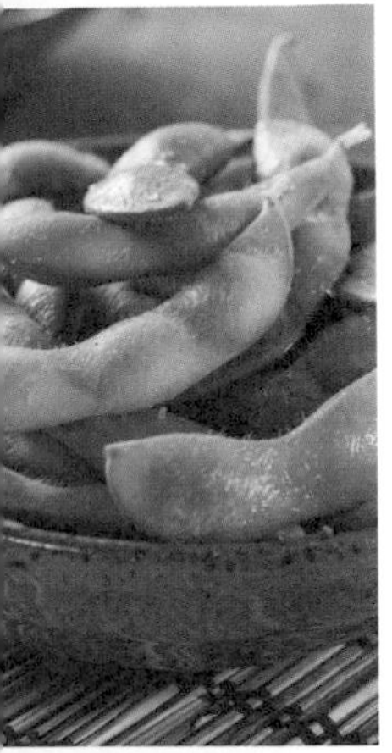
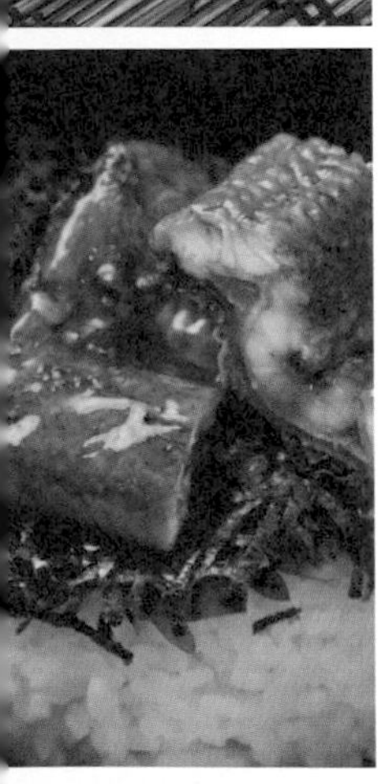
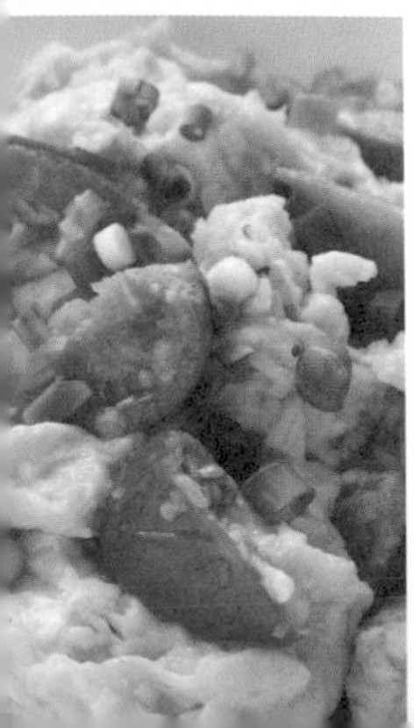

五、維生素E：美白抗氧化，減緩痘疤形成

多攝取維生素E，可以抗氧化，讓你已經形成的痘疤逐漸淡化，變得不是那麼明顯，還可以抵禦環境的傷害，讓肌膚保持透亮光澤。

富含維生素E的食物：穀類、小麥胚芽油、綠葉蔬菜、蛋黃、堅果類、肉及乳製品。

六、輔酶Q10：加速角質新陳代謝

輔酶Q10是一種脂溶性抗氧化劑，其抗氧化以及抗自由基的功效是維生素E的40倍，並且對於減緩細胞老化、修護受損膠原纖維也有很好的功效。為身體補充輔酶Q10可以加速皮膚角質的新陳代謝，減少痘痘的生成；並可提高肌膚的含水量，保持水油平衡；還可抑制黑色素，美白肌膚，使色素不易沉澱，也讓痘疤不易形成。

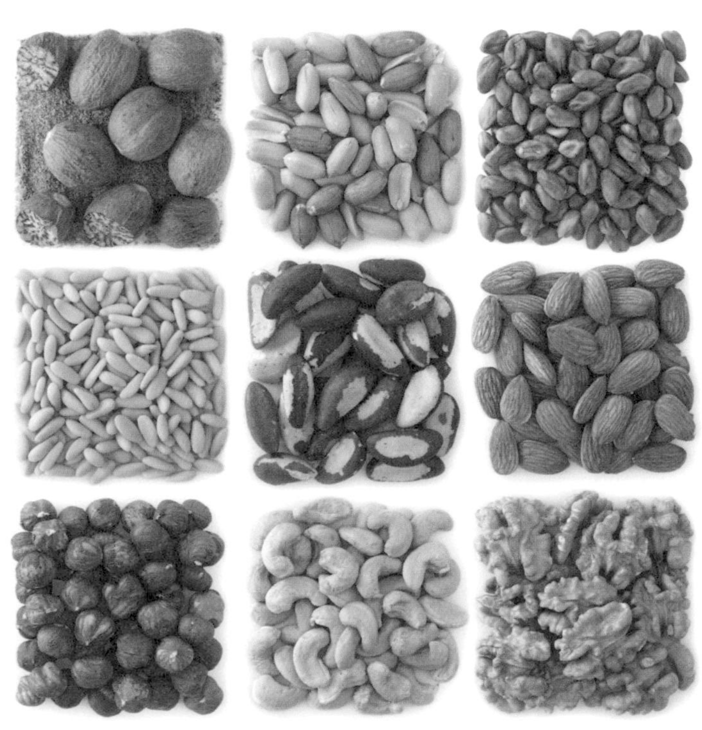

富含輔酶Q10的食物：沙丁魚、秋刀魚等魚類，豬心、豬肝等動物內臟，牛肉、豬肉等肉類，花生、大麥、黃豆、玉米等雜糧，菠菜、油菜、胡蘿蔔等蔬菜，櫻桃、奇異果等水果。

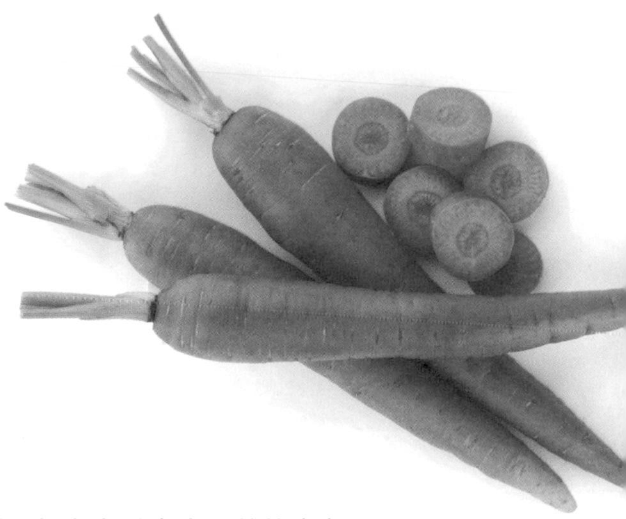

身體缺乏以上6種營養素的任何一種，都會出現痘痘及其他皮膚問題，所以要注意經常為身體補充這幾種營養素，才能遠離痘痘肌！

營養健康小知識！

臉上出現痘痘時，首先要判斷它是什麼樣的痘痘，小粉刺可以擠，比較深的膿皰則不可以擠，因為很難用一個完全無菌的方法把痘痘擠出來，而且如果擠不乾淨，會讓痘痘的膿皰繼續生長，進而加重感染，造成局部皮膚損傷，使皮膚的自我保護功能降低，此時細菌就會乘虛而入，引發皮脂腺炎，使症狀不斷加重，直至形成化膿性皮脂腺炎，造成疤痕疙瘩，疤痕增生，以及萎縮性疤痕、凸凹不平型疤痕。

■ 遠離「痘痘食物」

上一節我們說了能讓痘痘退避三舍的食物，但同時，另有些食物則是吃了會讓痘痘越長越多。要想擁有平滑無痘的肌膚，就要遠離那些「痘痘食物」。

一、遠離辛辣和油膩食物

在日常飲食中，吃得越清淡越好，辛辣和油膩食物最好敬而遠之，辛辣的食物容易刺激神經和血管，油膩的食物則會促進油脂分泌更加旺盛，雖然這些食物並不會直接造成青春痘的形成，但卻會「惡化」青春痘的情況。此外，這些食物也會增加心臟的負擔，並使血液中的維生素K品質降低，間接引發青春痘的生長。

二、遠離甜食及含有過多色素和人工香料的食物

咖啡、可可、巧克力、甜點和濃茶等極容易激發油脂，並且在吃完之後會使體內產生毒素，形成更嚴重的青春痘。所以，對於容易長痘痘的人來說，專賣咖啡、冰淇淋和鬆餅這一類的小店，雖然夢幻而誘人，卻非常不適合時常光顧。

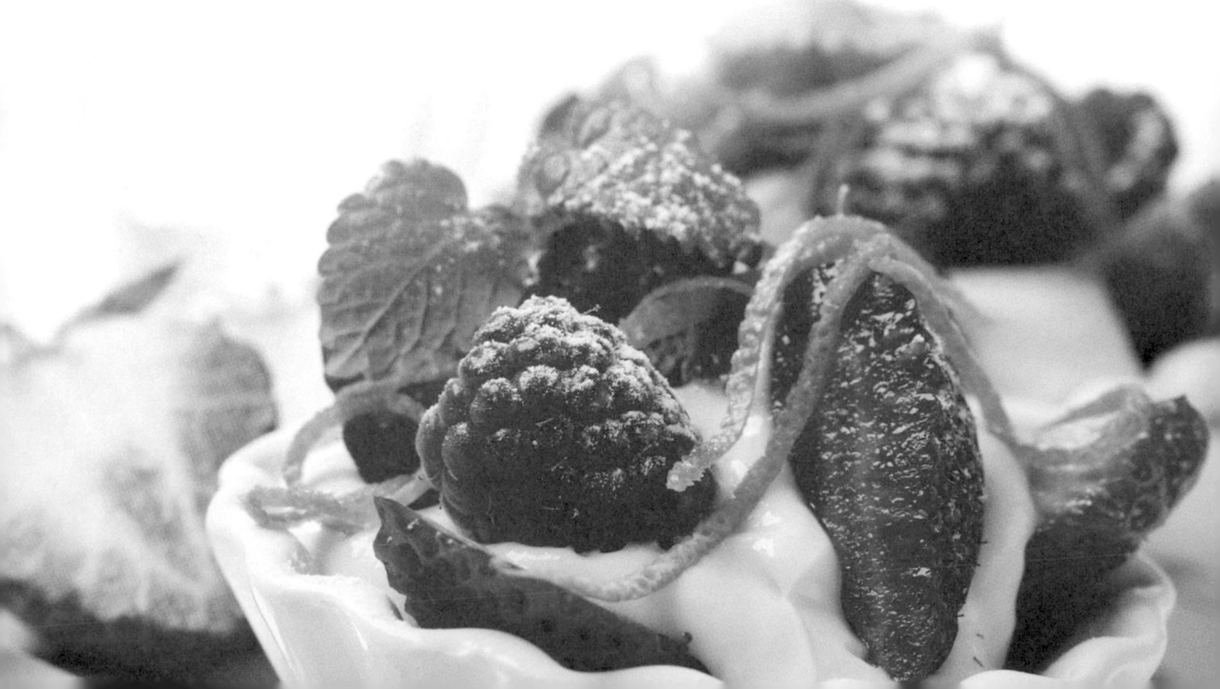

三、遠離各種「發物」

要想遠離痘痘，就要拒絕各種「發物」。所謂「發物」，泛指易引起上火、生痰、長瘡、過敏、或使舊疾復發、新病加重的各種食物。

因為**發物常會引起身體過敏而導致痘痘的症狀加重**，還會使皮脂腺的慢性炎症擴大而難以去除，因此，發物必須忌食，特別是海鮮，如海鰻、海蝦、海蟹、帶魚等。吃肉最好吃雞肉，不吃豬、牛、羊肉；不要紅燒，改用水煮沾少許醬油吃。

四、遠離香菸

吸菸有害健康，香菸中的尼古丁會收縮微血管管壁，使血液和淋巴中的毒素堆積、皮膚細胞的吸氧率降低，因而使皮膚的癒合能力減弱，易於形成青春痘的交叉感染。

對於女性來說，香菸是美麗的大敵，千萬不要借香菸來宣洩自己的情緒，更不要認為這是非常時尚或是很有個性的行為。

五、遠離零食、宵夜

速食、零食容易造成便祕，尤其是在深夜的時候進食宵夜，不僅對胃不好，還會造成便祕，而**便祕正是青春痘的肇因之一**。所以應少吃零食、宵夜，多吃一些天然、不含人工添加物的食品，如含有植物纖維的蔬菜水果以及乳酪等，這是預防青春痘不可或缺的重要一環。

六、遠離不合適的補品

有些女孩才十幾歲，痘痘問題就很嚴重，這其實與家長有關。有些家長生怕發育期的孩子營養不夠，於是給孩子拚命進補，但實際上這是一種錯誤的做法，因為補藥大多為熱性之品，攝取過多會使人內熱加重，更易誘發青春痘。

營養健康小知識！

不少人都知道，茶樹精油、薰衣草精油外用能有效淡化痘疤，但如果用於口服或是直接將純精油外用，不僅不能去除痘疤，還可能會損傷身體；這是因為純精油濃度很高，是不能直接接觸肌膚的，所以推拿或保養使用的精油一定是經稀釋調配後的複方精油。
此外，精油也不能跟乳霜混合使用，否則乳霜可能會變質。

除了在飲食上應該要遠離這些食物外，要想早日去除痘痘，外部護理也不可少。有些女性朋友一旦發現臉上有痘痘，就會買些藥膏或美膚保養品來用，但這是不可取的！

越是嚴重的痘痘越不能隨便使用外用藥，否則可能會留下永久性色素沉著。選擇去痘產品時也一定要慎重，要選口碑好、療效經臨床實驗、對皮膚無刺激性的。

嚴重的痘痘則必須在有豐富臨床經驗的醫師指導下治療，否則可能會越治越糟糕且不易痊癒。

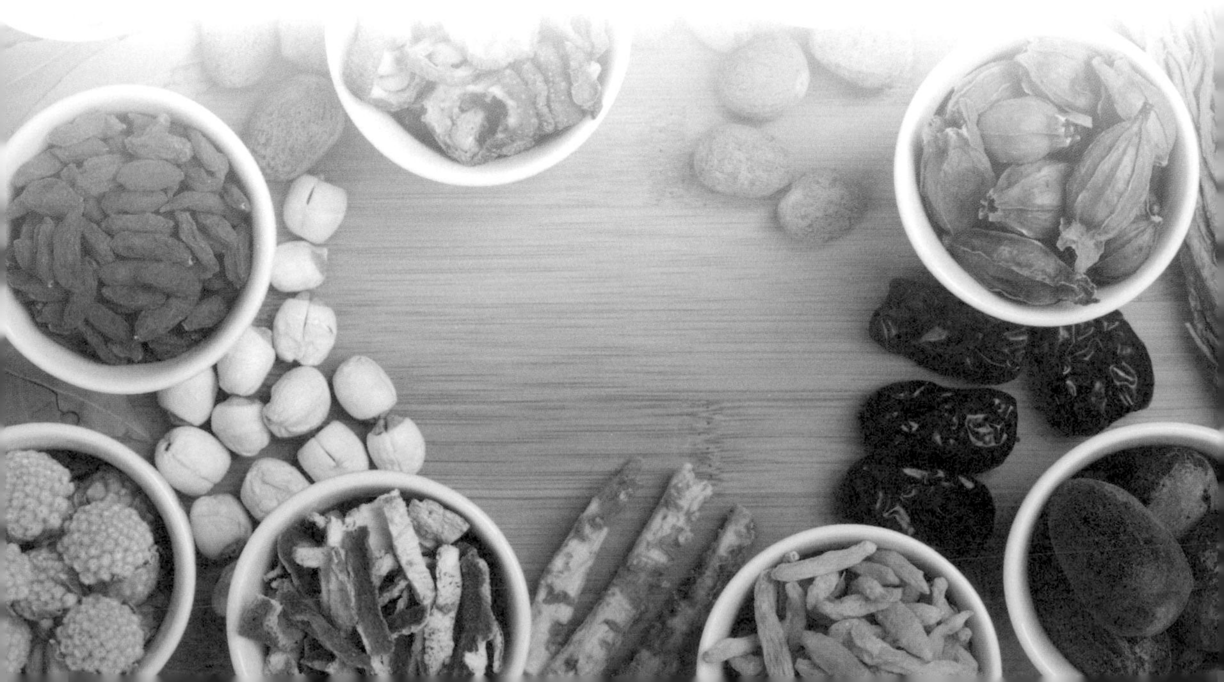

淡斑5營養，煥發健康光采

隨著年齡的增長，特別是女性生過孩子之後，臉上很容易就會長出斑斑點點。為了淡斑、祛斑，不少人都嘗試過許多方法，但可能都成效甚微。

是的，淡斑、祛斑的難度確實較大，但也並非無計可施！只要讓肌膚「吃足」營養，就能從根本上改善體質，使營養充足的肌膚呈現出健康的神采，斑點當然也會自動消失。

一、維生素A

維生素A具有較強的抗氧化美白作用，能促進微血管和彈性纖維的生成，使角質層變薄，並把沉澱在角質層的黑色素去除，有減輕色斑的效果。

維生素A屬於脂溶性維生素，因此食用時必需配合脂肪含量高的食品或與脂肪含量高的食品一起烹調，才能有效地被人體吸收。

富含維生素A的食物：動物肝臟、魚肝油、乳製品、蘿蔔、南瓜、蘆薈、芒果、杏仁等。

二、維生素C

維生素C被稱為美白聖品，具有良好的抗氧化美白作用，可有效阻斷黑色素形成，同時參與體內酪胺酸酶的代謝，進而減緩黑色素沉澱。

維生素C在光照和熱度環境下狀態

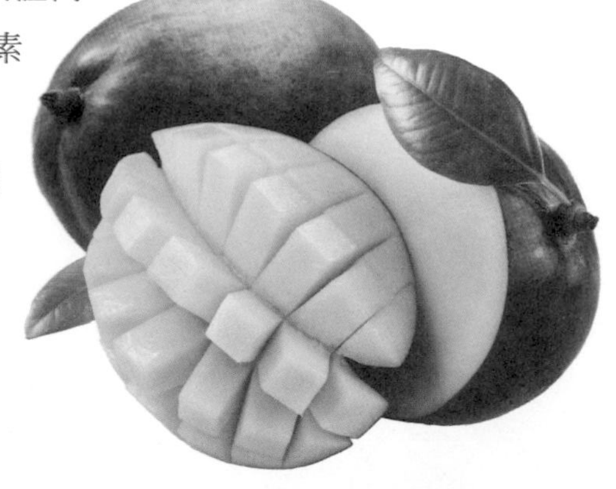

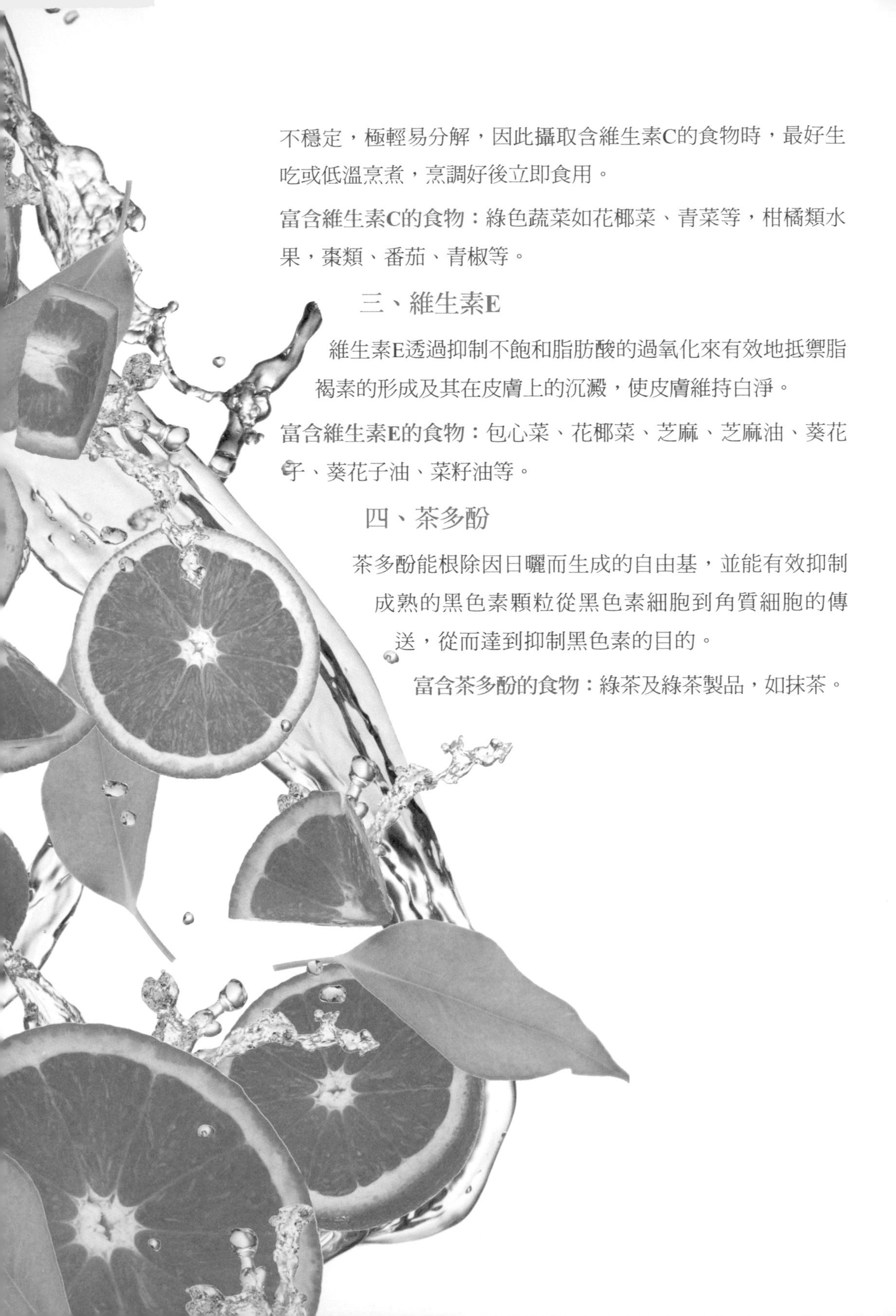

不穩定，極輕易分解，因此攝取含維生素C的食物時，最好生吃或低溫烹煮，烹調好後立即食用。

富含維生素C的食物：綠色蔬菜如花椰菜、青菜等，柑橘類水果，棗類、番茄、青椒等。

三、維生素E

維生素E透過抑制不飽和脂肪酸的過氧化來有效地抵禦脂褐素的形成及其在皮膚上的沉澱，使皮膚維持白淨。

富含維生素E的食物：包心菜、花椰菜、芝麻、芝麻油、葵花子、葵花子油、菜籽油等。

四、茶多酚

茶多酚能根除因日曬而生成的自由基，並能有效抑制成熟的黑色素顆粒從黑色素細胞到角質細胞的傳送，從而達到抑制黑色素的目的。

富含茶多酚的食物：綠茶及綠茶製品，如抹茶。

五、必需脂肪酸

淡斑時，也要給身體補充必需脂肪酸，這是一種人體不能合成而必須依靠食物脂肪提供的脂肪酸。體內缺乏必需脂肪酸時會引起黃褐斑、皮膚乾燥、無彈性、無光澤、脫皮等症狀。

富含必需脂肪酸的食物：大豆油、紅花油、玉米油等天然植物油等。不過，植物油的一日使用量不宜超過50克，否則容易引起肥胖。

營養健康小知識！

對於老年斑，可以用蜂蜜加薑水進行調理。具體作法：取新鮮生薑片10～15克，用200～300毫升開水浸泡5～10分鐘，待水溫冷卻至攝氏60度以下時，加入10～15克蜂蜜攪勻飲用。

需要注意的是，加入蜂蜜時，水溫不可過高；有牙齦腫痛、口腔潰瘍、便祕等上火症狀的朋友，不宜飲用過多。

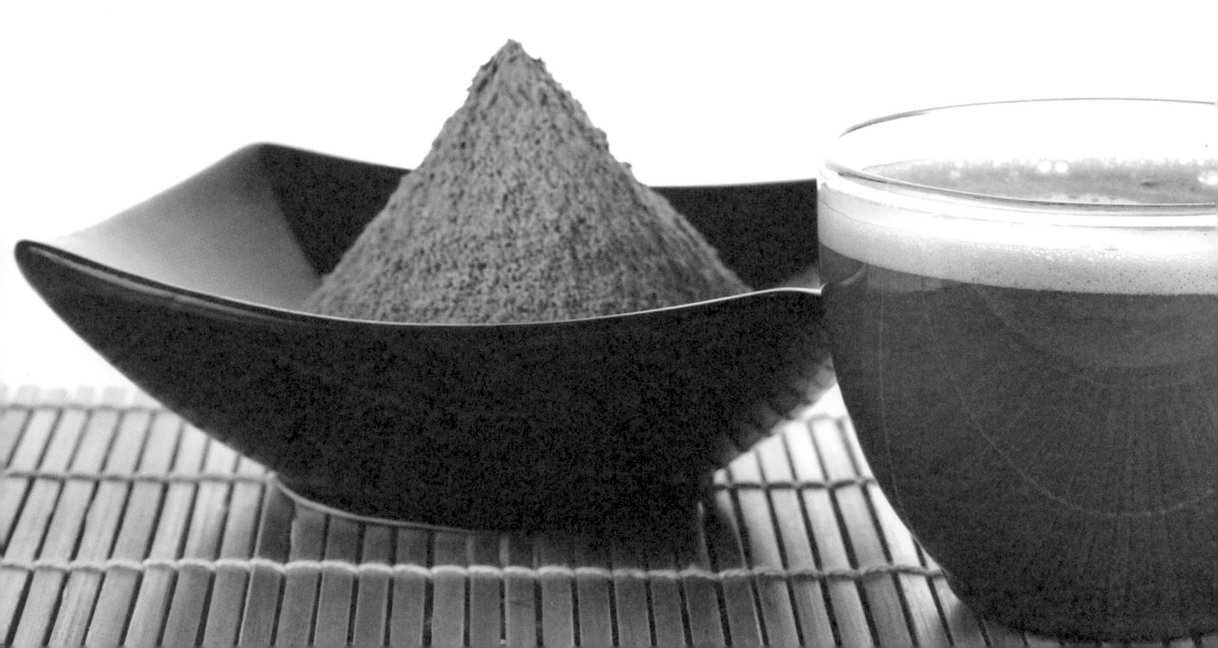

想祛斑，就要小心感光食物

為了祛除那些既影響容貌又破壞心情的色斑，不少女性可說是煞費苦心，為了快速見到效果，有的人甚至還把自己的皮膚給搞壞了。其實，當我們到處尋找祛斑方法的時候，不妨回到最根本的「飲食營養」檢視起，雖然有的食物確實有淡斑功效，但有的食物卻是具有反效果，比如感光食物，它們絕對是無暇肌膚的飲食陷阱。

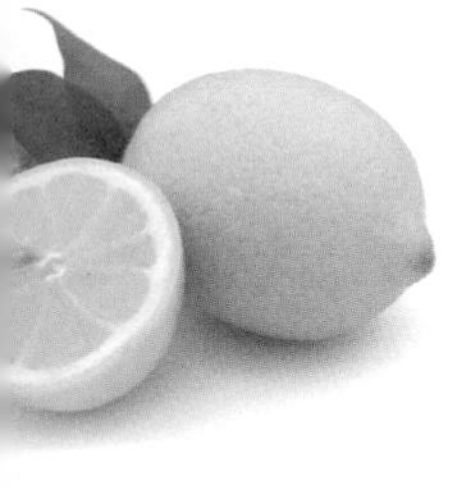

那麼，什麼是感光食物呢？有些食物中富含銅、鐵、鋅等礦物質，可直接或間接地增加與黑色素生成有關的物質數量與活性，這類食物吃多了會令肌膚更容易受到紫外線侵害而變黑或長斑，也就是所謂的「感光食物」——若想祛斑，讓皮膚變得白皙，食用感光食物後就不宜在強光下活動，以防止皮膚中黑色素的生成。

以下就讓我們討論一下感光食物，以及為了不生色斑所應盡力避免的食物。

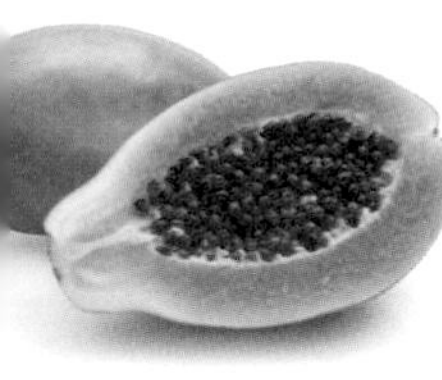

一、感光類水果

檸檬、木瓜、黃瓜等屬於感光類水果，還有柑橘類的水果基本上皆屬之。一般來說，表面發亮的水果大部分是屬於感光類水果。

對於這些水果，仍建議適量攝取而非全然不吃，只要在食用後注意避免日曬或改在晚上食用即可。因為像柑橘等水果，只要吃對時間，其實是非常有力的「美白鬥士」！

在盛夏季節，應該多吃一些抑制色素沉著、讓皮膚變白皙的蔬菜和水果，例如奇異果、草莓、番茄、包心菜、花椰菜等。

二、深色食物

深色的食物也是要小心的食物，如紫米、黑豆、紅豆、豌豆、菱角、黑芝麻、核桃等主食類；烏骨雞、牛羊肉、豬肝、甲魚、深色肉質的魚類、海參等肉食；此外，還有胡蘿蔔、菠菜、紫蘿蔔頭、紫色包心菜、香菇、黑木耳等蔬菜類。

除此之外，也應少吃深色飲料、甜食，如濃茶、可樂、咖啡和巧克力等；適當吃些牛奶、雞蛋、豆腐、魚類等淺色食物，以令黑色素排出，也可減輕內臟負擔。

三、油炸食物

油炸食物是許多人無法割捨的心頭肉，不過聞起來香辣可口的油炸食物吃進身體裡可是有大害處。多吃油炸食物不僅容易胖，而且內含的氧化物會加速肌膚的老化，所以應儘量少吃。

如果實在忍不住的話，不妨在食用前補充一些富含維生素E的食物以抵抗老化，如南瓜、香蕉、菠菜、胡蘿蔔、全麥麵包、花生、芝麻、糙米等。

營養健康小知識！

想祛斑，可在**晚上**將檸檬榨汁加入水中飲用，也可將檸檬汁製成面膜使用。具體**作法：**將1個新鮮的檸檬榨成汁，取一些檸檬汁放入乾淨的碗中，再放入適量蜂蜜攪拌均勻，晚上睡前洗臉後，將其均勻的塗抹在臉部，待自然風乾後直接用溫水洗淨即可。

檸檬中的**檸檬酸不但能防止和消除色素在皮膚內的沉著**，而且能軟化皮膚的角質層，促進肌膚血液循環，令肌膚變得白淨有光澤。

以上這些食物，除油炸食物一定要少吃外，其他食物雖然容易讓皮膚長斑、變黑，但也同樣具有獨特的營養成分，請不要因為其含有感光物質就放棄食用，只要不過度食用或不在出門前食用就可以了。否則，如果因為拒絕這些食物而使得身體缺少某種營養素，進而造成其他症狀，豈非得不償失。

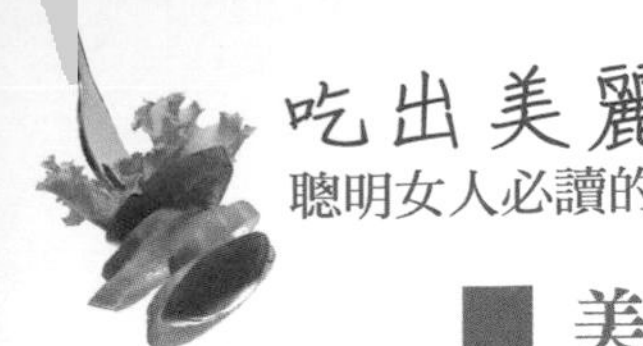

美白祛斑酒，內服外用雙效美白

酒，素有「百藥之長」一稱，將強身健體的中藥與酒搭配成為藥酒，藥借酒力、酒助藥勢而充分發揮其效力，不僅能強筋健骨、調整身體內部循環，還能美容祛斑，更好地幫助女性養出白裡透紅的健康美肌。

一、桃花白芷酒

材料：白芷30克，桃花25克，白酒500～1000毫升。

作法：將白芷和桃花置於一個容器中，加入白酒，密封。浸泡30天後，過濾去除白芷和桃花即可。每次飲用10～20毫升，一日2次。亦可外用，取桃花白芷酒少許，置於掌中，雙手合擦至熱時，即來回擦臉部斑點處。

功效：引自《浙江中醫雜誌》，能活血通絡、潤膚祛斑，主治臉色晦暗、黃褐斑，或妊娠產後臉色暗沉等症，但請注意孕婦只可外用，忌內服。桃花應採集農曆3月3日或清明前後的桃樹東南方向枝條初放的花苞及開放不久的桃花。

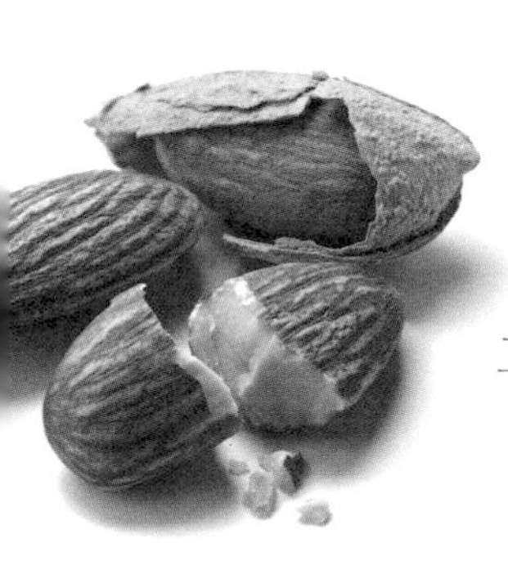

二、杏仁酒

材料：杏仁、白酒各適量。

作法：將杏仁浸泡在白酒中，然後脫皮、搗爛，放入一個棉布袋中，在晚上用布袋擦拭臉上的斑點處。

功效：引自《太平聖惠方》，能潤膚祛斑，主治面墨黚黑、肝色粗陋、皮厚狀醜。

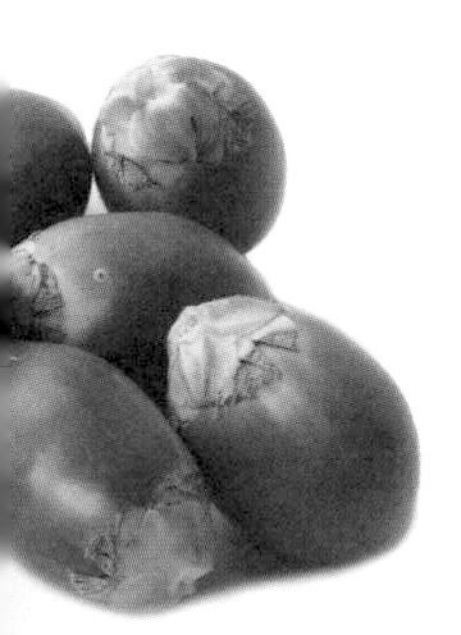

三、檳榔露酒

材料：檳榔、肉桂各20克，青皮、玫瑰花各10克，砂仁5克，黃酒1500毫升，冰糖適量。

作法：將檳榔、肉桂、青皮、玫瑰花、砂仁一起研磨為粉末，放入一個布袋，置容器中，加入黃酒，密封，再隔水煮30分鐘；待冷，埋入土中3日以去火毒，然後取出過濾去渣，加入冰糖，即可服用。每次飲用20毫升，一日2次。

功效：引自《藥酒匯編》，疏肝解鬱，主治黃褐斑（氣鬱型），但孕婦忌用。

四、商陸酒

材料：商陸末（白色者）、天門冬末各2500克，細曲（搗碎）5000克，糯米（淘洗淨）10000克。

作法：先將米煮熟。燒熱水適量，放涼，放入商陸末、天門冬末拌勻，再與米飯、細曲拌和，入甕中，密封，釀60日成，去精取用。注意，此酒不可與狗肉同食。

功效：引自《太平聖惠方》，可滋養健壯、補肺益氣、潤澤皮膚、通利之便。

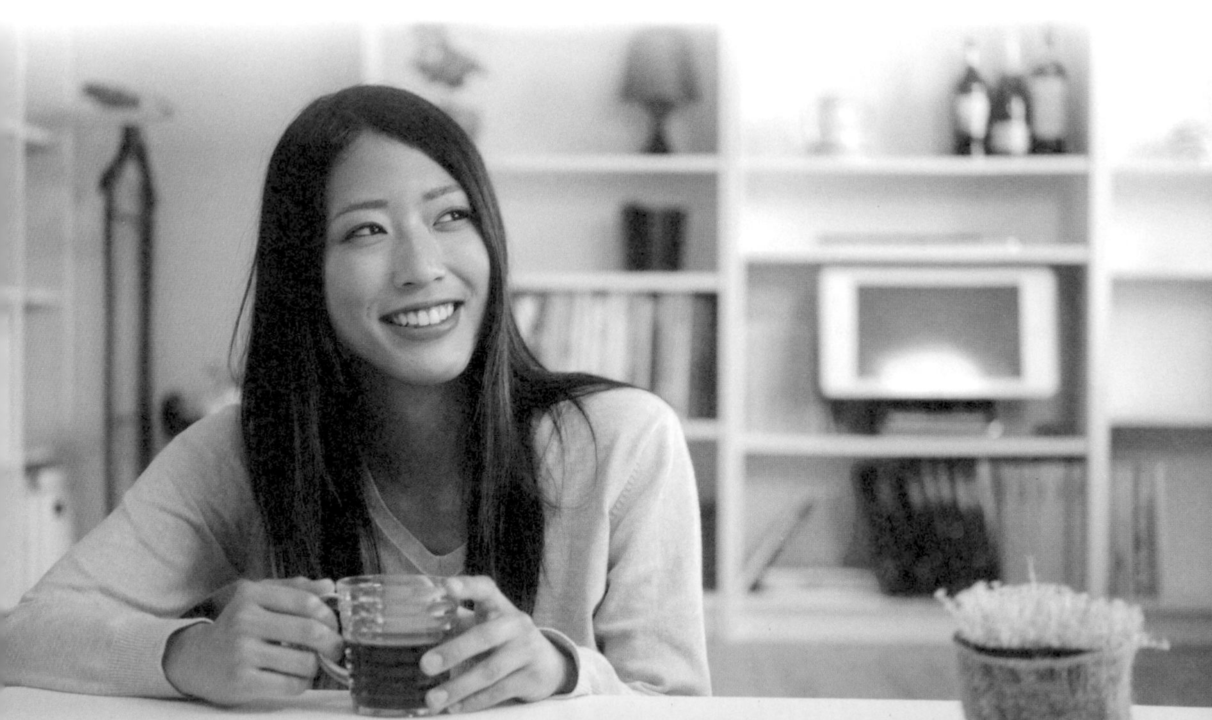

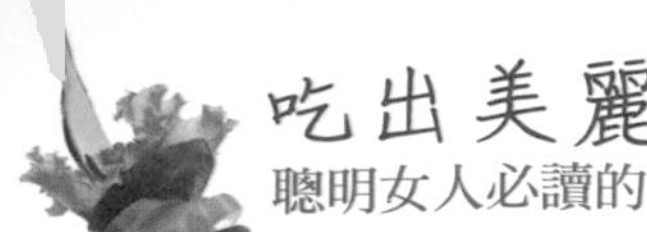

五、桂圓酒

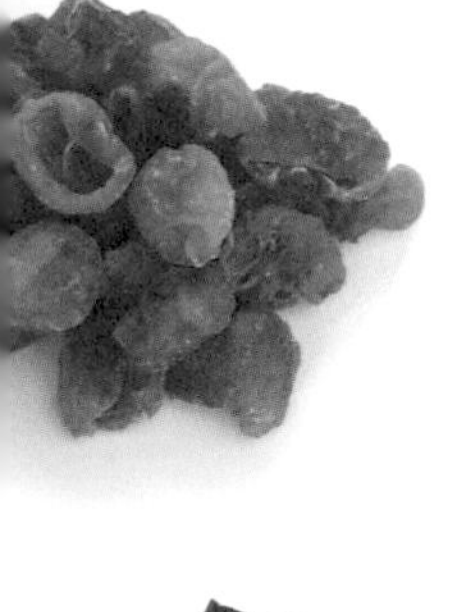

材料：當歸、桂圓肉各15克，白酒55毫升。

作法：將當歸、桂圓肉置容器中，加入白酒，密封；浸泡7天後，過濾去渣即成。每晚睡前飲用20毫升。

功效：引自《民間百病良方》，可養血益顏，主治黑色素沉著、皮膚老化等。

六、玫瑰陳皮酒

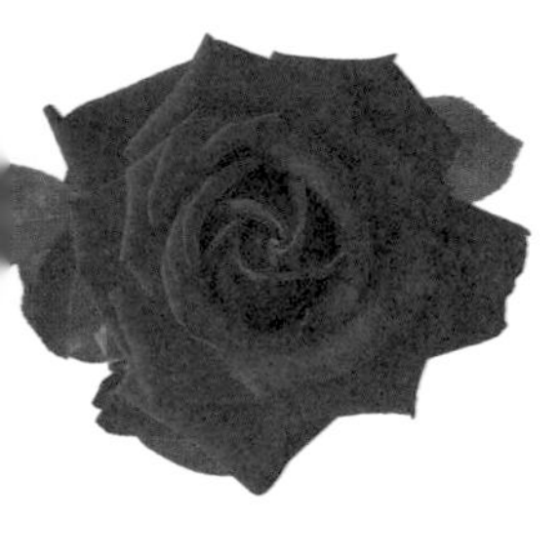

材料：玫瑰花、青皮各10克，檳榔、陳皮各20克，砂仁3克，冰糖5克，黃酒1000毫升。

作法：將所有材料和冰糖一起放入黃酒中，加熱後密封浸泡7日即可。每日早晚各飲用15毫升。

功效：有效祛除臉部黃褐斑。

七、紫草酒

材料：紫草20克，低度白酒500毫升。

作法：將紫草放入白酒中，密封浸泡7日即可。每日早晚各飲用10毫升。

功效：潤膚祛斑，活血平疣。

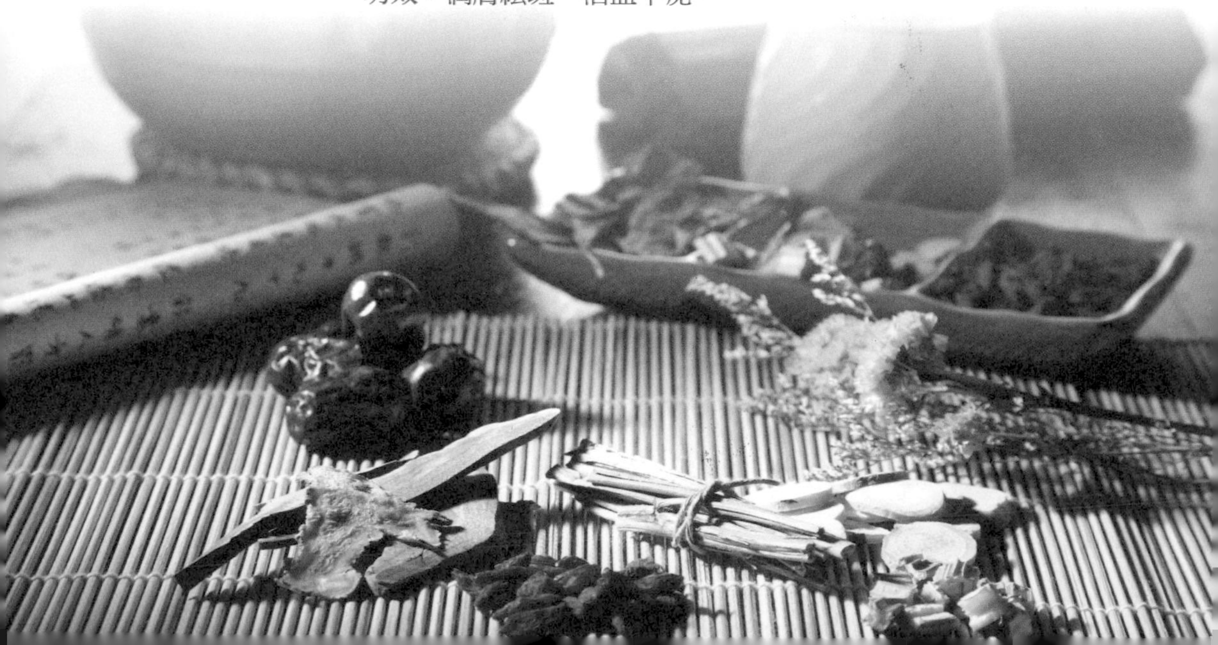

八、茵陳酒

材料：茵陳20克，低度白酒500毫升。

作法：將茵陳放入白酒中，密封浸泡7日即可。每日早晚各飲用10毫升。

功效：活血化瘀，潤膚化斑。

九、五味子酒

材料：五味子15克，低度白酒500毫升。

作法：將五味子放入白酒中，密封浸泡7日即可。每日早晚各飲用10毫升。

功效：烏髮潤髮，養顏祛斑。

十、蜂蜜柚子酒

材料：蜂蜜20毫升，地黃、當歸、芍藥各9克，小柚子100克，低度白酒800毫升。

作法：將所有材料一同放入白酒中，密封浸泡2個月即可。每日早晚各飲用15毫升。

功效：養血潤眼，有效治療皮膚老化、臉部痤瘡、黑色素沉著。

十一、柴胡酒

材料：柴胡10克，黃酒500毫升。

作法：將柴胡放入黃酒中，密封浸泡7日即可。每日早晚各飲用10毫升。

功效：紅潤肌膚，消除色斑。

營養健康小知識！

飲用藥酒要根據個人的耐受力，一般每次可飲用10～30毫升，每日早、晚各飲一次。不習慣飲酒的女性服用藥酒時應從小劑量開始，逐步過度到需要服用的劑量，也可以用開水稀釋後服用。

藥酒應在睡前服用或佐膳飲用，以便藥性迅速吸收，較快地發揮治療作用。同時藥酒以溫飲為佳，以便更好地發揮藥性的溫通補益作用，迅速發揮藥效。

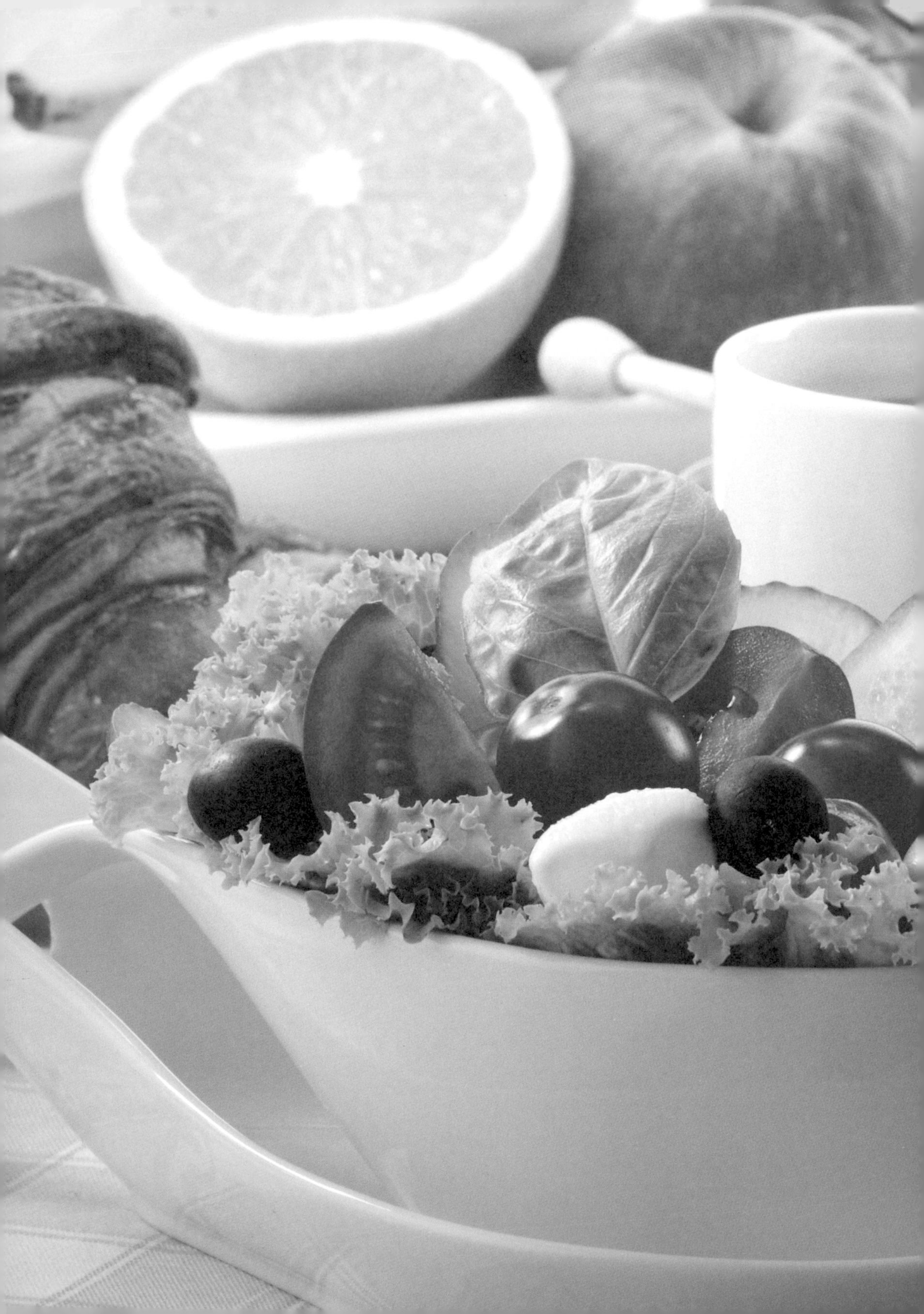

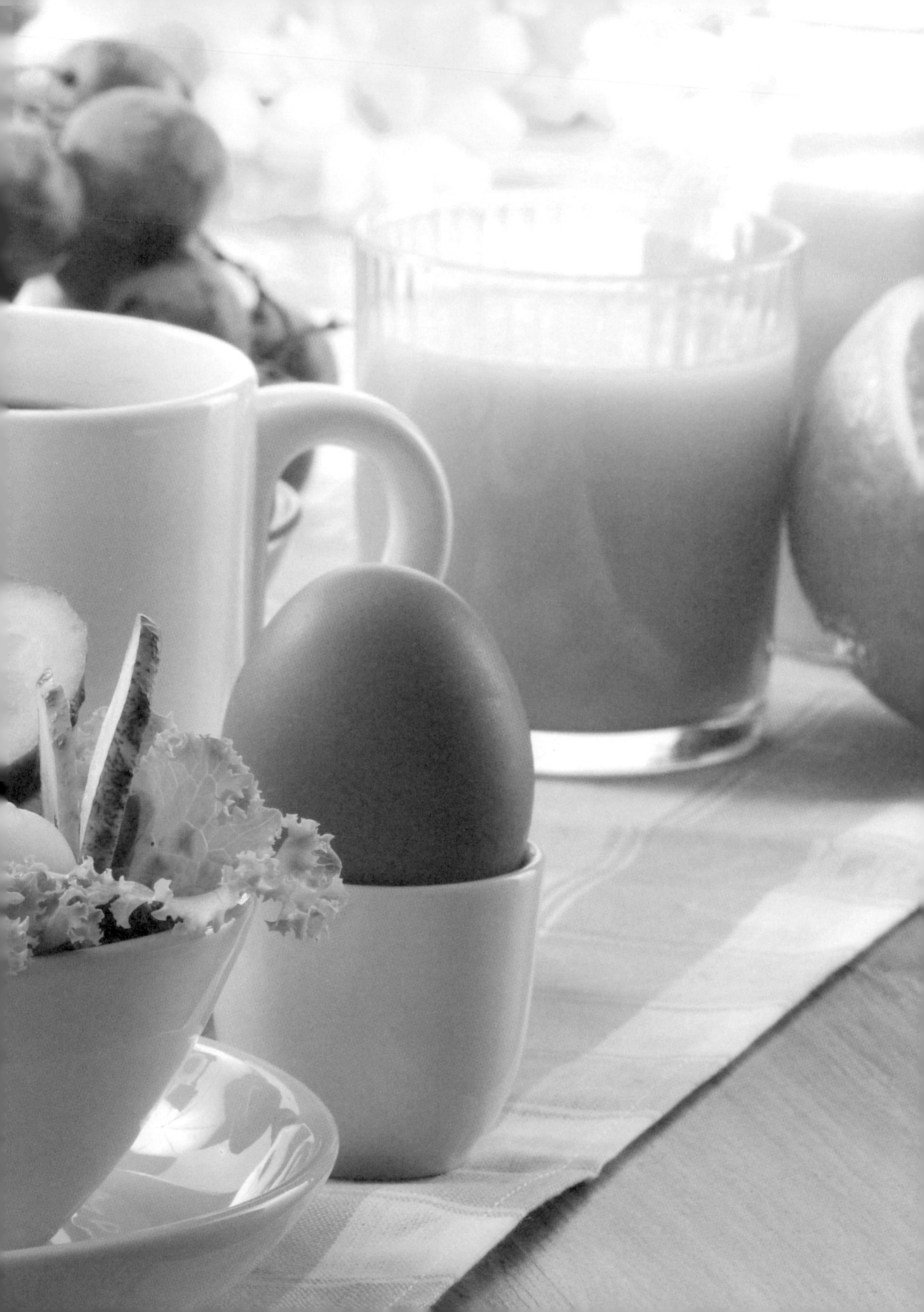

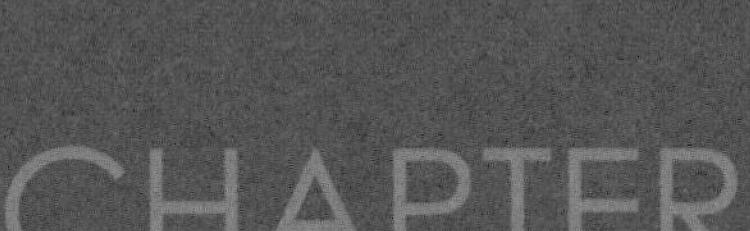

CHAPTER 5 眼如秋波·一笑傾城

吃出如水明眸

眼睛是心靈之窗，女性的眼睛更是吸引異性的魅力之源，因此，擁有一雙如水清澈的眼睛，是每一個愛美女性所嚮往的。

眼睛明亮與否和營養密切相關，想要擁有美麗明眸的女性，就應該注重營養的攝取。

一、補充硒元素

在地球上的動物中，老鷹的眼睛最為敏銳，生物學家經過長期的研究發現，其奧妙就在於鷹眼中含有極豐富的硒元素，高出人類一百多倍。

硒對於視覺器官是極其重要的，支配眼球活動的肌肉收縮、瞳孔的擴大和縮小，眼睛辨色力的正常等均需要硒的參與。同時，硒也是身體內非特殊抗氧化劑穀胱甘肽過氧化物酶的重要成分之一，這種物質能清除人體內包括眼睛內的過氧化物和自由基，使眼睛免受損害。

若眼睛長期缺乏硒，就會引發視力下降和許多眼疾，如白內障、視網膜病、夜盲症等。因此，日常膳食中應注意硒的補充，如多食用動物肝臟、瘦肉、玉米、洋蔥、大蒜、牡蠣、海魚、淡菜，都可提高硒的攝取。

二、多吃富含維生素A的食物

維生素A是眼睛不可缺少的物質，它直接參與視網膜內視紫紅質的

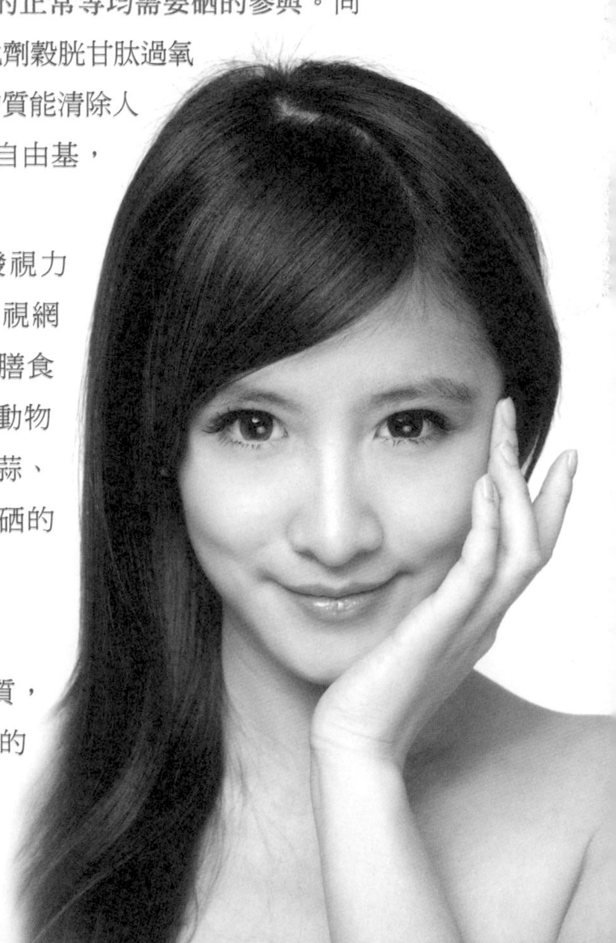

形成，還具有保護眼睛角膜潤澤不乾燥的功用；若缺乏維生素A，可能使淚腺上皮細胞組織受損，分泌減少，進而引起乾眼症。

要補充維生素A，可多攝取各種動物肝臟以及牛乳、羊乳、蛋黃及富含各類胡蘿蔔素的食品；胡蘿蔔素是維生素A生成的基礎，在人體內能轉化成維生素A，含胡蘿蔔素的食品主要有胡蘿蔔、南瓜、番茄及綠色蔬菜等。

三、攝取富含維生素B_1和菸鹼酸的食物

眼睛缺乏這兩種維生素的話，就會容易出現眼球震顫、視覺遲鈍等症狀，而富含維生素B_1和菸鹼酸的食物，主要有全穀類、小麥、玉米、魚、肉等。

四、充分供給維生素B_2

維生素B_2能確保視網膜和角膜的正常代謝，如果缺乏，就容易出現流淚、眼紅、發癢、眼睛痙攣等症狀。維生素B_2常存在於牛奶、羊奶、蛋類、瘦肉、腎臟、肝臟、扁豆中。

五、適量攝取蛋白質

眼睛是身體的重要器官之一，而其功能的正常、組織的更新也離不開蛋白質；如果長期缺乏蛋白質，就會造成眼睛功能衰退，視力下降，並引發各種眼疾甚至失明。蛋白質是眼睛發育的基礎，從青少年時期就要顧好眼睛，從每日膳食入手，合理搭配多種營養，如此才能有益眼睛和身體健康。

營養健康小知識！

枸杞菊花茶可防治長期看電腦引起的乾眼症。具體作法：取枸杞10克、菊花8朵，用開水泡5分鐘左右後打開杯蓋，把眼睛湊到杯口，先睜大眼睛，讓水蒸氣直接薰蒸眼球數秒鐘，再闔眼眼薰蒸數秒，如此反復薰蒸至無水蒸氣散出為止，接著再飲用枸杞菊花茶。每天使用至少3次，在看電腦一段時間後使用效果尤佳。

注意，薰蒸眼睛時水不能太熱，以免燙傷。

輕鬆告別黑眼圈

黑眼圈是由於經常熬夜，情緒不穩，眼部疲勞、衰老，使靜脈血管血流速度過於緩慢，眼部皮膚紅血球細胞供氧不足，靜脈血管中二氧化碳及代謝廢物累積過多，進而形成慢性缺氧，讓血液較暗並滯流，造成眼部色素沉著。

許多年輕人總是喜歡夜生活，也或許是因為工作或學業壓力而不得不熬夜。但每當熬夜過後，就會發現眼袋下方呈現青黑色，還微微水腫，看起來就像「功夫熊貓」——不得不說，黑眼圈實在是有礙觀瞻，對於愛美的人來說更是一定要解決的美容問題。

保持良好而充足的睡眠是消除黑眼圈最根本而徹底的方法，但很多人也實在做不到，既然如此，那至少要儘量減少熬夜的時間。在睡覺時墊高枕頭，也能避免血液淤積在眼袋下方。

而在調整睡眠的基礎上，搭配上飲食的調整，亦能更有效地消除黑眼圈。

一、增加適當營養的攝取

中醫認為，有黑眼圈的人多半是腎氣虧損，所以要增加營養。

- 增加優質蛋白質的攝取量，如瘦肉、牛奶、雞蛋、水產等。
- 增加維生素A、維生素E的攝取量，因為它們對於眼球和眼部肌肉有滋養作用。富含維生素A的食物有動物肝臟、雞蛋、胡蘿蔔等，富含維生素E的食物有芝麻、花生米、核桃、葵花子等。
- 多攝取含鐵的食物，因為鐵是構成血紅蛋白的核心成分。富含鐵的食物有動物肝臟、海帶、瘦肉等。攝取含鐵食物的同時，亦應攝取富含維生素C的食物，如酸棗、刺梨、橘子、

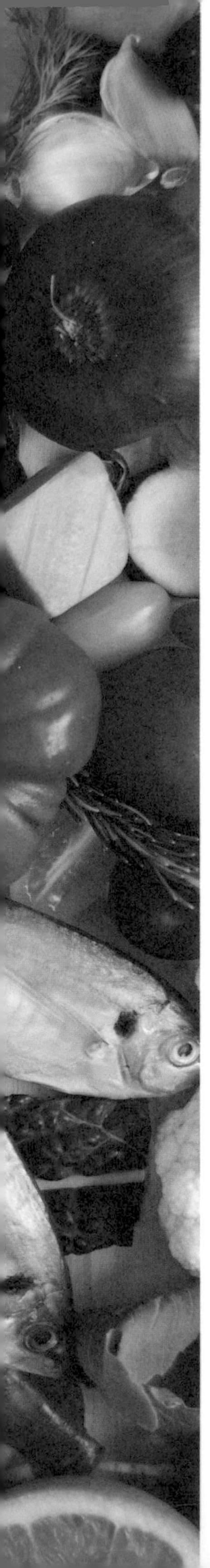

番茄和綠色蔬菜等，因為維生素C有促進鐵吸收的作用。

此外，全麥麵包除含有蛋白質、纖維素、鉀及其他礦物質外，還含有豐富的維生素B_1，適當攝取能消除黑眼圈，有助於保持精力充沛，使皮膚細嫩光滑、眼睛明亮健康。

二、忌抽菸、喝酒

吸菸會使皮膚細胞處於缺氧狀態，從而使眼圈變黑。

酒精會使血管瞬間擴張，臉出現紅暈，尤其是眼圈附近更為明顯，而這會造成眼圈周圍暫時性缺血缺氧，如果長期飲酒，便會形成明顯的黑眼圈。

三、多喝綠茶

很多人產生黑眼圈的原因是由於長期對著電腦，建議這些人可以透過經常飲用綠茶來緩解症狀。綠茶含有的濃縮多酚，能抑制自由基對皮膚造成的破壞，是公認最有效的抗自由基因子。同時，多喝低咖啡因的綠茶不僅能消除黑眼圈，其內含的兒茶素，還能幫助身體代謝脂肪，對睡眠也有幫助。

此外，綠茶包也可用於外敷，具有減輕黑眼圈的功效，只需將飲用後的綠茶包放在冰箱裡冰鎮一陣子，再拿出來敷在眼睛上20分鐘，就能讓黑眼圈現象得到一定程度的緩解。

接著，我們推薦兩道有助於消除黑眼圈的食譜。

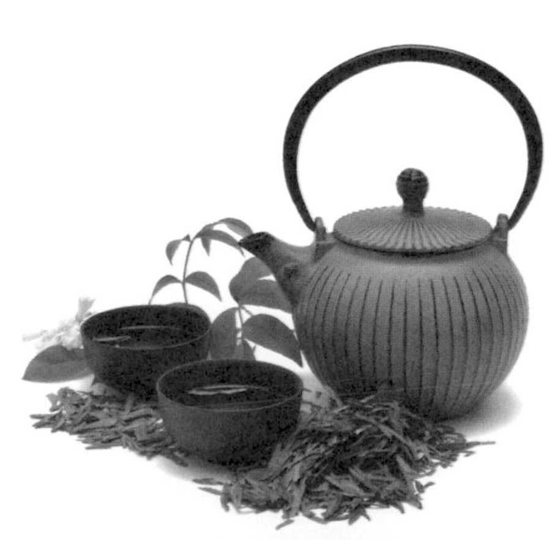

一、枸杞豬肝湯

材料：枸杞50克，豬肝400克，生薑2片，鹽少許。

作法：枸杞、豬肝、生薑分別用清水洗乾淨，生薑去皮切2片，豬肝切片備用。將枸杞、生薑加適量清水，大火煲30分鐘左右，接著改用中火煲45分鐘左右，再放入豬肝，待豬肝熟透，加鹽調味即可。早晚各1次。

功效：補虛益精，清熱祛風，益血明目，預防肝腎虧虛所引起的黑眼圈。

營養健康小知識！

每天喝一杯紅棗水，能有效防治黑眼圈。在《神農本草經》中說，紅棗性溫味甘，有補中益氣、養血安神的功能；現代的醫學研究也發現，**紅棗能夠使血液中含氧量增多**，滋養全身細胞，加速血氣運行，促進新陳代謝，從而有效補血、緩解血瘀。可見，每天喝一杯紅棗水，不僅黑眼圈可以得到有效的預防，很多血液疾病也能得到預防和治療。

二、當歸雞湯粥

材料：當歸10克，川芎3克，黃芪5克，紅花2克，雞湯1000克，米100克。

作法：先將當歸、川芎、黃芪用米酒清洗後，切成薄片，裝入一個布袋中，再放入鍋中，加入雞湯和清水，煎出藥汁；去布袋後加入米，用旺火燒開，再轉用小火熬煮成粥。一日1次，分數次食用。

功效：可消除血虛所致的黑眼圈。

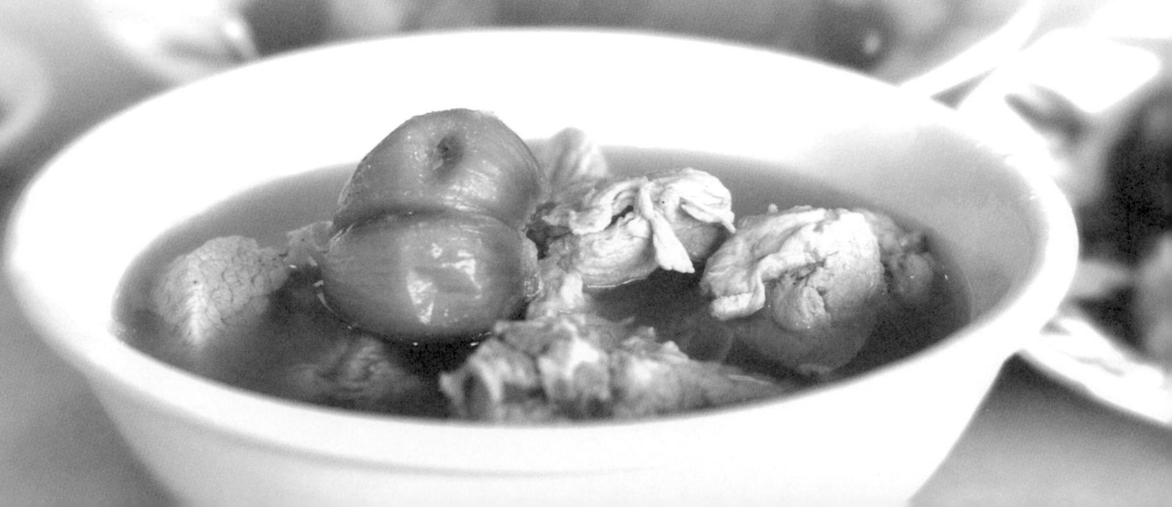

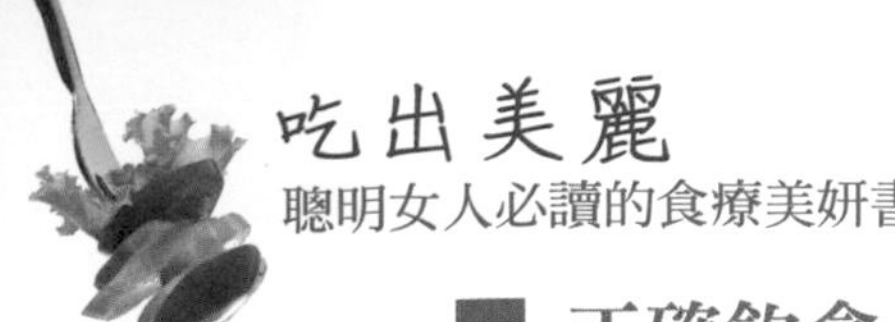

正確飲食，向眼袋說不

眼睛部位是抵抗衰老過程中無法被忽視的一部分，女性一般在25歲以後就會陸續出現眼袋，從生理上來說，這是因為眼部肌膚特別薄，而且眼部肌膚的運動量很大，平均一天要眨眼10000次，所以容易老化鬆弛；再從生活上來說，隨著年齡的增長，加上工作休息時間不規律等原因，女性的眼部肌膚新陳代謝會逐漸減緩，膠原蛋白和彈性纖維也會開始慢慢流失，護理眼球的脂肪開始慢慢淤積，最後，肌膚老化到一定程度，眼部肌膚兜不住淤積的脂肪，眼袋就產生了。

眼袋的出現不僅影響美觀，還會阻礙眼部的血液循環，如不悉心調理，隨著年齡的增長，眼袋會越來越明顯。要消除眼袋，還需要從飲食上著手。

- 多攝取富含膠質和蛋白質的食物，如肉類、魚類、蛋類等。這些食物能為組織細胞的新生提供必要的營養物質，補充肌膚維持活力所必須的能量。同時，切忌盲目節食減肥，因為盲目減肥容易導致營養不良或體重突然下降，大大影響肌膚彈性。
- 多吃有助於保護眼睛的食物，即富含維生素A和維生素E的食物，這些營養元素對眼球和眼部肌膚有滋養作用。富含維生素A的食品有動物肝臟、奶油、雞蛋、苜蓿、胡蘿蔔、杏仁等；富含維生素E的食品有芝麻、花生米、核桃、葵花子等。
- 要維持身體正常的新陳代謝，就不能忽略那些有利於排出體內多餘水分、消除水腫的食物，如紅豆、冬瓜、薏仁等。
- 睡前少喝水，並將枕頭適當墊高，讓容易堆積在眼瞼部的水分透過血液循環而分散，就不會因為眼部水分過多而產生眼袋問題了。

在此，我們推薦兩道有助於消除眼袋的食譜。

一、蘋果生魚湯

材料：蘋果3個（約500克），生魚1條（即鱧魚，約150克），生薑2片，紅棗10顆，鹽少許。

作法：將生魚去鱗、去鰓，用清水沖洗淨魚身、抹乾，在油鍋中放入少量油，將魚煎至微黃色，備用；蘋果、生薑、紅棗洗乾淨後，蘋果去皮、去蒂，切成塊狀，生薑去皮、切片，紅棗去核，備用。在鍋內加入適量清水，用大火煮滾，然後加入全部材料，改用中火繼續煲2個小時左右，再加入鹽調味，即可飲用。每日2次，早晚飲用。

功效：防止眼下出現眼袋，此外還可治療脾虛、氣血不足、水腫、頭暈、黑眼圈、失眠等症狀。

營養健康小知識！

有些食物用於外敷也有祛除眼袋的效果，比如甘菊、上等紅茶或玫瑰子等，或用加溫的蓖麻油或橄欖油亦可，每天在眼袋處濕敷15分鐘到數小時，有助於消除眼袋。

也可在睡前於眼睛下部皮膚貼上無花果或黃瓜片，持續使用可收到減輕眼袋的美容效果；抑或利用木瓜加薄荷浸在熱水中製成茶，放涼後塗敷於眼下皮膚上，木瓜茶不僅可以舒緩疲勞的眼睛，而且還有減輕眼袋之功效。

二、枸杞紅棗茶

材料：枸杞一小把，紅棗3～4顆。

作法：將枸杞和紅棗放入玻璃杯中，以開水沖泡服用，或者用水煮沸後服用。如果熬夜後口乾舌燥很嚴重，或者火氣很大的話，可另加白菊花1～2朵一起沖泡。

沖泡時，注入開水後不要馬上飲用，應該讓枸杞和紅棗在水中充分浸泡後再喝，效果會更好。紅棗可先剪開，然後再進行沖泡。

功效：對於脾血不足引起的眼袋十分有效。

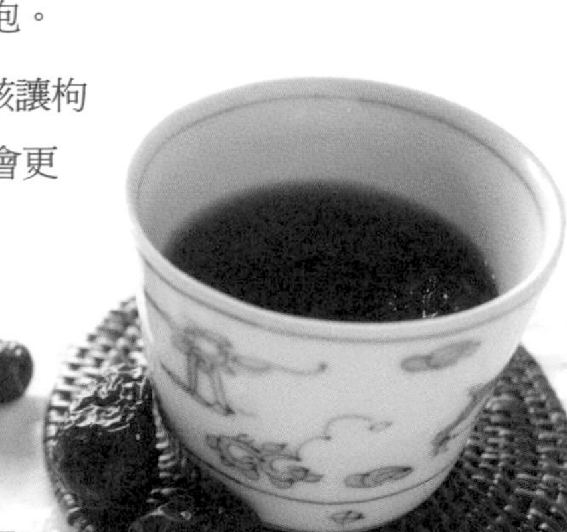

眉毛稀疏，快找食物來幫忙

如果有一雙如水明眸，卻沒有漂亮的眉毛來相稱，再美的眼睛也會失色不少。尤其對年輕女性來說，光禿禿的眉毛更會讓她們羞於見人。

其實，眉毛生長與年齡、性別、營養狀況等都有密切關係。人的眉毛本就較為細淡，平均的生長期約為**145**天；而眉毛的自然脫落也是正常的生理現象，只是，常有不少外在因素會造成眉毛非正常脫落，其中包含了精神緊張、焦慮、甲狀腺功能衰退、體內缺鐵等因素。

一、眉毛脫落的原因

1. 生活因素

日常飲食不均衡及不當的生活習慣，如熬夜、菸酒過量、運動過度等，都會造成內分泌、荷爾蒙分泌失常，因此造成眉毛脫落。

2. 精神因素

當情緒處於過度緊張、焦慮等狀態時，同樣也會造成眉毛脫落。

3. 疾病因素

甲狀腺功能減退症、腦下垂體前葉機能衰退症患者，眉毛往往容易脫落，並以眉的外側最為明顯；麻風病患者早期也會出現眉毛脫落的症狀；圓形禿患者也有眉毛脫落症狀；白血病、貧血、營養失調等也會影響眉毛的生長。

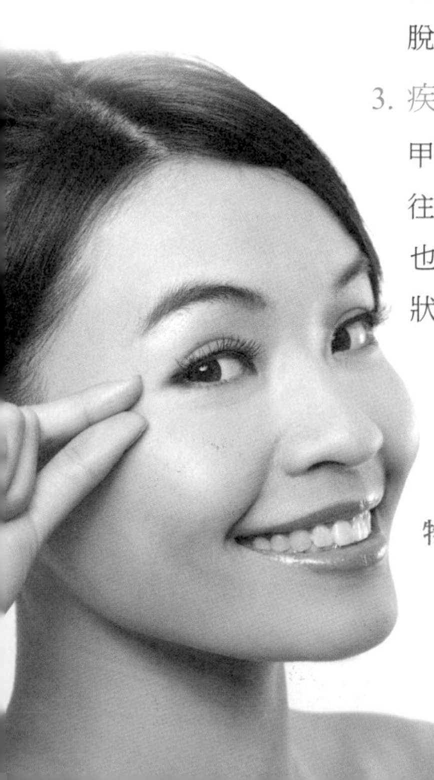

二、眉毛稀疏者的飲食指南

面對眉毛稀疏的現象，除了專業治療外，也可從飲食方面著手改善。在平時，要注意飲食清淡，少吃油膩的食物、甜食和刺激性的食物，多吃新鮮蔬菜和水果，尤其要確保每天的飲食中含有以下營養物質。

1. 碘

如果是由於甲狀腺功能低下而引起眉毛脫落，可多吃些蛤蜊、海參、海帶、紫菜等，也可用芝麻與海帶末拌食。因為這些食物富含礦物質碘，碘可以刺激甲狀腺分泌甲狀腺素，使甲狀腺功能恢復正常，促進眉毛生長。

2. 鐵

研究顯示，眉毛脫落的患者通常體內含鐵量低，所以應多吃含鐵的食物，包括芝麻、木耳、海帶、豆類、芹菜、蛋類等。

3. 銅

體內缺乏銅元素，會造成毛髮生長停頓或脫落，因此眉毛稀疏的女性應多吃含銅的食物，如穀類、堅果、海鮮等。

4. 維生素C

在攝取含鐵食物的同時，可搭配富含維生素C的食物，如山楂、紅棗、水果、綠葉蔬菜等，可促進鐵的吸收。

5. 鋅

如果體內缺鋅，會造成皮下膠原組織密度降低、毛囊角化，引起眉毛脫落。所以要適量補充含鋅的食物，像豆類、堅果、全穀類、動物肝臟、瘦肉、牛奶等。

此外，如果兩邊的眉毛都脫落，就要在加強原發病治療的基礎上，**增加攝取富含多種維生素、蛋白質以及醣類的食物**，因為這些營養是製造細胞，促進毛髮生長的主要物質，對眉毛的生長具有重要作用。因皮膚病引起的眉毛脫落，應儘快治癒皮膚病，可使眉毛逐漸再生。

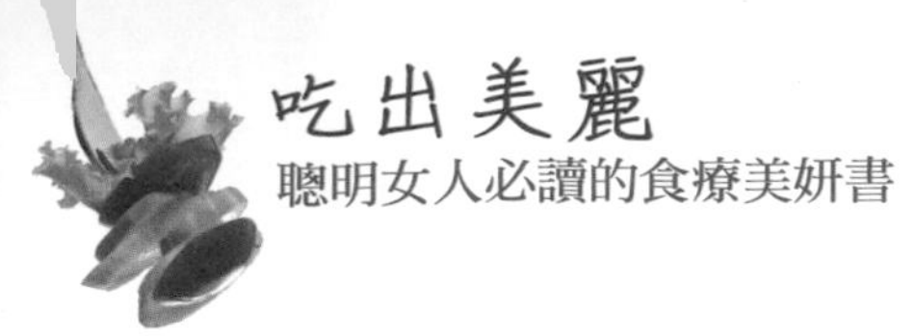

需要注意的是，有些女性為了讓眉形更好看，常拔去許多不順眼的眉毛，更有的女性，將所有眉毛拔得精光，再煞費苦心地紋眉畫眉，但這樣其實非常有害健康。若常拔眉毛，易對神經血管產生不良刺激，使臉部肌肉運動失調，從而出現疼痛、視物模糊或複視等症狀，還有引發皮炎、毛囊炎的可能。所以愛美的女孩絕對不要過度修理眉毛。

營養健康小知識！

眉毛稀少的人可自製眉毛營養液來養眉。具體作法：將1克綠茶放入杯中，晚上睡前用開水沖開，注意只要小半杯即可，第二天起床後，在茶水中加幾滴蜂蜜，眉毛營養液就製成了。如果有用完的透明的睫毛膏瓶，可以把瓶子和睫毛刷洗淨，將營養液裝入其中，每天早上化妝前沾取營養液塗抹眉毛，長期使用可讓眉毛變得濃密。

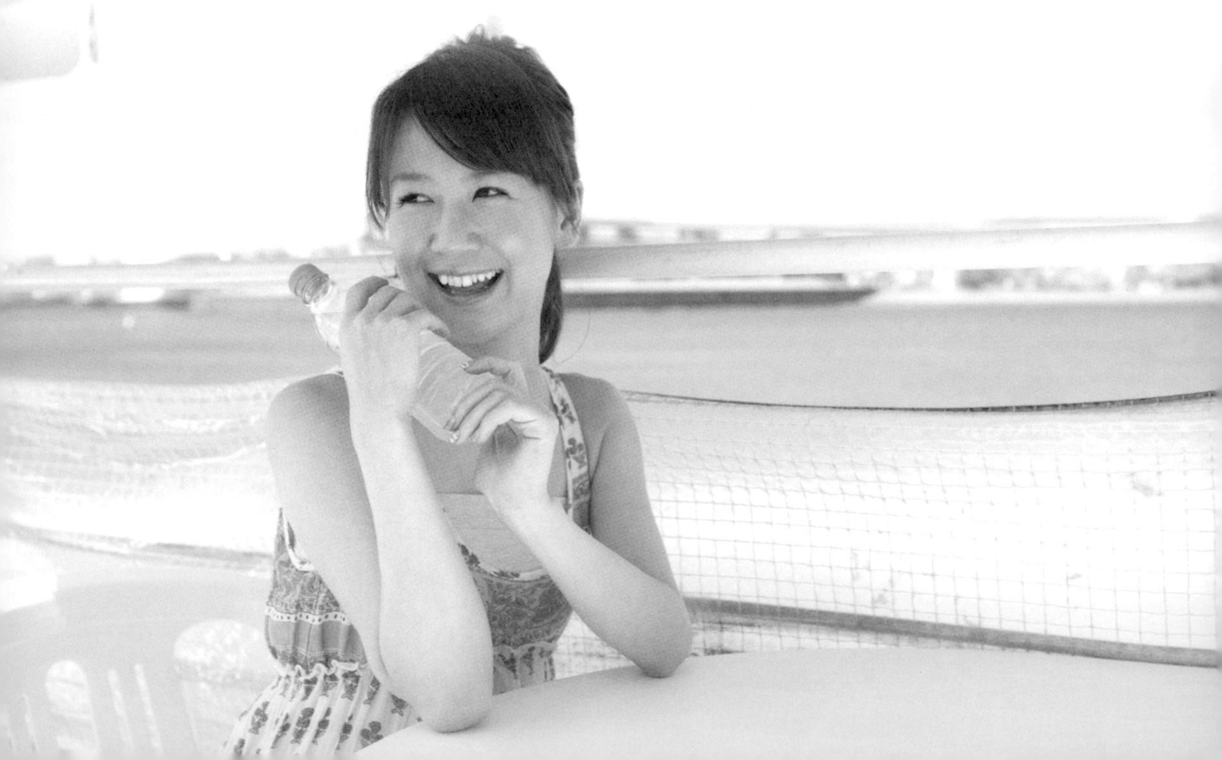

誘人紅脣的祕密

紅潤光澤的嘴脣能給人美的感受，也是美魔女誘人的利器之一。然而，脣部沒有與皮膚相同的角質層、皮脂腺，只在表面覆蓋著一層薄如蟬翼的薄膜，非常嬌嫩；再加上脣部沒有毛細孔，因而缺少天然油脂分泌腺的保護，容易失去水分，令雙脣乾燥、脫皮，尤其是在秋冬季節，隨著氣溫的下降，皮膚會因失去較多的水分而變緊發乾，脣部乾燥就成了極為普遍的現象。

許多人以為脣部乾燥塗點護脣膏就好了，但其實護脣膏只能在乾燥的皮膚上形成一層厚厚的膜，從而減少脣部水分的流失，並無法從根本上改善脣部乾燥的症狀。要想從根本上改善，就必須從飲食上下功夫，如果平時飲食調養得好，身體健康，嘴脣就會自然紅潤有光澤；如果不注重飲食調養，偏食、身體虛弱、貧血，嘴脣當然就會蒼白。

一、如何擁有誘人紅脣

如果想讓嘴脣健康，紅潤有光澤，在日常飲食中就應注意以下幾點。

1. 適量喝水

在日常生活中要注意適量喝水，特別是那些不愛喝水或處在特別環境中容易感到口乾舌燥的人更要多喝水，這樣能防止脣部肌膚因水分大量流失而變乾。有醫學專家認為，女性多喝冷開水能使皮膚保持足夠的水分，使皮膚柔軟、細緻、富有彈性。

2. 多吃新鮮蔬菜和水果

如食物中長期缺乏維生素A、維生素C、維生素B群和水分，會引起體內虛火上升，嘴脣就會乾燥龜裂，影響美觀；多吃新鮮蔬菜和水果，能補充這些營養物質，有效預防、緩解脣部乾燥症狀。

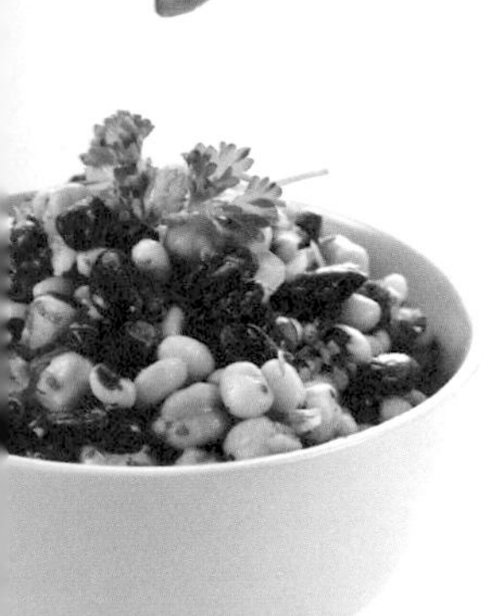

3. 多吃清涼去火的食物

氣候對嘴脣也有一定的影響，秋冬氣候乾燥，如果飲食沒有調養好，熱性食物吃的太多，就會引發人體虛火上炎，使嘴脣乾裂；因此，如遇氣候乾燥的季節，應注意選擇清涼去火的食物，如高粱、黑米、芝麻、扁豆、綠豆、冬瓜、豆腐、蘆筍等。另外，也應多喝水，以保證體內有足夠的水分，滋潤嘴脣和皮膚。

二、推薦的護脣食品

1. 蔬菜類

菠菜、芥菜、莧菜、薺菜、金針花（鮮金針花應經蒸或煮處理後再食用，以防止秋水仙鹼中毒）、筊白筍、蘿蔔、茄子、竹筍、番茄、冬瓜、黃瓜、絲瓜、苦瓜、蘑菇、荸薺、銀耳、蓮藕、紫菜、海帶等。

2. 豆蛋魚肉類

黃豆及其製品、豬肉、豬肺、烏骨雞、鴨肉、鴨蛋、鵝肉、鵝蛋、海蜇、蛤蜊、牡蠣、田螺、螃蟹、泥鰍、鯉魚、鰻魚等。

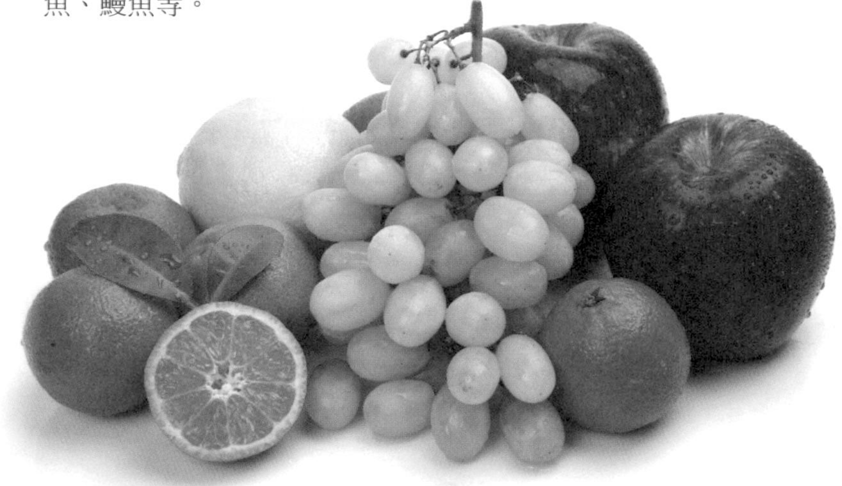

3. 全穀根莖類

蓮子、芝麻、松子、黑豆、小米、薏仁、小麥、大麥、綠豆、菱角等。

4. 水果類

桑葚、甘蔗、香蕉、西瓜、甜瓜、枇杷、芒果、梨子、羅漢果、柿子、鳳梨、椰子等。

5. 其他

百合、枸杞、茶葉、菊花、蜂蜜等。

三、推薦的美脣食療方

1. 桑葚膏

材料：新鮮桑葚適量，蜂蜜適量。

作法：將適量新鮮桑葚微研至碎，絞汁，用小火熬至原量一半時，酌加蜂蜜，再熬為膏，置於瓶中貯存。每日2次塗於脣部，並飲服20毫升（配溫開水或黃酒）。

功效：適合肝陰、腎陰不足之人。桑葚膏具有滋陰養血、潤膚通血氣、安魂魄、利關節之功效。

2. 銀耳湯

材料：銀耳30克，冰糖適量。

作法：銀耳洗淨，入砂鍋中加水燉煮熟，酌量加入冰糖。一日2次。

功效：適合肺陰不足之人。本食療方具有滋陰潤肺、止咳、降壓、降脂之功效。**風寒咳嗽及感冒者忌服。**

3. 鴨肉湯

材料：鴨1隻。

作法：將鴨取肉切塊，按常法燉煮熟，調味後吃肉喝湯。一日2次，隨量佐餐。

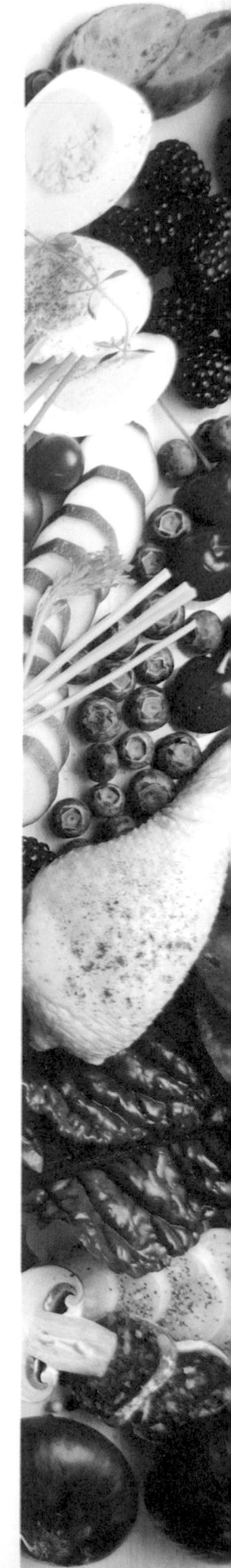

功效：具有清熱、補陰、生津、潤膚之功效。體虛寒或受涼而致不思飲食者，及腹冷痛、腹瀉、腰痛、痛經者暫不宜用。

4. 蜜釀白梨

材料：大白梨1顆，蜂蜜50克。

作法：大白梨去核，放入蜂蜜，蒸熟吃，頓服（快速吃完）。一日2次，連服數日。

功效：適用於口唇乾裂、咽喉乾渴、乾咳、久咳等症狀。

5. 山藥燉鵝肉

材料：白鵝肉250克，山藥50克，瘦豬肉200克。

作法：將白鵝肉、山藥、瘦豬肉洗淨切塊，按常法煮熟，調味食用。隨量佐餐。

功效：有益氣、養陰、清熱、生津之效。適用於口唇乾裂，口乾思飲，乏力氣短，咳嗽，食慾不佳等症。不宜過量食用，吃太多可能導致消化不良。皮膚瘡毒者忌用。

營養健康小知識！

優酪乳亦有護唇功效。將一杓優酪乳混合2～3滴檸檬汁攪拌均勻，放入冰箱冰15分鐘，然後用棉花棒均勻塗抹在嘴唇上，容易乾裂處稍微多抹一些，再用一塊大過嘴唇的保鮮膜蓋住，以防優酪乳變乾；約15分鐘後，待優酪乳被嘴唇完全吸收，用溫水洗淨嘴唇，塗上護唇膏，就可以使乾燥起皮的嘴唇恢復鮮嫩光澤。

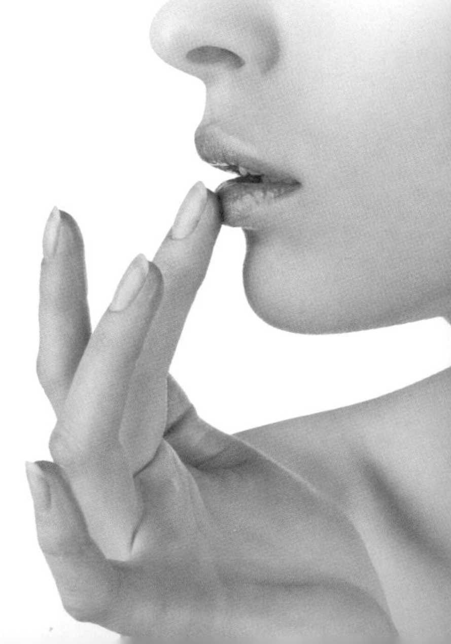

「挑食」，吃出一口潔白皓齒

微笑的時候是最迷人的，當朱唇微啟，露出雪白皓齒，你的笑容會更加迷人。所以，千萬不要忽略對牙齒的保養，不僅是為了美觀，牙齒健康與身體健康也有著很重要的關係。世界衛生組織公布的牙齒健康標準是：牙齒清潔、無蛀牙、無疼痛感，牙齦顏色正常。

醫生告訴我們，牙齒不好的人，通常胃功能也不好，因為食物不能在口腔內得到充分咀嚼，便會加重胃部負擔，從而引起疾病；牙齒疾病對心臟也存在重大威脅，患有牙周病的人，常會出現菌血症，此時身體會自發地產生免疫反應，容易導致血栓，誘發心肌梗塞；另外，腎功能先天不足將直接導致牙齒鬆脆，容易斷裂。所以，為了美麗，也為了健康，擁有一口潔白皓齒，實是刻不容緩。

「挑食」可以讓牙齒更加堅固潔白！一些天然食物裡的成分，可以對抗造成蛀牙的口腔細菌，能強化琺瑯質，還可消除惱人的口氣，讓牙齒潔白堅固。

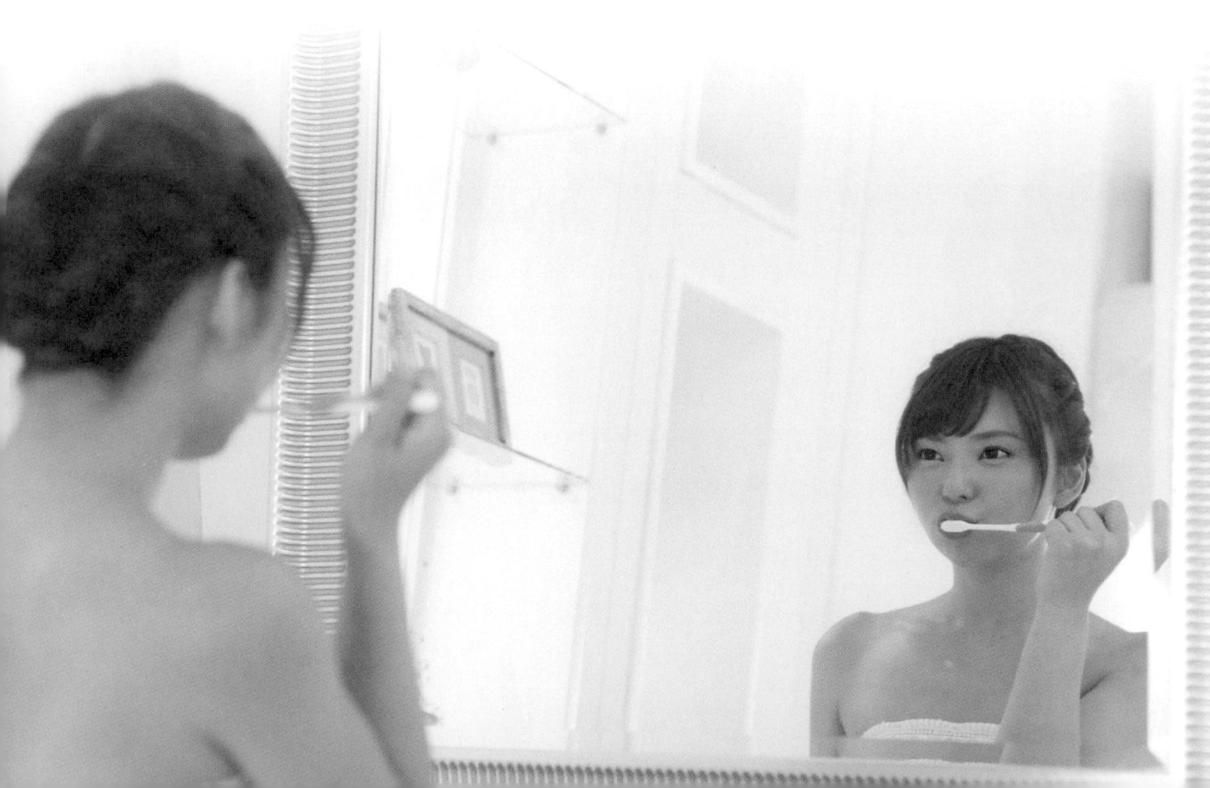

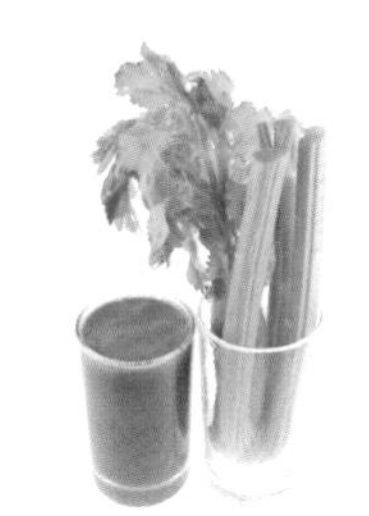

一、芹菜

芹菜雖有特殊的氣味，但當你大口嚼著芹菜時，它會幫你將牙齒進行一次大掃除，減少你產生蛀牙的可能。這些粗纖維的食物就像掃把一樣，可以掃掉一部分牙齒上的食物殘渣；另一方面，當你愈是費勁咀嚼，就愈能刺激唾液分泌，平衡口腔內的酸鹼值，達到自然的抗菌效果。

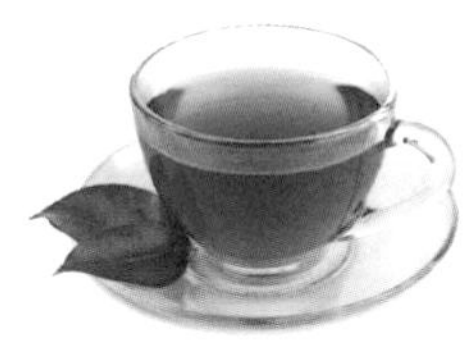

二、綠茶

如果常常喝綠茶，你的牙齒也會變得更健康。一方面是因為綠茶含有大量的氟（其他茶類也有），可以和牙齒中的磷灰石結合，具有抗酸防蛀牙的效果；另一方面，研究顯示，綠茶中的**兒茶素能夠減少在口腔中造成蛀牙的變形鏈球菌的量，同時也可除去難聞的口臭**。

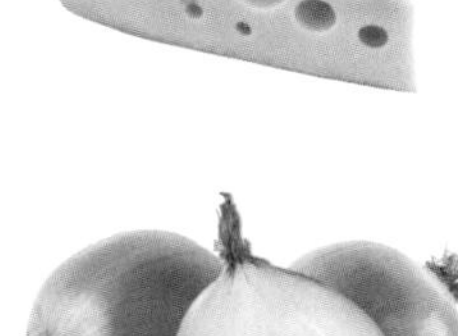

三、乳酪

乳酪是鈣的良好來源之一，缺鈣也會損害牙齒健康，所以每天**要從各種天然食物裡補充鈣**；經常食用乳酪能夠增加齒面的鈣質，有助於強化及重建琺瑯質，使牙齒更為堅固。另外，乳酪裡含有的鈣及磷酸鹽可以平衡口腔中的酸鹼值，避免口腔處於有利細菌活動的酸性環境，造成蛀牙。

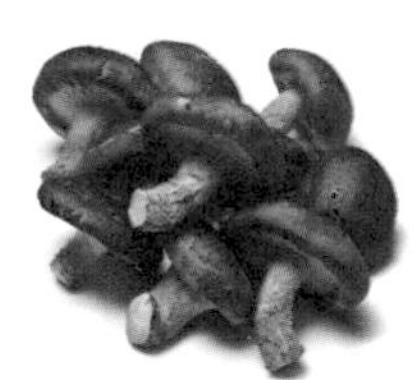

四、洋蔥

洋蔥裡的硫化合物是強而有力的抗菌成分，能殺死多種細菌，其中包括造成蛀牙的變形鏈球菌。新鮮的生洋蔥效果最好。

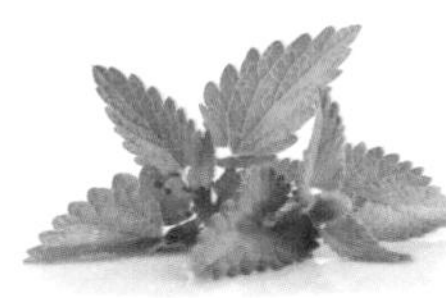

五、香菇

香菇對保護牙齒也有幫助，原因是香菇裡所含的**香菇多醣可以抑制口中的細菌製造牙菌斑**。

六、薄荷

如果你還希望口中有淡淡的清香，可以含一些薄荷，薄荷葉裡含有單萜類化合物，可以經由血液循環到達肺部，讓你在呼吸時感覺氣味清新。在歐美國家，許多家庭用薄荷葉自製漱口水，以緩解牙齦發炎、腫脹等不適感。

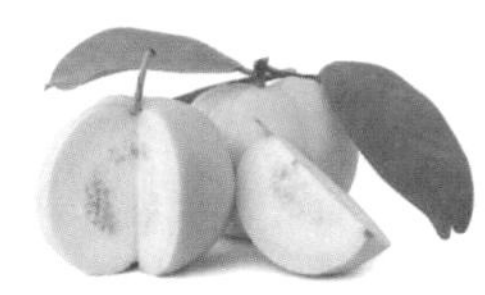

七、芭樂

芭樂中的維生素C含量豐富，而維生素C是維護牙齦健康的重要營養素。嚴重缺乏的人，牙齦會變得脆弱，容易出現牙齦腫脹、流血，牙齒鬆動或脫落等症狀。

八、牛奶

牛奶中含有豐富的鈣、磷、維生素A、蛋白質、脂肪等營養成分，尤其是鈣、磷居多，每100克牛奶中含鈣約110毫克、磷約90毫克。眾所周知，構成牙齒的主要原料是鈣和磷，因此多喝牛奶有益於補充鈣、磷，具有堅固牙齒的作用。

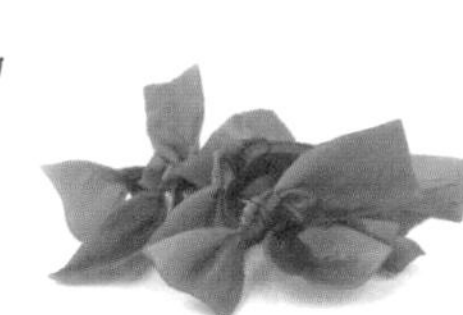

九、海帶

海帶中富含鈣、磷、鐵、碘、蛋白質、醣類等營養成分，還含有較多的氟。氟在牙齒中雖然含量極少，但也是牙齒不可缺少的重要成分，它參與氟磷灰石結晶的形成，具有耐酸作用，並能抑制蛀牙細菌的酶活性而保護牙齒，對防治蛀牙有重要作用。

此外，有的人認為天天刷牙，牙齒就不會變黃，其實這是不正確的。刷牙的確可以去除牙齒表面的汙垢和細菌，但是還會有一些殘留物沉積下來，進入琺瑯質，甚至牙本質，使牙齒著色，這種情況下僅靠刷牙就沒有用了，需要進一步的從營養的基礎上進行牙齒美白。

營養健康小知識！

保健牙齒，除了養成良好的刷牙習慣之外，吃完東西後還要立即用溫開水漱口；要少吃糖果，尤其是睡前不要吃；改掉不良的衛生習慣，比如咬手指頭、筆頭、啤酒瓶蓋等。另外，食物過於精緻油膩也會損害牙齒，應適量吃一些纖維素含量高的食物，如燕麥、蕎麥、高粱、筍類、菇菌類等。

好營養，好口氣

有人曾做過一個「什麼讓女性的魅力大打折扣」的調查，結果參與調查的男性有一半都選擇了口臭。可見口臭會讓美麗的形象一落千丈，不僅吸引不了異性，連正常的交際也會受影響。更可怕的是，**半數有口臭問題的女人都感覺不到自己有口臭！**這是由於鼻子聞不到口腔後部產生的氣味。

口臭是指口內出氣臭穢的一種症狀，**多由肺、脾、胃積熱或食積不化所致**，這些東西長期淤積在體內排不出去就變成毒素，產生口氣。具體來說，引起口臭的原因很多，例如胃病、肝病、糖尿病等，或者缺乏維生素B_6、礦物質鋅也可能引起口氣，但**最常見的原因還是飲食不當**。

導致口臭的原因及防治口臭的飲食建議如下。

一、胃熱

中醫認為引發口臭的主要原因是胃熱、胃陰虛，其中由胃熱導致的口臭問題占大多數，而且往往伴隨便祕、胃痛、消化不良、煩躁等症狀。胃熱多是因為愛吃辛辣厚味食物所致。

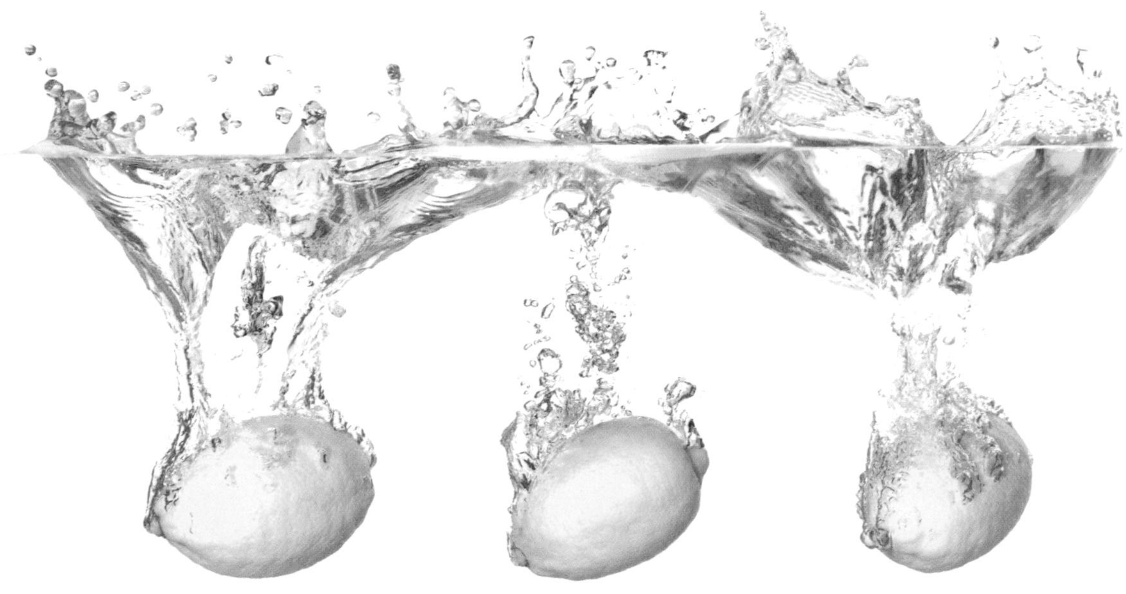

飲食建議：少吃胡椒、花椒等燥熱食物，不僅是因為它們會導致胃熱、引發口臭，還因為它們的氣味可能滯留口中長達24小時，即使刷牙也無法完全消除；另外，還要少吃臘腸、燻牛肉、蒜腸等燻肉製品，這些食物不僅有強烈的氣味，而且也不容易消化，從而導致胃內產氣，造成口臭；同時，要多吃新鮮水果清除胃火，祛除口臭。

二、便祕

如果女性長期便祕，就會使體內產生的有害物質不能及時排出，被血液吸收後進而引起口臭以及腹脹、食慾減退等自體中毒症狀。

飲食建議：多喝水、多吃富含膳食纖維的新鮮蔬菜，使便祕症狀得到緩解甚至消除，口臭症狀就會消失。

三、咽炎

一般患有慢性、急性咽炎的人也常伴有口臭，這是因為咽喉部的細胞脫落、壞死及潰爛，導致細菌繁殖，一些厭氧菌感染後就會發出濃濃的腥臭味，引起口臭。

飲食建議：多吃富含膠原蛋白和彈性蛋白的食物，如豬蹄、豬皮、蹄筋、魚類、豆類、海產品等，有利於慢性咽炎損傷部位的修復；多攝取富含維生素B群的食物，如動物肝臟、瘦肉、魚類、新鮮水果、綠色蔬菜、奶類等，有利於促進損傷咽部的修復，並消除呼吸道黏膜的炎症；**少吃或不吃**煎炸、辛辣刺激性食物，如油條、辣椒、大蒜、胡椒粉等。

四、青春期

青春期的少女口臭是因為這時候卵巢功能發育不全，若卵巢激素分泌不足，則涎腺分泌的唾液量不足，唾液溶菌酶的活性較低，造成口腔內致病菌增多，口水變得黏稠。

飲食建議：少吃零食，多吃蔬菜、水果和清淡易消化的食物，不吸菸、少喝飲料、少喝酒，多喝白開水或淡的綠茶，並經常用茶水或淡鹽水漱口。綠茶中的兒茶素對口臭有很好的防治作用，紅茶也因含有茶黃素具有相當優異的除口臭效果。

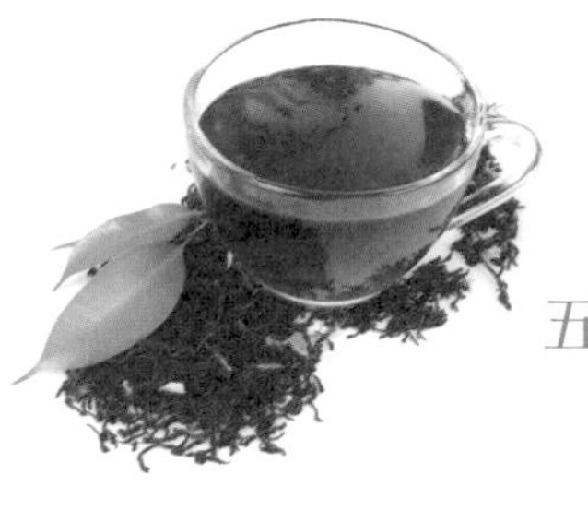

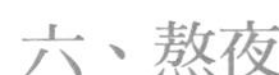

五、嗜甜

吃太多糖，最明顯的症狀就是出現蛀牙，還會導致牙齒及牙周滋生大量菌斑，引發牙周病，口氣也會變差。而且，糖會幫助細菌加速複製，製造更多導致口臭的硫化物。

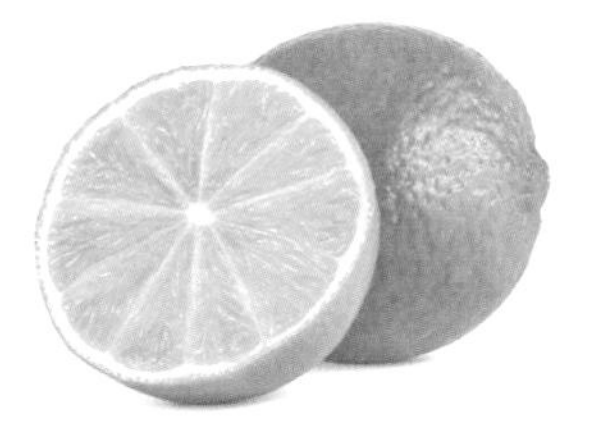

飲食建議：少吃甜食，甜食最好約占每天身體需要熱量總值的10%以下，活動量小的就吃得少些，活動量大則可多吃一些。要掌握正確吃甜食的方式，上午10點、下午4點是吃甜食的最佳時間，吃後要記得漱口或刷牙。

六、熬夜

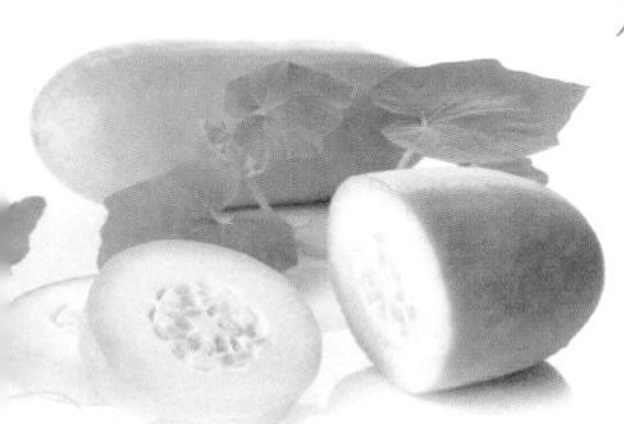

上班族、學生經常熬夜，長時間上網，口腔內唾液分泌會減少，口腔內厭氧菌易積聚產生口氣問題，長期熬夜還可引發牙周病。

飲食建議：飲食要以鬆軟稀疏、易於消化和吸收的食物為主，副食菜餚以蒸燉煮燒的品項為主，少吃爆烤煎炸一類難消化的油膩之物；多攝取水分，以補充身體上火時水分的喪失，同時水可促進新陳代謝，生津利尿，加速毒素的排泄和熱量的散發；不吃辛辣燥熱食物，如辣椒、乾薑、生蒜、胡椒、濃茶、煙草、烈酒、咖啡、大蔥等，以免助火生熱、灼傷津液、加重口臭症狀。

七、節食

節食會在無意中抑制了唾液的分泌，使得口腔細菌滋長。同時，消耗體內脂肪也會釋放出一種帶有異味的丙酮，口臭將隨之而來。

飲食建議：多吃低熱量的新鮮蔬菜、水果，如黃瓜、冬瓜、蘿蔔、菠菜、油菜、柚子、檸檬、草莓、蘋果、西瓜、桃子、柳丁等含水多的蔬果，在利於減肥的同時，新鮮蔬果中的大量纖維質可幫助消化、防治便祕，預防口臭；蔬菜和水果中含的維生素還可幫助牙齦恢復健康，防止牙齦流血，清除口腔中過多的黏膜分泌物及廢物，也能防治口臭。

營養健康小知識！

口腔潰瘍是口腔常見疾病，可以用番茄治療。**番茄**是蔬果中含維生素和礦物質最多的，治療內熱上火效果特別好。具體作法：將番茄去皮，切成小塊，拌上白糖連吃2次。

另外，口腔潰瘍患者還可以吃**綠豆雞蛋花**。具體作法：雞蛋打入碗內拌成糊狀，綠豆適量放入鍋內用冷水浸泡15分鐘，再煮沸約15分鐘（不宜久煮），取綠豆水沖雞蛋花飲用，每日早晚各1次，治療口腔潰瘍效果甚佳。

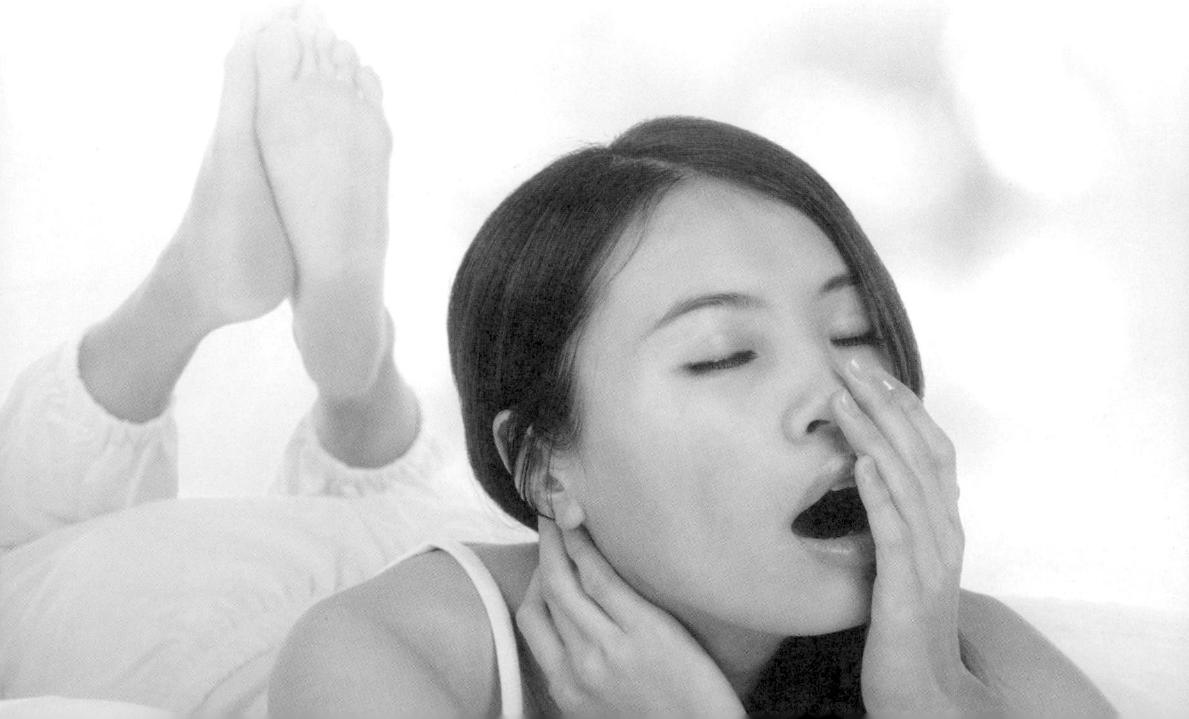

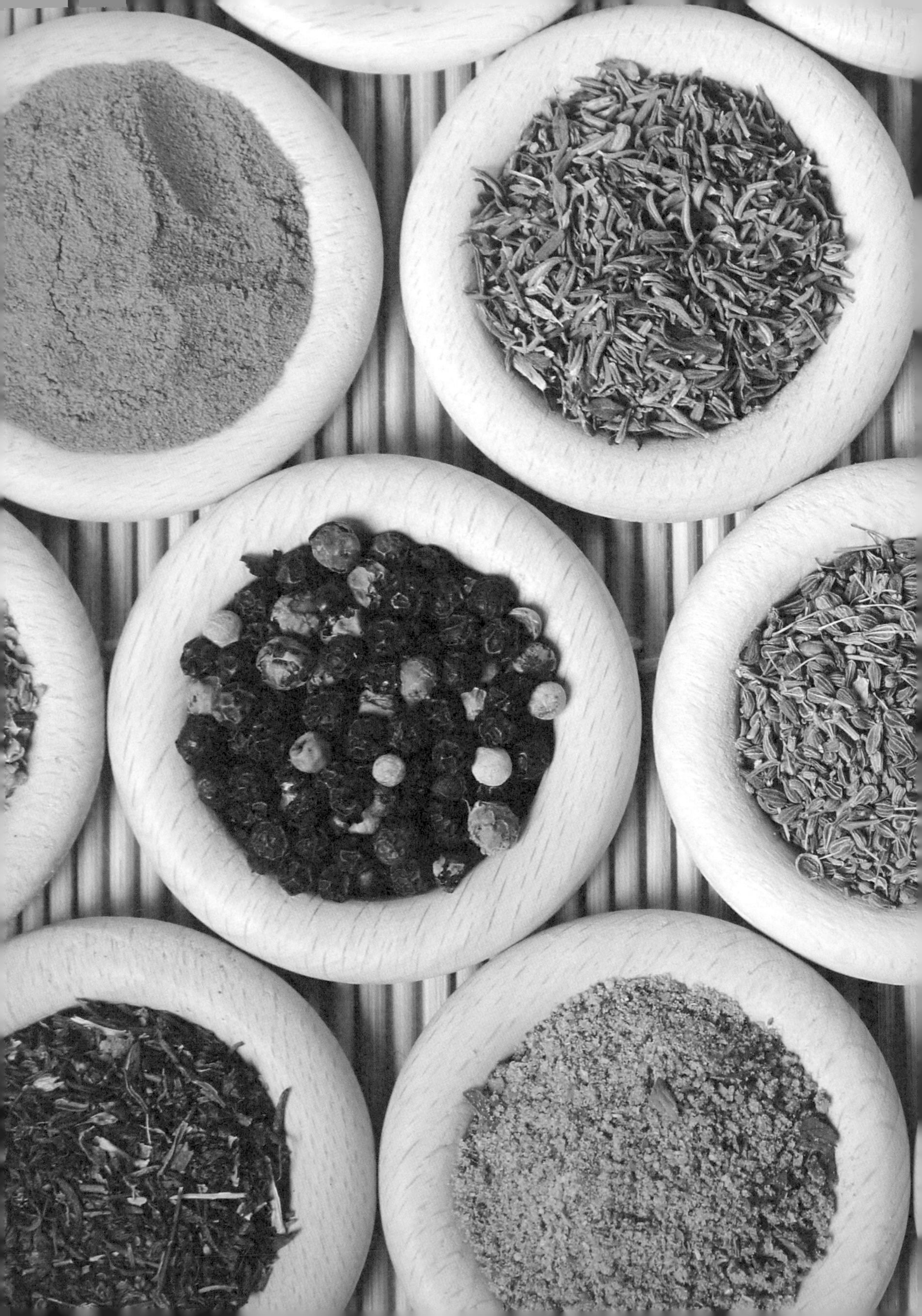

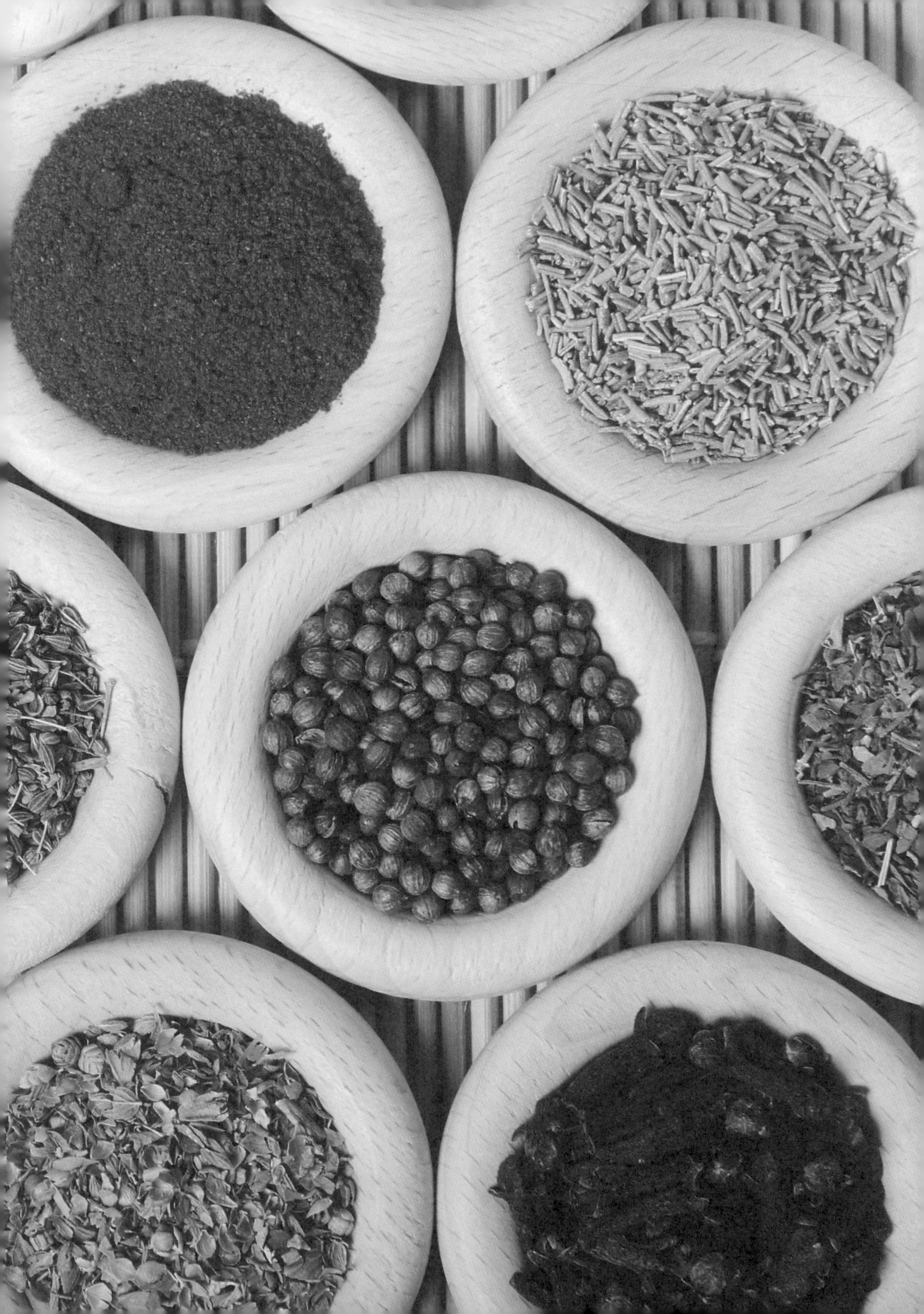

CHAPTER 6

這樣吃，秀髮亮麗不毛躁

亮麗秀髮的營養之道

許多女性都有這樣的經驗，如果某段時間裡飲食沒有規律，或者為了減肥一味節食，不僅皮膚會有反應，就連頭髮也會發生變化，比如變得乾枯、易斷、缺乏光澤——這是因為頭髮同樣需要均衡的營養來滋養。

頭髮的主要成分雖然是沒有生命的角蛋白，但它之所以會不斷生長，是因為頭髮上的毛乳頭吸收了血液中的營養，供給髮根。飲食一旦出了問題（如偏食、營養不良、節食等），頭髮就難以呈現健康的色澤。因此，若想擁有一頭健康美麗的秀髮，首先要保證營養均衡，尤其要注意攝取以下營養物質。

一、蛋白質

蛋白質可以被稱為頭髮的生長劑。含有優良蛋白質的食物包括新鮮的魚類、肉類、蛋類、豆製品、牛奶等，這些富含蛋白質的食物，經胃腸的消化吸收後，可形成各種胺基酸，進入血液後，由頭髮根部的毛囊吸收，並合成角蛋白，再經角質化後，就成為頭髮。這個過程充分說明，蛋白質是頭髮健美的基礎。

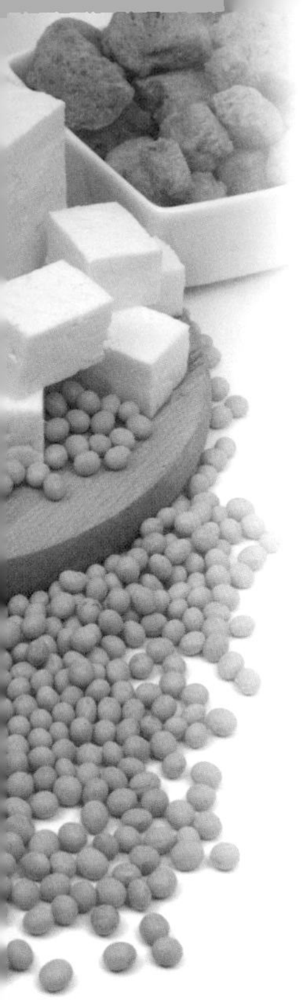

二、含鋅食物

白髮或掉髮都會令人尷尬，遇到這種問題，不妨試著攝取一些含鋅食物，例如麥芽、啤酒酵母、黃豆以及南瓜子等。醫學報告指出，動物在缺乏鋅的狀態下，容易大量脫毛並且導致新長的毛髮顏色變淡，這就是人類出現白髮的主要原因之一。不少臨床實驗也證實，原本嚴重掉髮的人在食用一段時間的含鋅食物後，掉髮的症狀會明顯好轉。

三、維生素

維生素中的維生素B群和維生素C可以稱得上是秀髮的天使。經證實，維生素C可以活化微血管壁，使髮根能順利吸收血液中的營養；而維生素B群則具有促進頭髮生長、使頭髮呈現自然光澤的功效。平時多吃酵母粉、麥芽等富含維生素B群及維生素C的新鮮蔬果，對於美髮有不可估量的功效。

四、營養飲料

材料：半杯不甜的純酵母乳，半杯純的新鮮柳橙汁，1～2匙麥芽，1匙啤酒酵母，1/3個蛋黃、1匙洋菜粉、適量蜂蜜。

作法：將所有的配料放入果汁機中，加入少許冷開水打勻即可。早晚1杯。

功效：這是一份綜合各種美髮營養素的飲料，營養、美髮雙效合一。

營養健康小知識！

用啤酒塗抹頭髮，不僅可保護頭髮，而且還能促進頭髮生長。具體做法：先把頭髮洗淨、擦乾，用1瓶啤酒的1/8均勻地塗抹在頭髮上，接著用手按摩，使啤酒滲透到頭髮根部；15分鐘後，用清水沖洗乾淨，並用木梳梳理頭髮。啤酒沫會像油膏一樣留在頭髮上，不僅使頭髮光亮，而且能防止頭髮乾枯脫落。

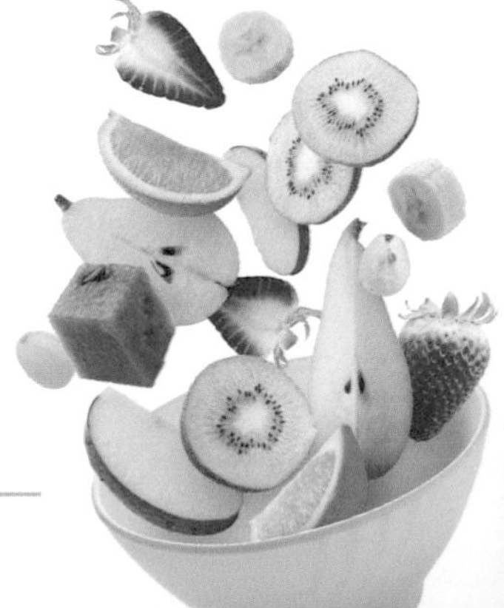

根據髮質正確「擇食」

不同的人，髮質也會有所不同，一般說來，髮質可分為油性髮質、乾性髮質、中性髮質和混合性髮質四種，這幾種髮質各有不同的特點，各有應對的飲食調養方案，下面我們就用表格的形式介紹給大家。

髮質類型及飲食調理方案

	髮質特點	相關因素	飲食調理
油性髮質	髮絲油膩，洗髮第二天髮根即出現油垢，頭皮如厚鱗片般積聚在髮根，容易頭癢。	油性髮質大多與荷爾蒙分泌紊亂、遺傳、精神壓力大、過度梳理以及經常食用高脂食物有關。 髮質細者，油性頭髮的可能性較大。	注意多喝水，多吃一些經過慢火加工的新鮮綠色蔬菜，葷菜以低脂肉類為宜，如魚肉、雞肉等。 飯後喝些溫熱的薄荷茶，堅持每天吃2種新鮮水果。並服少量維生素E和酵母片。
乾性髮質	頭髮無光澤、乾燥、容易打結，特別在浸濕的情況下難於梳理，且通常頭髮根部頗稠密，但至髮梢則變得稀薄，有時髮梢還會分岔。	由皮脂分泌不足或頭髮角蛋白缺乏水分所造成。 經常漂染或用過熱的水洗頭以及天氣乾燥都可能導致頭髮乾枯。	適當攝取富含油脂的食物，特別是植物油，如花生、腰果、葵花子、芝麻等富含油脂的堅果類食物。也要多吃蔬菜和水果，補充足量的維生素和礦物質。 飲食不宜過鹹，可多食用海藻類食品如海帶、紫菜、海苔等。
中性髮質	不油膩、不乾燥，柔軟順滑，有光澤，油脂分泌正常，只有少量頭皮屑。	是比較好的髮質，應繼續保持。	飲食中要確保有足夠的維生素E、維生素B群、鋅、鐵、矽。 每天食用亞麻籽油、深綠葉菜類、葵花子、杏仁和核桃等保健頭髮的食物。
混合性髮質	頭髮根部比較油膩，而髮梢部分乾燥，甚至分岔。	過度進行燙髮或染髮，又護理不當，就會造成髮絲乾燥但頭皮仍油膩的髮質。	應少吃醃製食品，多吃新鮮蔬果，補充維生素C、維生素D等。

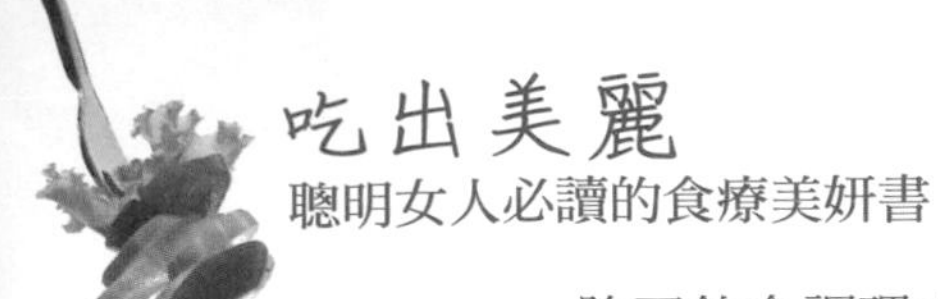

除了飲食調理之外，正確的外部護理也非常重要。首先，頭髮也要注意防曬，強烈的紫外線對頭髮有很大的損害，會使頭髮乾枯變黃，因此在炎熱的夏季要避免日光曝曬，游泳或在海邊做日光浴時要對頭髮採取防曬措施。

其次，要減少染髮、燙髮的次數，經常染髮、燙髮對頭髮的損害很大，會使頭髮失去光澤和彈性，出現毛糙、枯黃等問題。

再者，充足的睡眠也是確保頭髮健康的重要後盾，人體主要的新陳代謝時間在晚上**10**點到淩晨**2**點之間，所以這段時間的睡眠又被稱為「美容覺」，睡好「美容覺」，不僅對皮膚有好處，也能確保對頭髮的保健。每天的睡眠時間應保持在8小時左右，這是最好的。

我們的髮絲是非常脆弱的，如果缺少細心的調養與呵護，很容易出現各種問題。所以，為了秀髮的健康，為了使自己擁有「從頭開始」的美麗，一定要內外兼顧，從飲食和外部護理給予頭髮全方位的滋養與保護。

營養健康小知識！

為了保持頭髮的清潔，有些人每天都要洗頭，但其實天天洗頭非但不能保護頭髮，還會因為洗頭過勤而把皮脂腺分泌的油脂洗掉，使頭皮和頭髮失去了天然的保護膜，反而對頭髮的健康不利。一般情況下，隔天洗一次頭就可以了。

另外，要注意洗髮精的選擇，避免使用鹼性過大的洗髮精。洗頭後，最好使用潤髮乳，但要確實沖洗乾淨，因為潤髮乳只能在一定時間內對頭髮進行養分補給，一旦超過有效的時間，它非但不能滋養秀髮，還容易使其打結，造成分岔、乾枯。

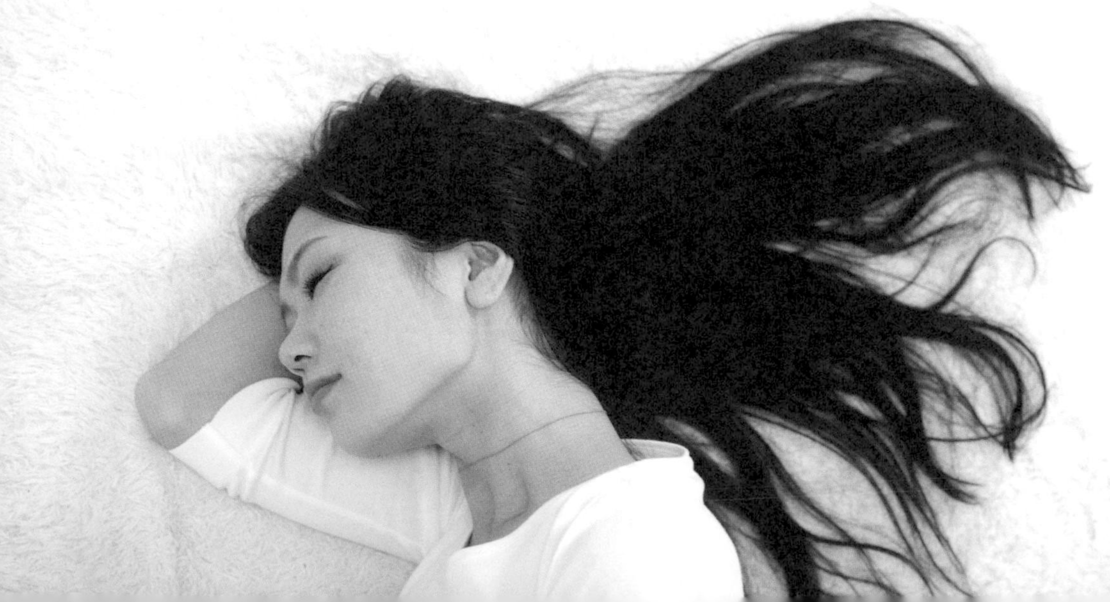

7大食物，讓你的三千髮絲不再煩惱

一個美麗的女性必然離不開健康亮澤的秀髮，遺憾的是，有些女性朋友的髮質並不好，乾枯、毛糙、易斷等問題總是困擾著她們，要想從根本上改善髮質，食物養髮非常關鍵。下面我們為大家推薦7種天然食物，讓你在不知不覺中就能擁有健康的秀髮。

一、杏仁

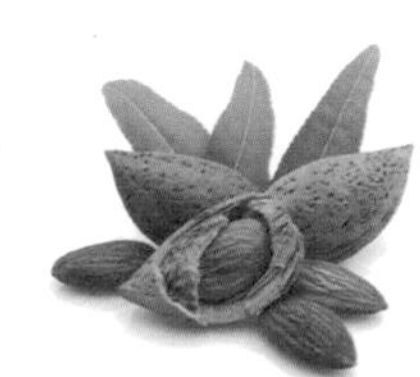

研究發現，**掉髮的人常缺乏維生素B_6、維生素E、鐵和鋅**。而杏仁中含有豐富的維生素E和鋅，可以降低膽固醇，是根治掉髮的極佳食品。

二、貝類

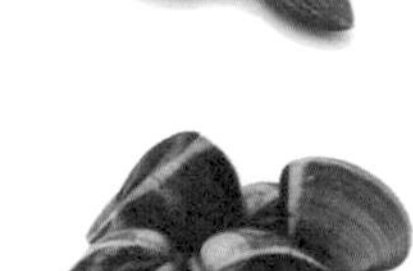

貝類中含有豐富的鋅，可以幫助細胞再生、保持荷爾蒙平衡，這些對頭髮的健康生長非常重要。

三、牛排

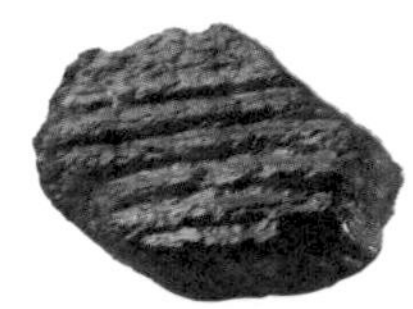

牛排含有豐富的蛋白質、鐵和鋅，其中，鋅可以讓頭皮腺體更牢固地聯結在毛囊中，具有固髮的功效；同時，頭髮的大部分營養來自於蛋白質，所以高蛋白的牛排也有助於頭髮健康。

四、柑橘

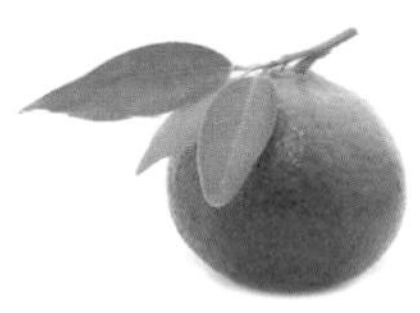

柑橘類水果中的維生素C，能幫助身體吸收鐵，同時，其對膠原蛋白的生長非常重要，具有促進頭髮生長的功用。

五、葡萄乾

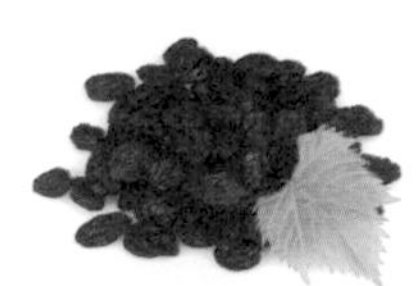

葡萄乾含鐵豐富，有利於血紅素的產生，可促進血液將養分送達身體的組織和器官，頭髮的生長也因此得到更大的動力。

六、牡蠣

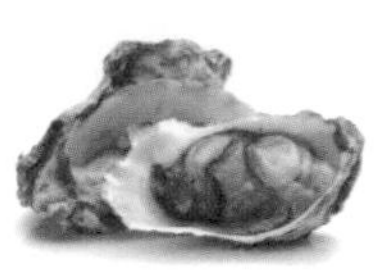

牡蠣能為身體提供大量的鋅，**鋅是一種能調節男性荷爾蒙分泌的礦物質，而男性荷爾蒙偏低與掉髮息息相關**。男性荷爾蒙濃

度低，頭髮生長也會遲緩，頭皮屑還會增多，所以應多攝取一些富含鋅的食物，如牡蠣、螃蟹、蛤肉、肝臟、瘦牛肉，以及小麥胚芽——它們不但能減少掉髮，還能讓秀髮煥發健康光澤。

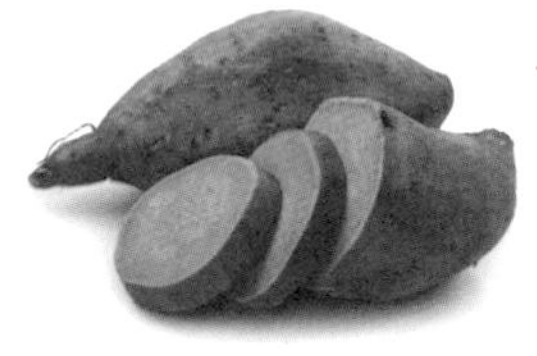

七、番薯

番薯富含β-胡蘿蔔素，身體能將其轉化為維生素A，進而滋養頭髮和皮膚。**維生素A能防止頭髮乾枯、肌膚乾燥**，這些都是引起掉髮的主要原因。另外，像是胡蘿蔔、羽衣甘藍以及南瓜等，亦能改善髮質與膚質。

除了上述食物外，能使頭髮健美的食物還有很多，不過基本原則就是在日常生活中安排好一日三餐、飲食多樣、葷素搭配、營養均衡，那麼吃出一頭亮麗秀髮就不再只是夢想。

營養健康小知識！

碘是合成甲狀腺激素的重要原料，甲狀腺激素對頭髮的美麗很有益處，如果不足，頭髮就會枯黃無光，因此應適量攝取一些海藻、海帶、紫菜、海魚、海蝦等含碘較多的食品，如此便能使頭髮滋潤健康。另外，海藻富含甲硫胺酸，如果頭髮缺乏此胺基酸，髮質會變脆、分岔、失去光澤。

秀髮最怕的「惡魔食物」

美麗是要付出代價的！電視上那些明星們每次現身螢光幕前雖然都光鮮亮麗，可是你知道他們在背後為了保養自己的皮膚、身材和秀髮做了多少功課嗎？

我們雖然不是明星，但對於自己的外貌同樣不能馬虎。頭髮是外部形象中重要的一環，一頭光滑潤澤的秀髮能加分不少，不過要使頭髮時刻呈現出良好的狀態，除了要多吃對秀髮有益的食物，同時也要拒絕那些會傷害頭髮健康的食物，務求給予髮絲最好的呵護。

頭髮最怕的食物就是酸性食物。我們的頭皮上分布著無數汗腺和皮脂腺，它們經常會分泌汗水和油脂，而由於頭髮覆蓋，不易散熱，分泌物就容易和空氣中的塵埃以及頭皮屑積聚在一起，成為藏汙納垢的所在，進而促使細菌繁殖，傷害毛囊和髮質。所以我們除了要經常保持頭髮清潔，更要避免吃太多酸性食物，因為酸性食物會使髮質受到過度刺激和提高油脂分泌，從而引起掉髮、白髮及頭髮變乾等煩惱。

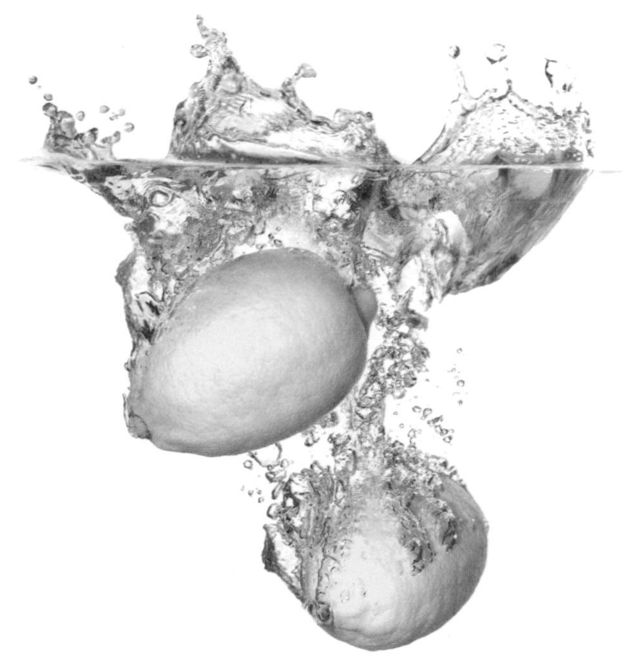

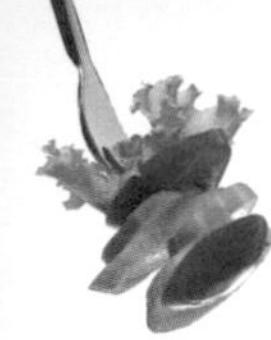

酸性食物包括如下幾種。

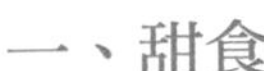

一、甜食

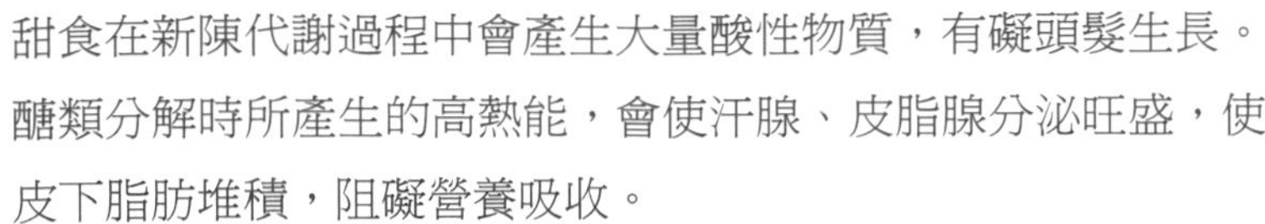

甜食在新陳代謝過程中會產生大量酸性物質，有礙頭髮生長。醣類分解時所產生的高熱能，會使汗腺、皮脂腺分泌旺盛，使皮下脂肪堆積，阻礙營養吸收。

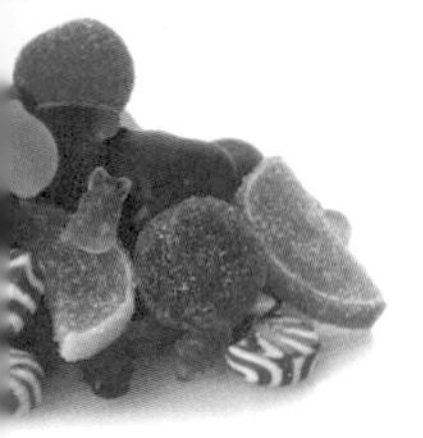

二、油膩食物

動物性脂肪，會令皮下的脂肪增厚，並使皮脂腺分泌過盛，導致皮脂外溢，影響毛囊功能而使頭髮易脫落。此外，脂肪在代謝過程中，也會產生酸性物質，影響血液酸鹼度，不利頭髮生長。

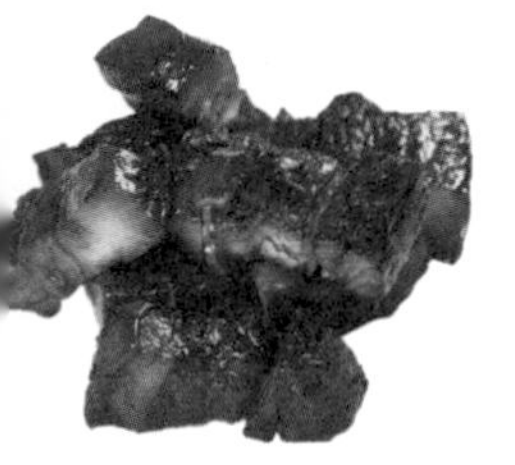

三、辛辣食物

如蔥、蒜、辣椒、胡椒、芥末、咖哩等刺激性食物，會使頭髮失去滋潤而焦枯易落。尤其是對於肝腎陰虧、體質偏熱的人來說，更會加速掉髮。

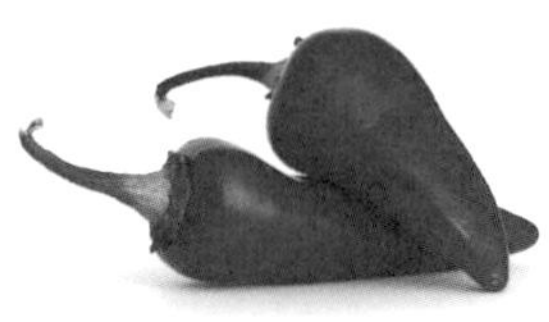

四、菸酒

香菸會使頭皮微血管的循環功能受到影響。

酒會妨礙皮脂腺的正常分泌，令頭髮脫落；另外，酒還會影響肝的藏血和暢通功能，令頭髮的氣血供應受阻，因失去養分而脫落。所以，即使是喝啤酒及葡萄酒也要適量，掉髮者更應避免喝酒。

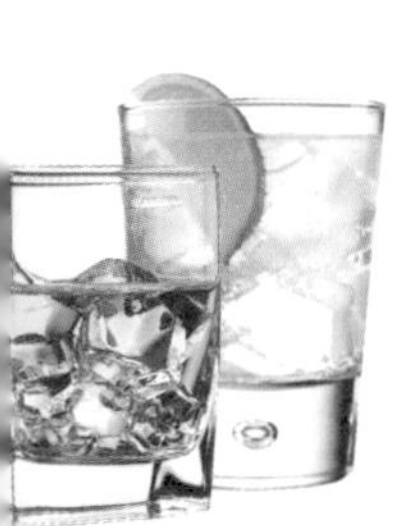

不僅飲食上要多加注意，在日常的頭髮護理上也有很多要留心的地方，務必由內而外來養護秀髮。

一、用溫水洗頭

水溫過低難以去除油垢，過熱則易損傷頭皮、增加頭皮屑，因此溫水最佳。頭髮洗淨後，應散開自然風乾，避免用吹風機，否則頭髮會越吹越乾。

二、避免染髮、燙髮

染髮劑及燙髮劑會溶於毛皮質的脂肪中，**傷及神經系統的毛髓質**，引致掉髮及白髮早生。而燙髮次數過多會使頭髮失去光澤，容易折斷脫落。一般來說，每年燙染頭髮的次數不要超過2次，而且燙染最好不要同時進行，要留給頭髮一定的時間修復。

營養健康小知識！

在中醫理論中，**頭髮的健康與否與腎氣密切相關**，腎氣不足，就會白髮早生或者掉髮。適量的鹹味可使腎功能增強，但長期超量攝取鹹味則會損傷腎精，導致掉髮。因此，想要擁有漂亮的秀髮，飲食上要注意限鹽，成年人每日攝取食鹽量以5～6克為宜。

三、不要經常戴帽子

長時間戴帽子或假髮會令頭髮長時間不透氣，熱氣和汗水揮發不出去，易感染細菌，導致頭髮脫落。

四、保持愉快心情

看到這裡，你可能會覺得奇怪，心情與頭髮生長也有關係嗎？當然，**經常性的情緒緊張、熬夜、便祕會導致內分泌失調**，從而影響頭皮油脂分泌，導致掉髮、頭髮生長緩慢、缺乏光澤等。所以，經常保持愉快的心情對秀髮也有好處。

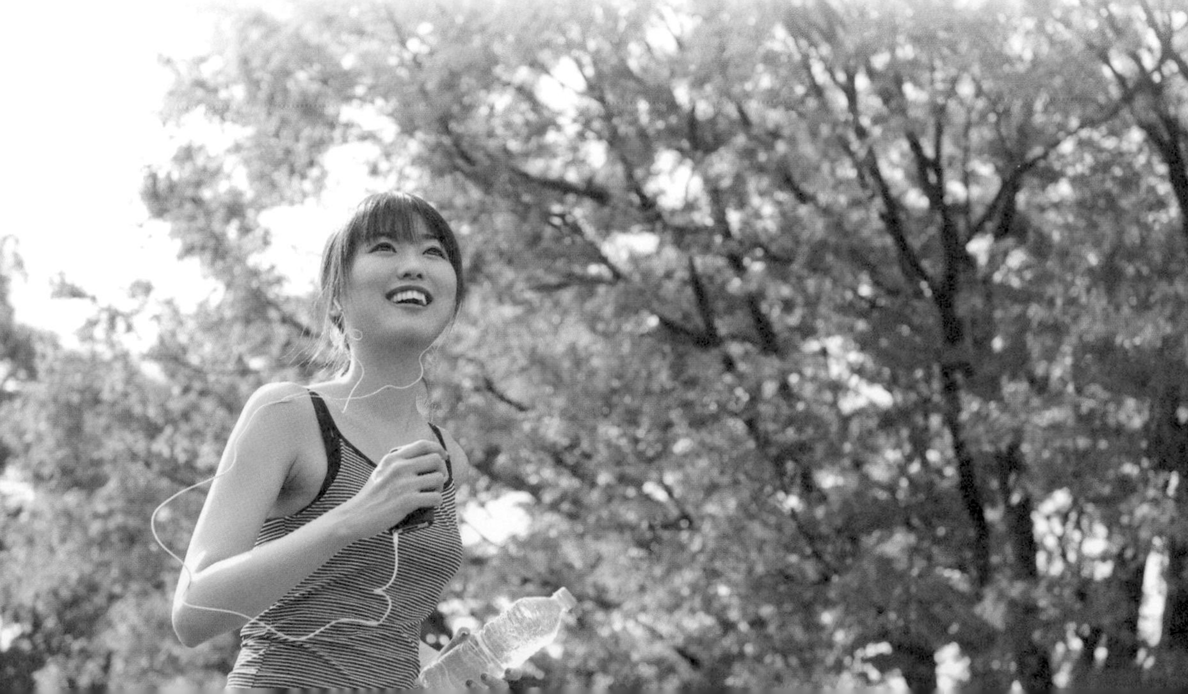

給秀髮的營養湯

愛美是女人的天性，我們會用各種方式打扮自己，比如燙個時尚的髮型或者給頭髮染個漂亮的顏色，這些本無可厚非，但在無形中，這些行為都會讓秀髮受到傷害。

髮絲其實是很脆弱的，只有精心的呵護才能讓它呈現自然和健康的狀態。很多女性朋友為了保養頭髮，會花錢去髮廊做護髮，雖然這具有一定的效果，但外部手段帶來的改變其實並不持久，與其浪費那些金錢與時間，倒不如藉由內在的營養調理，下廚為頭髮做幾道營養湯吧！既能溫暖腸胃，又能滋養秀髮，一舉兩得。

一、養血烏髮湯

材料：何首烏20克，紅棗10顆（去核），牛肉、黑豆各100克，桂圓肉10克。

作法：先將黑豆在水中浸上一晚，然後用少許水將黑豆煮一陣子，倒去水，再加入8杯清水，接著，將切成塊的牛肉及幾片生薑放在鍋內一起煮，水滾時撈去浮沫，再略煮一下子便可加入何首烏、桂圓肉及紅棗等，再煮1小時，加鹽調味即可。

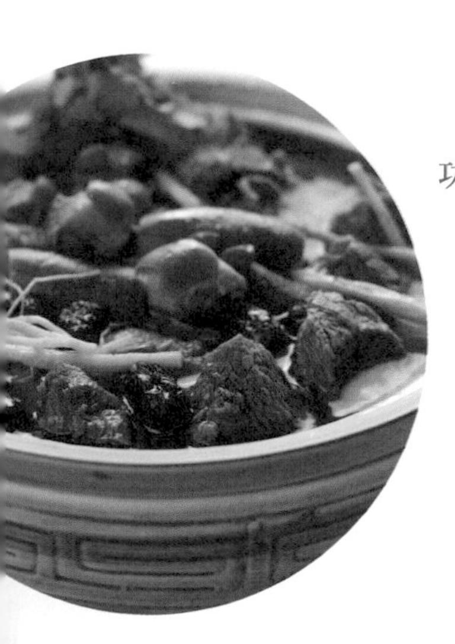

功效：中醫認為，黑豆具有補腎強身、除濕利水、抗衰延年等功效。《本草拾遺》中說：「溫補，好色，變白不老」。《延年秘錄》道：「服食黑大豆，令人長肌膚，益顏色，填精髓，加氣力，補虛能食。」

何首烏味甘、苦，具有補益精血、潤腸通便、豐肌澤膚、烏髮烏鬚等功效，可用於治療血虛萎黃、鬚髮早白、皮膚無華等病症。

二、薏仁排骨冬瓜湯

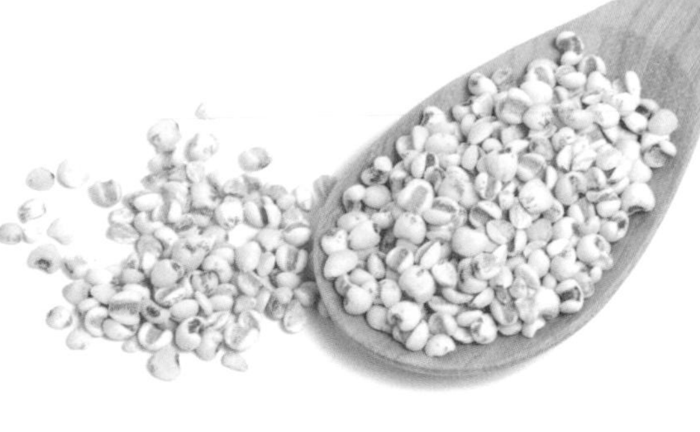

材料：排骨、薏仁、冬瓜、生薑、鹽各適量。

作法：先將薏仁洗淨備用；排骨洗淨後，汆燙後沖洗備用；生薑切片、冬瓜洗淨切塊備用，冬瓜不去皮，有藥用價值，但吃的時候可以扔掉。鍋中燒開水，將排骨、薏仁、生薑一起下鍋，大火燒開後轉至小火燉30分鐘，然後再下冬瓜燉30分鐘，之後加入鹽巴、雞精調味即可。

功效：冬瓜具有消暑止渴、清熱化痰、利尿消腫、減肥解毒等功效，味淡爽口，獨具清香，是可以常吃的理想蔬菜。薏仁煮湯服食，利於去濕除風；炒熟食用，則健脾益胃、治脾虛泄瀉。

薏仁和冬瓜煮湯，既可佐餐食用，又能清暑利濕。對頭髮而言，具有營養頭髮、防止掉髮，並使頭髮光滑柔軟的作用；對肌膚而言，有使皮膚光滑、減少皺紋、消除色素黑斑的功效，對臉部粉刺及皮膚粗糙有明顯的療效。另外，薏仁還對紫外線有吸收能力，其提煉物加入化妝品中還可達到防曬和防紫外線的效果。

這兩款營養湯，不僅營養美味，還能夠滋養秀髮、美容養顏。美女們，還猶豫什麼？有時間的話就嘗試一下吧！即使短時間內看不出明顯的變化，但絕對有益健康。

最後告訴大家煲湯時的注意事項。

人們總是以為「煲湯時間越長，湯就越有營養」，其實不然，因為湯中的營養物質主要是胺基酸類，若加熱時間過長，便會產生新的物質，反而破壞營養。**一般魚湯煲1小時左右，雞湯、排骨湯煲3小時左右就足夠了。**

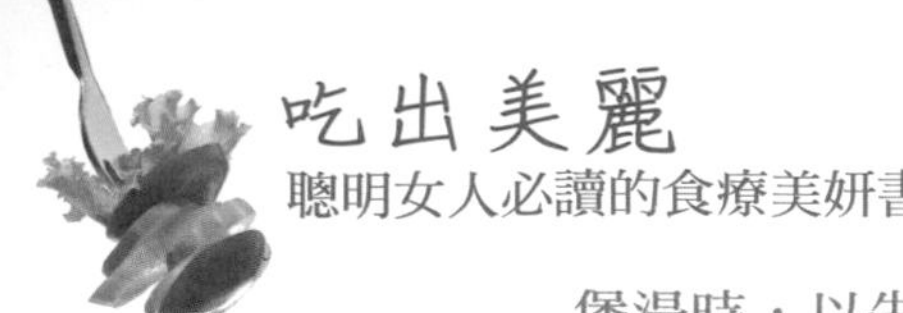

煲湯時，以先大火，後中火、小火的順序，火候以湯沸騰程度為準，如果讓湯汁大滾大沸，肉中的蛋白質會被破壞。小火慢煲時，中途不能打開鍋蓋也不能加水，因為正加熱的肉類遇冷收縮，蛋白質不易溶解，湯便失去了原有的鮮香味，影響湯的口感。

煲湯時如果強調湯味，則在冷水中下料比較好，因熱水會使蛋白質迅速凝固，不易釋出鮮味；如果強調原料的口感，則在熱水時下料比較好，口感比較鮮嫩。

煲湯時忌過多地放入蔥、薑、料酒等調料，以免影響湯本身的味道，也忌過早放鹽，因為早放鹽會使肉中的蛋白質凝固不易溶解。

營養健康小知識！

何首烏是養髮的佳品，能治療掉髮。可用何首烏100克，碎成小塊，放入保溫瓶內，以開水浸泡半天，顏色成棕紅色即可飲用；之後可邊喝邊加開水浸泡，待茶色淺淡，再更換新品。需要注意的是，**平時常拉肚子的人不要喝何首烏茶，煮何首烏時不要用鐵製容器，何首烏還忌與豬肉、羊肉、蘿蔔、蔥、蒜等同食。**

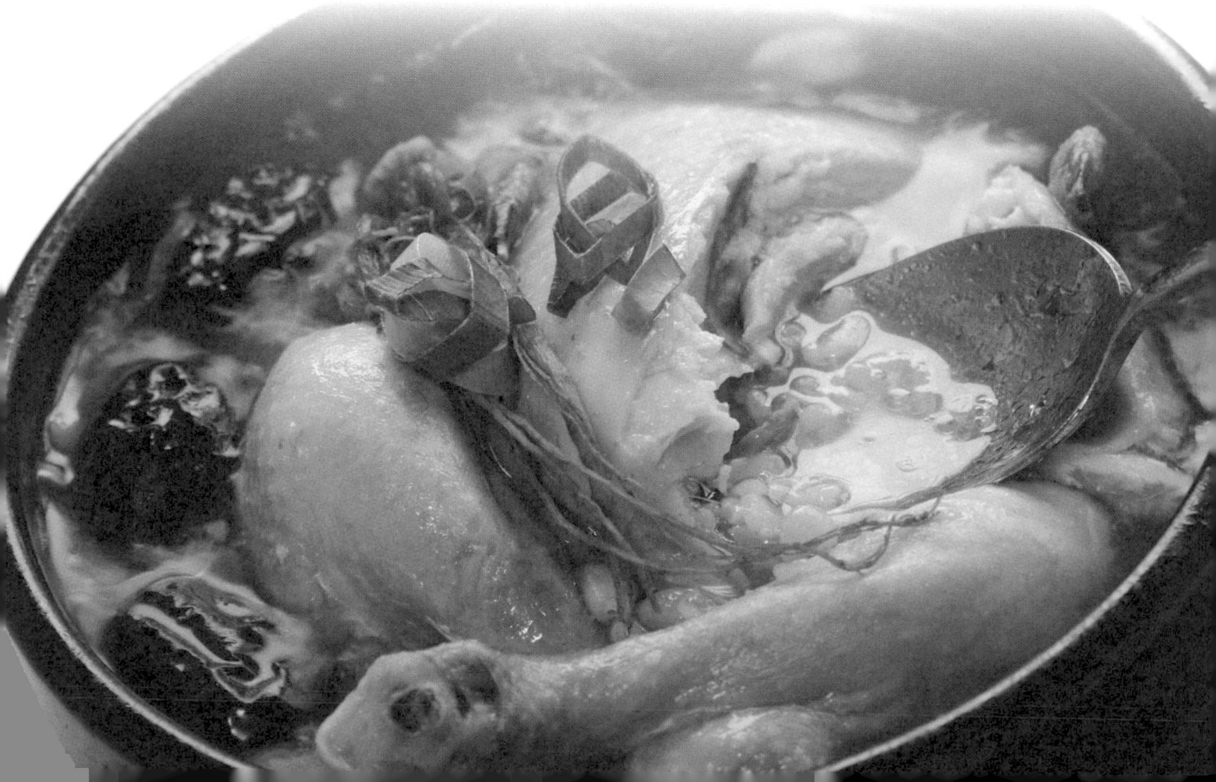

搶救枯黃髮絲

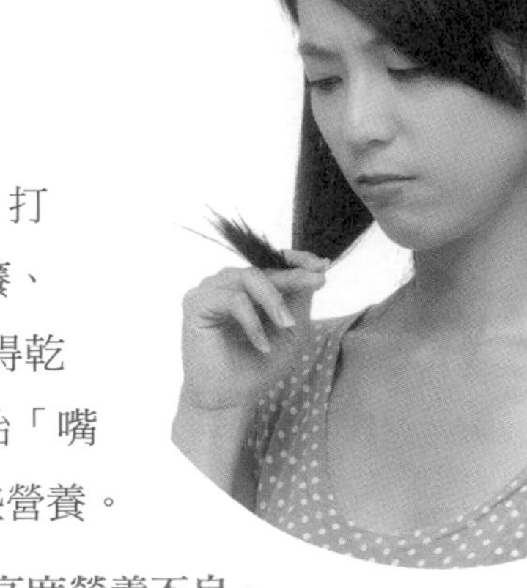

在乾燥的季節裡，我們的秀髮很容易變得枯黃、打結，還會逐漸失去光澤，並且難以梳理，頭皮屑、頭癢、掉髮等各種問題也隨之而來。如果你的頭髮也開始變得乾枯或者多油，甚至易斷，那就代表它們可能已經開始「嘴饞」了，這個時候不妨從飲食入手，多給秀髮補充一些營養。

頭髮枯黃的原因有很多，比如甲狀腺功能衰退、高度營養不良、重度缺鐵性貧血和大病初癒等，都會導致身體內黑色素減少，頭髮就會逐漸由黑色變為黃褐色或淡黃色。另外，經常燙髮、染髮，或者護理頭髮的方法不正確，都會使髮質受損變黃。

下面我們就針對各種病因引起的黃髮，提出相應的飲食指南。

一、營養不良性黃髮

營養不良性黃髮主要是高度營養不良引起的，應注意調配飲食，改善身體的營養狀態。雞蛋、瘦肉、黃豆、花生、核桃、黑芝麻中除含有大量的動物蛋白和植物蛋白外，還含有構成頭髮主要成分的胱胺酸及半胱胺酸，是養髮護髮的優良食品。

二、酸性體質黃髮

酸性體質是血液中酸性毒素增多導致的，也與過度勞累及過度食用甜食、脂肪增加有關。想改善酸性體質應多吃海帶、鮮奶、豆類、蘑菇等；此外，多食用新鮮蔬果，如芹菜、油菜、菠菜、小白菜、柑橘等有利於中和體內酸性毒素，可改善髮黃狀態。

三、缺銅性黃髮

在頭髮生成黑色素的過程中需要一種含有銅的「酪胺酸酶」，體內缺乏銅會影響這種酶的活性，使頭髮變黃。含銅元素豐富的食物有動物肝臟、番茄、花生、芹菜、水果等。

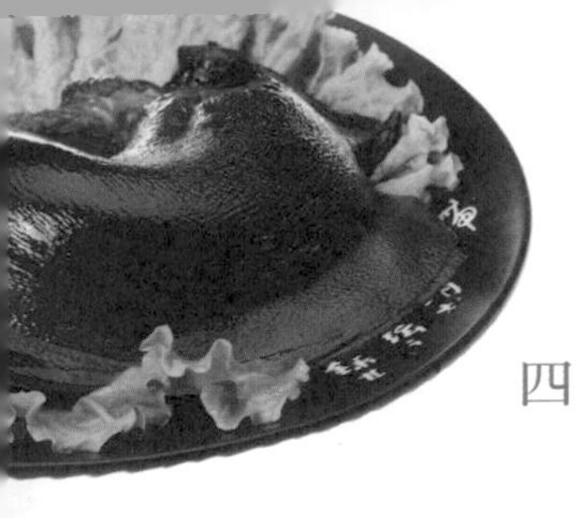

四、輻射性黃髮

現在因這種原因引起的黃髮一族越來越多，尤其是待在辦公室的上班族們。要改善輻射性黃髮，應注意補充富含維生素A的食物，如豬肝、蛋黃、奶類、胡蘿蔔等，還要多吃能抗輻射的食物，如紫菜、高蛋白食品，並且要多喝綠茶。

五、功能性黃髮

功能性黃髮出現的主要原因是精神創傷、勞累、季節性內分泌失調、藥物和化學物品刺激等導致身體內黑色素原和黑色素細胞生成障礙。此種黃髮要多吃海魚、黑芝麻、苜蓿等。海魚中的菸鹼酸可擴張微血管，增強微循環，使氣血暢達，消除黑色素生成障礙，使頭髮恢復健美；黑芝麻能生成黑色素；苜蓿中的有效成分能複製黑色素細胞，有再生黑色素的功能。

六、病原性黃髮

因患有某些疾病，如缺鐵性貧血或大病初癒時，都可能出現黃髮。此種情況應多吃黑豆、核桃仁、小茴香等。黑豆含有黑色素生成物，有促生黑色素的作用；小茴香中的苯甲醚有助於將黑色素原轉變為黑色素細胞，從而使頭髮變得烏黑亮澤。

在日常生活中，要防止頭髮枯黃還要儘量避免日曬和染燙髮。因為陽光中的紫外線會破壞存在於頭髮中的黑色素，使頭髮褪色，變得枯黃、無光澤；強鹼性的燙髮劑也會破壞頭髮的組織，致使頭髮變色。

營養健康小知識！

頭髮和肌膚一樣，如果含水量不足，就不會飽滿柔潤，因此**保濕也是美髮要訣**。要多攝取蔬菜、水果，多喝水，唯有頭髮的皮質層中飽含水分，才能保持其滋潤有光澤；同時，還要選擇有保濕作用的美髮用品，也可自製保濕美髮品。具體作法：把香蕉、優酪乳、維生素E膠囊、蜂蜜放到果汁機中攪拌後，從上往下塗抹於濕髮上，停留4～5分鐘後洗掉。如此可增加頭髮的濕度和柔順度，加強頭髮的彈性，既保濕又滋潤。

向頭皮屑 Say goodbye

誰也不願自己頭上有著「雪花」一樣的頭皮屑，那麼，頭皮屑究竟是如何產生的呢？

其實每個人或多或少都會有一些頭皮屑，不過有些人比較嚴重，有些人比較輕微。頭皮屑產生的原因有很多，諸如皮脂分泌過多，與外界灰塵混在一起，乾了以後就變成頭皮屑；或是皮脂雖少，但因角質細胞增生異常，也會形成頭皮屑；再者，用腦過度和新陳代謝旺盛的人也容易產生頭皮屑；而氣候變化、睡眠不足、吃刺激性食物、過量菸酒、體內荷爾蒙異常、人體血液循環不良、精神壓力過大、腸胃消化不良等，都會產生大量的頭皮屑；此外，頭皮屑還與體內缺乏維生素B群有關。

所以，到底要怎樣才能去除頭皮屑呢？市面上很多洗髮精都聲稱可以讓「頭皮屑不再來」，但實際上對有些人卻沒有什麼效果。其實，就像人們常說的那樣，藥補不如食補，治療頭皮屑也是一樣，唯有合理安排飲食，頭皮屑才能真的有所改善。

一、適量攝取鹼性食物

人體新陳代謝的過程中，一些酸性成分會滯留在體內，如乳酸、尿酸、磷酸等，這些酸性成分會使血液的pH值發生變化，從而造成身體疲勞，也使頭部皮膚受到影響，容易產生頭皮屑。

而鹼性食物是指那些如蔬菜、水果、乳類、黃豆和菇菌類食物等含鉀、鈉、鈣、鎂等礦物質較多的食物，它們在體內的最終代謝產物常呈鹼性，如果能適量攝取鹼性食物，就能使食物中的鹼性成分（如鈣、鎂、鋅等）中和人體內過多的酸性物質，達到酸鹼平衡，這不但有利於頭部皮膚的養護，而且能減少頭皮的脫落。

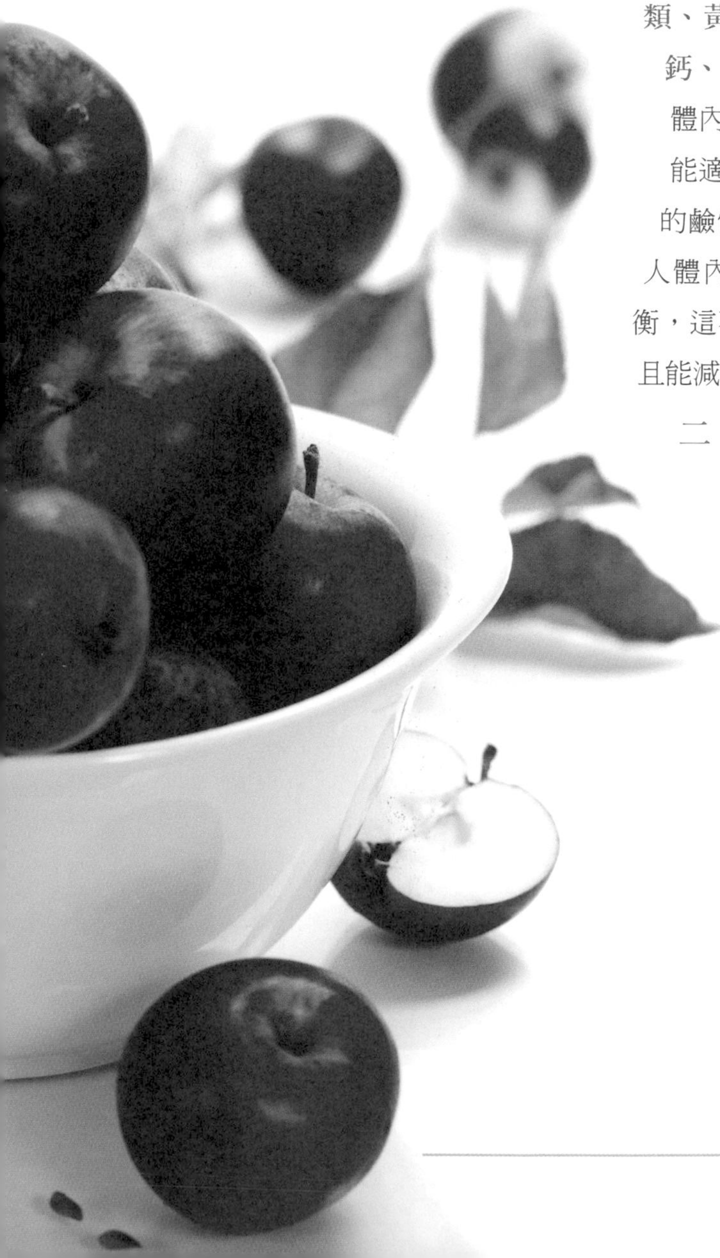

二、多吃富含維生素B_2、維生素B_6的食物

維生素B_2有治療脂漏性皮炎的作用，維生素B_6對蛋白質和脂類的正常代謝具有重要作用，攝取這兩種維生素能有

效抵制頭皮屑的產生。富含維生素B_2的食物有動物肝腎心、蛋黃、奶類、鱔魚、黃豆和新鮮蔬菜等；富含維生素B_6的食物除上述外，還有麥胚、酵母、穀類等。

三、少吃辛辣和刺激性食物

頭皮屑產生較多時，會伴有頭皮刺癢，而辛辣和刺激性食物有使頭皮刺癢加重的作用。所以應少吃或不吃辣椒、芥末、生蔥、生蒜、酒及含酒精飲料等。

四、少吃含脂肪多的食物

少吃含脂肪多的食物，尤其是有油脂性頭皮屑的人更要注意少吃此類食物。攝取過多的脂肪，會使皮脂腺分泌皮脂過多，頭皮屑形成的速度就會更快，頭皮屑的問題便會日漸嚴重。

此外，多吃蘋果、李子、韭菜、大蒜、胡蘿蔔等新鮮蔬菜水果，也可抑制頭皮屑生成。

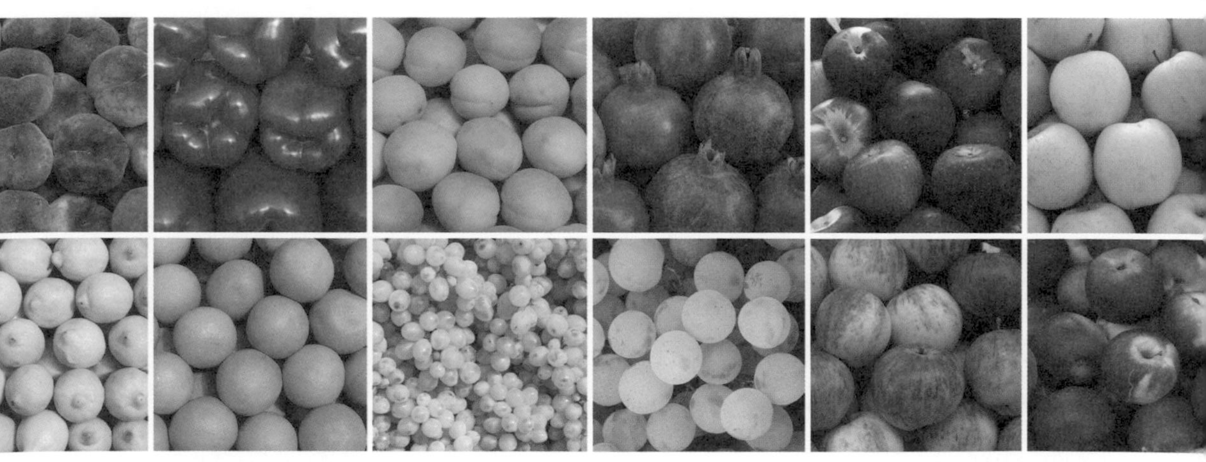

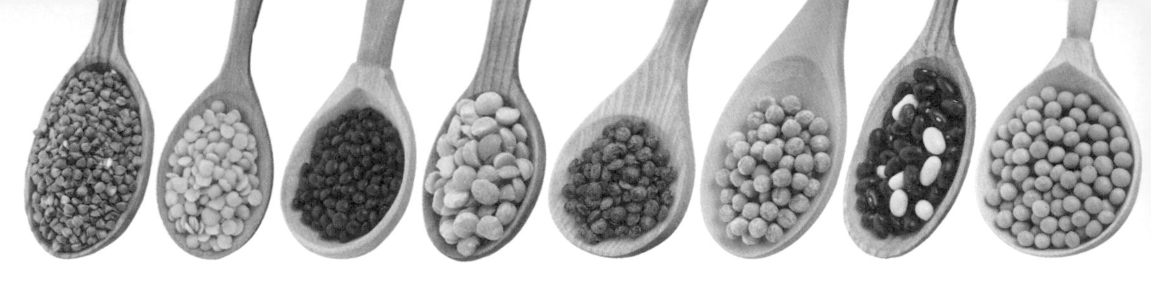

多喝營養粥，遠離少年白

白髮早生，民間俗稱「少年白」。有些人不過20多歲的年紀，頭髮就已經出現了不少白髮，不僅影響美觀，在心理上也會產生障礙，造成自卑。

如果有「少年白」，真的就只能聽天由命嗎？當然不是。在我們的日常飲食中，就有一些食物對白髮早生能發揮治療作用，也就是說，透過正確的飲食調養，白髮就會越來越少，甚至消失得無影無蹤。

有研究指出，黑髮者的頭髮中銅的含量明顯高於白髮者，**少年白的發生與體內缺乏銅有一定的關係**，這是因為銅在黑色素的合成中具有重要的作用。也因此，少年白的人應多吃些富含銅的食物，如堅果類（瓜子、核桃等）、乾豆、穀類、禽類和一些蔬菜、水果等，海產品如魚蝦，以及動物肝臟中也含有較多的銅。

依中醫的觀點，**頭髮生長與先天腎氣、肝腎精血密切相關**，如果腎氣不足、肝腎精血虧虛，頭髮就會失去滋養，顏色暗淡，過早變白。對此，應多吃養血補腎的食品以潤髮，如黑芝麻、黑豆、黑棗、黑木耳等。

另外，**缺乏維生素B群也是造成少年白的一個重要因素**，故應增加其攝取量，富含維生素B群的食品有全穀類、豆類、乾果、動物肝臟、心、腎以及奶類、蛋類和綠葉蔬菜等。

最後，也要**適量攝取富含酪胺酸的食物**，如雞肉、瘦牛肉、瘦羊肉、兔肉等。酪胺酸是各種黑色素的基礎物質，如果體內酪胺酸缺乏也會造成少年白。

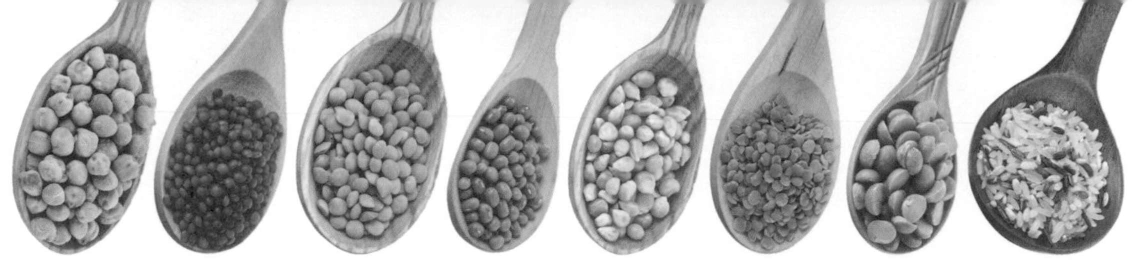

此外，再告訴大家幾個食療方，長期食用可見其功效。

- 黑芝麻25克搗碎，米適量洗淨，加水共煮為粥。經常佐餐食用。
- 每晚吃炒熟的黑豆20粒，黑芝麻一匙。常吃可烏黑頭髮。
- 黑芝麻、黃豆、花生、核桃各等份，分別炒香、炒熟，研成細粉後調勻。每日睡前用牛奶、豆漿或開水沖服一小匙。**腹瀉時不宜食用**。
- 桃仁1000克，白糖適量，先將桃仁放冷水中浸泡3天，取出後去皮尖，然後將白糖適量放入鍋中，待其溶化後倒入桃仁，攪勻，冷卻後揉成丸食用。每日2次，每次5克，連吃100天。

飲食調養再加上上述的食療方，相信少年白的情況很快就能獲得改善。有這方面困擾的朋友不妨一試。

營養健康小知識！

治療白髮，可用制首烏、熟地各30克，當歸15克，浸於1000毫升的糧食酒中，10～15天後開始飲用，每天15～30毫升，飲至見效。同時要採用**梳頭法或按摩法**：用梳子梳頭，或用手掌或手指揉搓頭髮，每天早晚各1次，每次1～2分鐘，每分鐘梳或揉搓30～40次，能促進全身血液循環，增強製造黑色素細胞的功能，有效防治白髮。

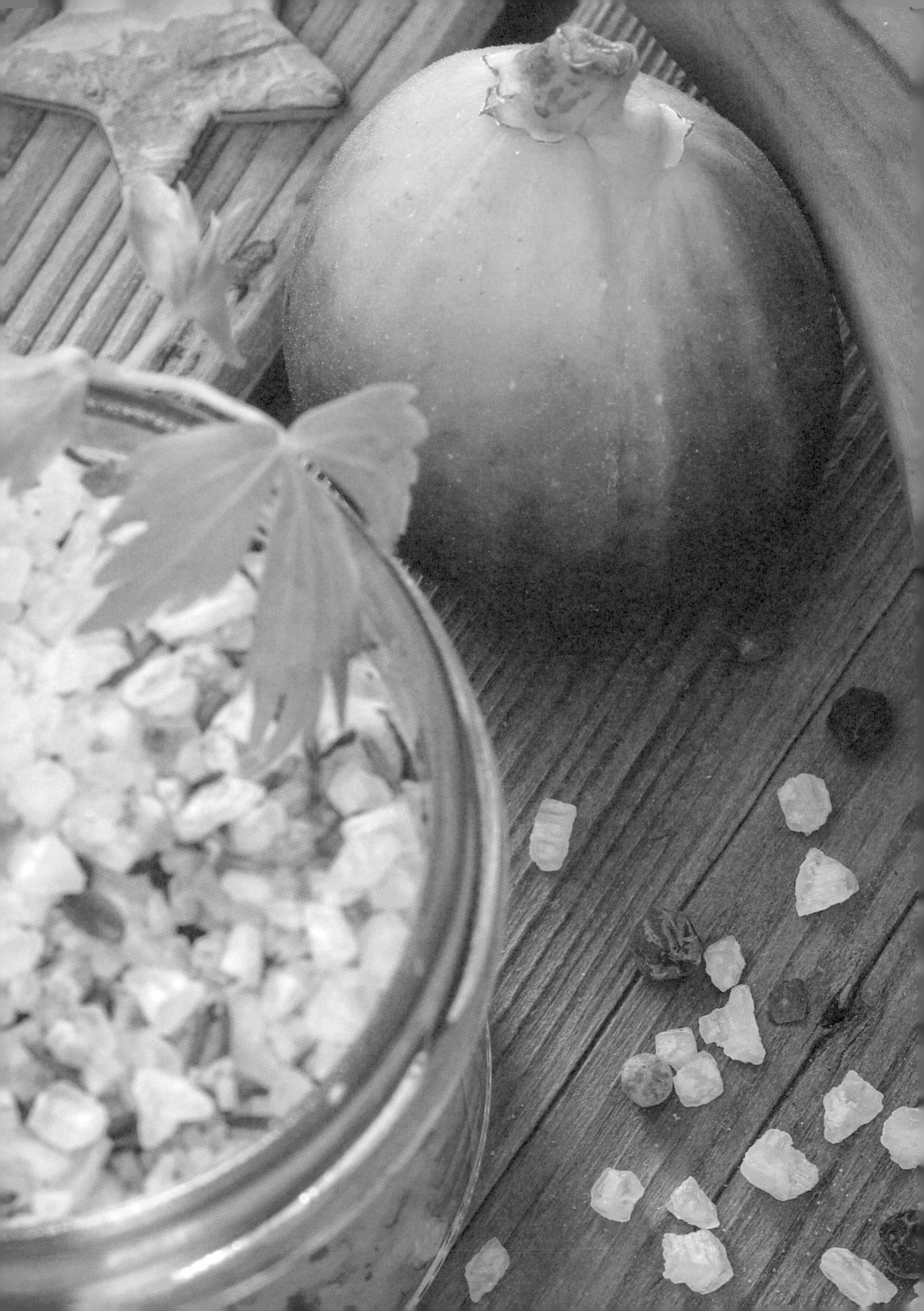

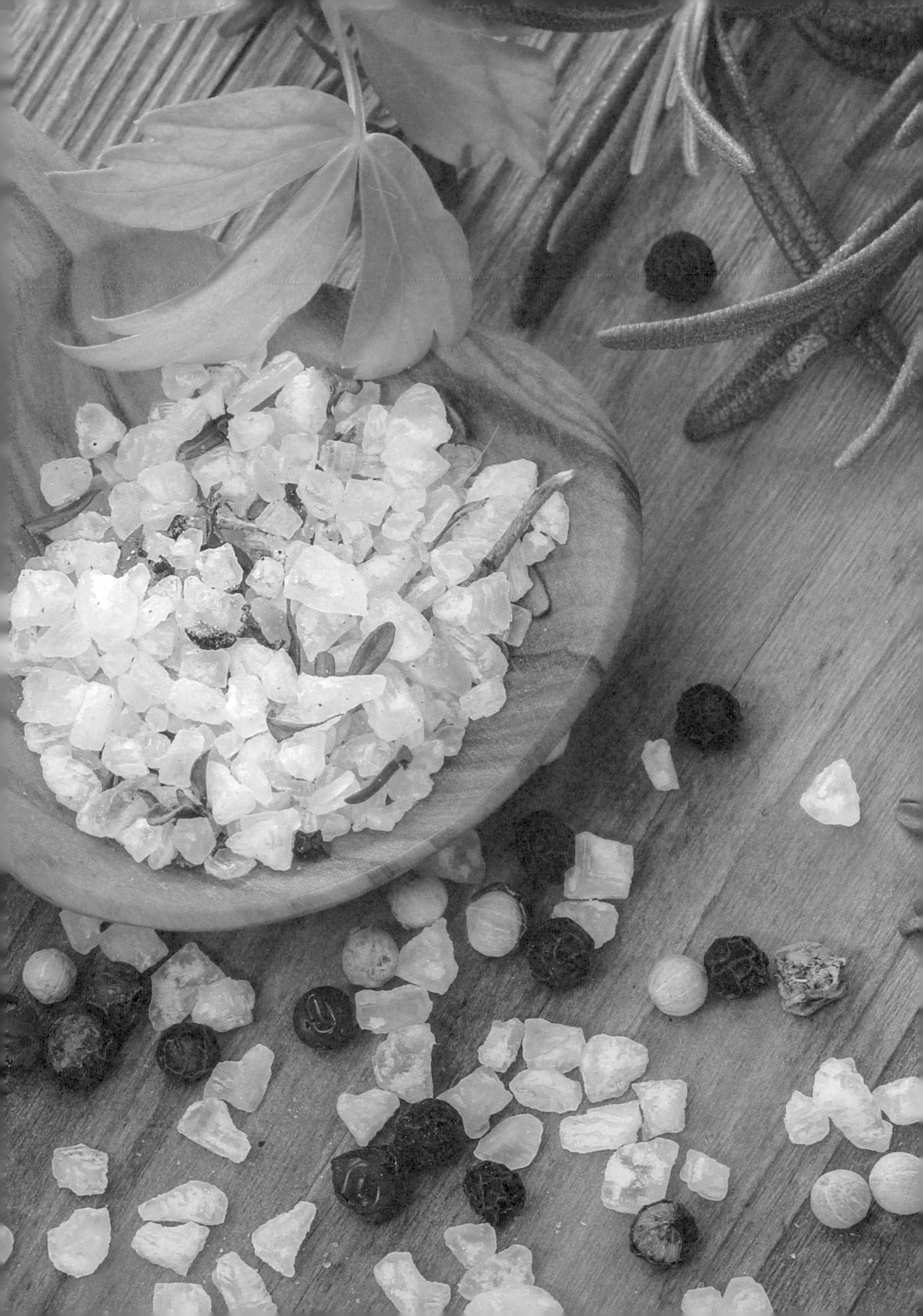

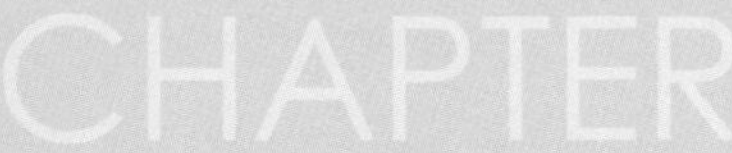

7

拒當小腹婆，越吃越享「瘦」

9大飲食法則，享「瘦」就是這麼簡單

每個女性都渴望擁有苗條的身材，一方面是因為肥胖會使女性的曲線、腰線漸漸消失，女人味也跟著蕩然無存；另一方面，根據研究指出，**肥胖會使壽命縮短**。因此，眼見自己的身軀日漸肥胖，女性必須要有所警惕，並嚴格遵循以下9大飲食法則，幫助自己快速減掉身上贅肉，恢復窈窕身材。

法則一：換掉調味料

鹽是很容易吸水的，當你攝取超過身體所需的鹽分時，你的身體就會暫時儲存較多的水分，結果就會感覺自己變得很遲鈍、顯得水腫，增加了額外的重量。因此，除了要少吃鹽外，還要將含鹽的調味料儘量換成不含鹽的風味材料，比如小茴香、九層塔、洋蔥、香菇、蔥、蒜、枸杞、當歸等。

法則二：口渴就喝白開水

口渴時，許多人喜歡喝碳酸飲料來解渴。**碳酸飲料中含有不少的高果糖玉米糖漿**，會增加熱量的攝取，造成體重增加。

因此，口渴時，最好只喝簡單的白開水，並**確保每天都喝8杯白開水**，身體才會保持適當的含水狀態；如果覺得白開水太淡，可在白開水裡加一點薑汁，這樣不但喝起來有味道，而且能讓你變得鎮靜，還可以平衡你的升糖指數。

法則三：戒掉精緻醣類

每個人的體內都有一個後備的能量庫，這裡儲存了一種叫作肝醣的碳水化合物。但是，除非女性正在進行一種很激烈的健身計畫，否則並不需要儲存那麼多的能量，於是這些剩餘的能量就很容易變成體脂肪——這就是多吃

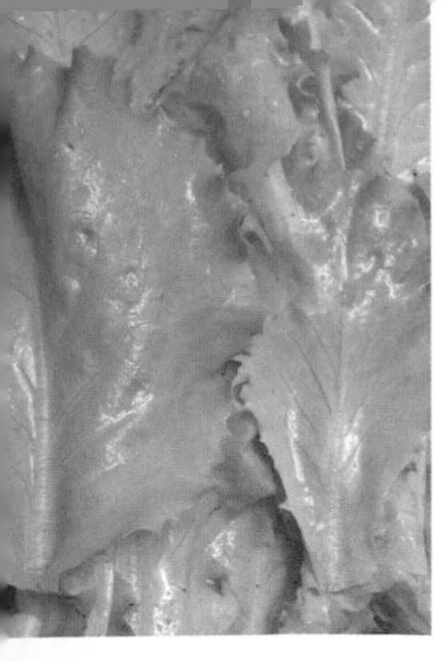

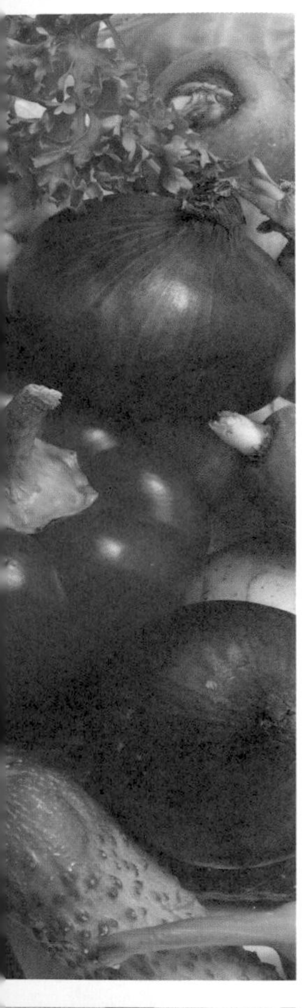

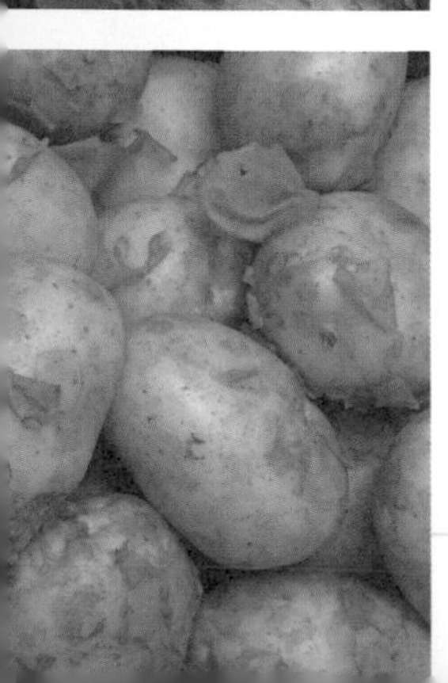

碳水化合物中的醣類會發胖的原理。另外，順便提醒一下，若我們透過劇烈的運動來消耗體內的碳水化合物，便會造成體內水分大量流失，因為身體每把1克肝醣轉化為葡萄糖，就需要消耗3克左右的水分，所以運動時要適當補充水分。

總之，要控制醣類的攝取量以避免脂肪過剩，更要少吃貝果、義大利麵等精緻醣類的食品。比如，在吃午餐的時候，可用一片全麥麵包來代替三明治，或在全麥麵包中加入一小塊雞肉或是乳酪；吃下午茶時，可把餅乾改為堅果或者瓜子；選擇主食時，以糙米取代白米等。

法則四：增加蔬菜攝取量

大多數的蔬菜，煮熟吃比生吃更可減少體積，並因此能增加攝取量，所以，在吃新鮮蔬菜時，最好煮熟了再吃。過水汆燙是不錯的烹調方式，既簡單又快速。

法則五：戒掉辣醬或辣粉

不少人都喜歡超辣的食物，然而，辣的食物會刺激胃部，使之產生酸性物質，而酸性物質容易導致體內毒素過多、發胖；同時，辣味食物又有開胃的作用，會使人吃得更多。因此，對於那些想要瘦小腹的人來說，一定要少吃黑胡椒、肉豆蔻、五香辣椒粉、辣醬、洋蔥醬、大蒜醬、芥末醬、燒烤醬等辣味食材，轉而選用小茴香、薄荷、迷迭香、咖哩粉、檸檬汁和酸橙汁等風味調料來烹飪菜餚，一樣能令菜餚美味可口。

法則六：扔掉口香糖

有的人都喜歡嚼口香糖，然而他們可能沒有意識到，在嚼口香糖的時候會大量吸進空氣，導致腹部脹氣；另外，口香糖中亦含添加糖分，這一切都不利於消滅小腹的計畫。因此，如果不是出於口氣清新的需要，而是出於習慣，或只是想讓自己的嘴巴裡有東西的話，可以選擇無糖口含錠來替代口香糖。

法則七：少吃油炸食物

很多人都愛吃炸雞腿、雞排等油炸食物，然而**油炸食物很難消化**，容易讓人感覺肚子發脹，也不利於瘦小腹，因此，一定要少吃油炸食物。

在吃完一頓飯菜後，即便吃得是非油炸食物，都應該去外面走個五分鐘；**走動會使身體釋放廢氣，降低人體的升糖指數**，還會減輕壓力，因此在一定程度上具有瘦小腹的功效。

法則八：果汁、水果勿過量

許多人都以為水果沒什麼熱量，因此往往會攝取過量。其實，一個拳頭大的水果（1份）約含60大卡的熱量，**每日飲食指南建議，一天的水果類攝取量為2～4份，多吃也會增加體重**；尤其很多人喜歡喝100%果汁，常在不知不覺中飲用過量

法則九：扔掉「代糖食品」

超市裡那些所謂的無糖、低熱量的食品，通常可能含代糖。糖醇，是代糖中的一種，不易被人體消化吸收，攝取過多，容易使女性腹脹，甚至出現腹瀉等症狀。因此，對於愛吃甜食又渴望保持平坦腹部的女性來說，最好少吃甜點。

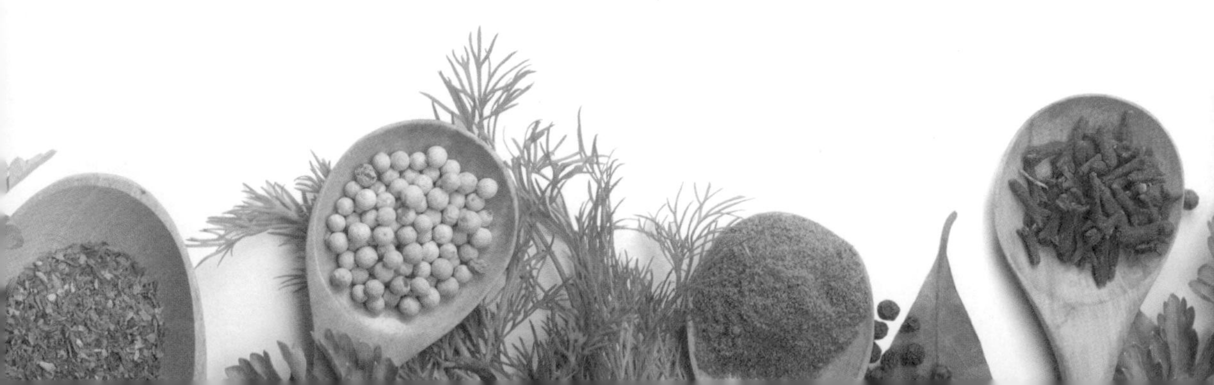

只要堅持以上9大飲食法則4天，就能看到明顯的瘦小腹效果——這9大飲食法則都是為了減掉體內殘留水分而設計的，它還可以幫助人體將積聚體內的毒素排掉，當體內的廢物和廢氣排出之後，相信你馬上就可以感覺到體態的輕盈了。

營養健康小知識！

咖啡中的咖啡因具有促進脂肪分解的作用，能將脂肪釋放在血液中，所以喝咖啡也可以減肥。建議飲用黑咖啡，勿加糖和奶精，以免增加熱量攝取。

另外，根據歐盟食品科學委員會建議，每人每日咖啡因攝取量應在300毫克以下，若以150c.c.滴注式研磨咖啡為例，則建議在2～3杯以下。

此外，用煮過的咖啡渣按摩不僅可使肌膚光滑，還有緊膚、美容的效果，在容易囤積脂肪的小腹、大腿、腰臀等部位，沿著血液、淋巴流動的方向按摩，朝心臟部位移動，還能達到分解脂肪的減肥效果。如果沐浴時按摩效果會更好。

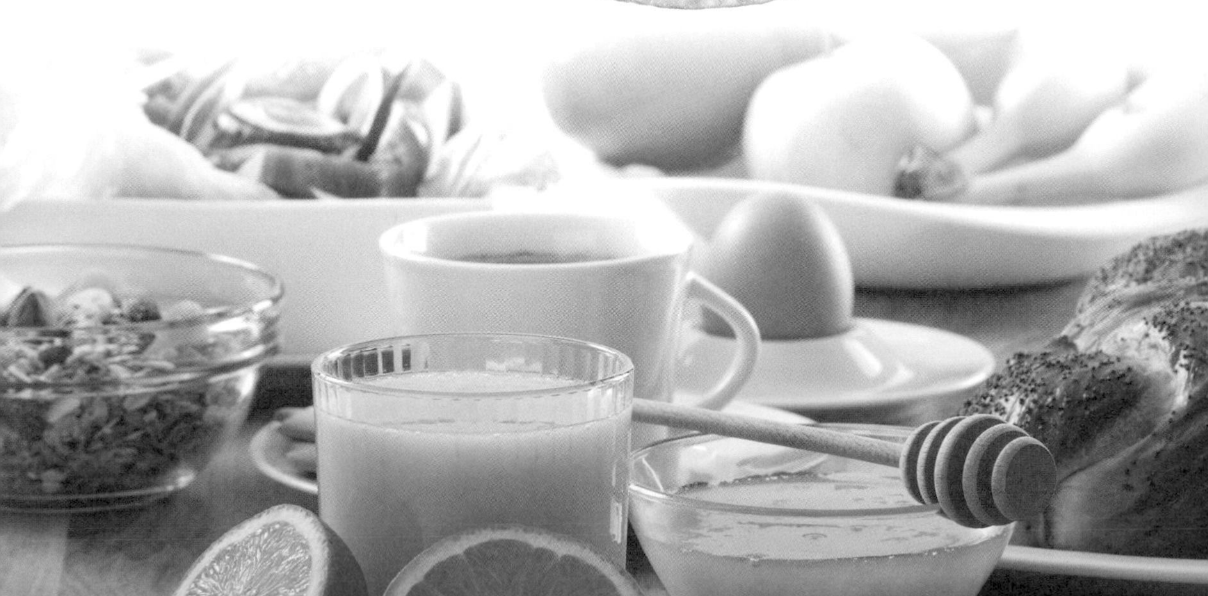

補充鹼性食物，酸鹼平衡不發胖

人體自身有一個調節酸鹼平衡的系統，可以確保人體在合理飲食條件下的酸鹼平衡。但是如果長期飲食結構不正常，吃了太多的酸性食物，加上工作壓力大、生活習慣不良（如抽菸、喝酒、熬夜等），體質就容易變成酸性體質。

醫學研究證實，當體質變為酸性時，人體就容易出現口臭、愛吃甜食、口味偏重、手腳冰冷、容易感冒、皮膚脆弱、傷口不易癒合、易引起關節腫痛、對疾病抵抗力降低等症狀，甚至可能直接影響到腦和神經功能。

對於愛美的女性來說，酸性體質還可能帶來另一場災難：肥胖——大部分易胖體質的人，體內都呈現酸性體質的特徵，也就是說，身體的pH值略微偏酸。原因在於，酸性體質的人血液也偏酸性，血管中較容易堆積廢物，就好像一棟大樓裡面的水管，如果水管中流動的水清澈，水管就比較不容易堵塞；如果水比較濃稠、混濁，就比較容易堵塞。同理，血液偏酸性的人，新陳代謝比較差，體內也比較容易堆積毒素、不易排除，而體內堆積過多的毒素，就容易導致身體肥胖了。

知道酸性體質可能造成的不良後果後，如想瞭解自己是酸性體質還是鹼性體質，則可嘗試以下方法。

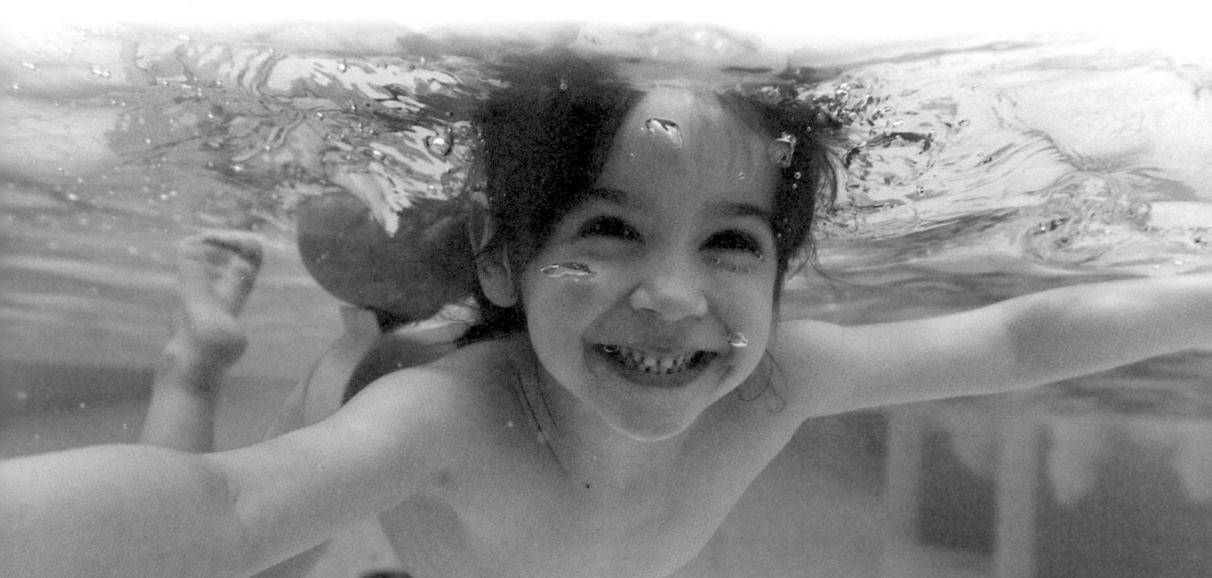

pH試紙測試法

化學上有pH試紙能測試酸鹼度，也可拿來一用。

早上起床後，進餐前，採集少量尿液將其滴在試紙上，然後迅速比對pH試紙所提供的色塊，依照顏色深淺進行判斷，以得到自己尿液的pH值，連續觀察一週後，就可判斷出自己身體的酸鹼度。

一週之內，尿液pH值多次在6.5之上，則說明你是正常體質；如果尿液pH值多次在6.5以下，你的身體則可能屬於酸性體質；尿液pH值低於6，那你就是比較確定的酸性體質了。

對於酸性體質的女性來說，如果想調節自身的酸鹼度，除了多運動、調節心理外，還要特別注意補充鹼性食物，少吃酸性食物。一般說來，所有的垃圾食品、加工食品或菸酒都是酸性食物，而經過高溫加熱冒煙的油類，或經過氫化處理的不易毀壞的油類也都是酸性食物，最好不要吃；取而代之的，是要多攝取天然蔬果或冷壓榨取的亞麻籽油、橄欖油、苦茶油等。

一、食物酸鹼的分類方法

一般食物的酸鹼分類方法，是用極高溫燃燒食物，然後對殘餘的「灰燼」測試pH值。然而此方式會忽略了食品所含的酸性物質，也就是糖，其在高溫的過程中被燃燒掉了。

例如以香蕉來說，雖然有鹼性的礦物質鉀，但同時含有20～25％的醣，攝取後，在人體內有較高的酸化能力。

二、常見食物的酸鹼分類

強酸性：蛋黃、乳酪、白糖做的西點、烏魚子、柴魚等。

中酸性：香蕉、火腿、雞肉、鮪魚、豬肉、鰻魚、牛肉、麵包、小麥、奶油、蛋黃醬、腰果等。

弱酸性：紅豆、蘋果、豆腐、豆漿、燕麥、葡萄乾等。

中鹼性：黃豆、蘿蔔、胡蘿蔔、番茄、檸檬、菠菜、甜菜根、芹菜、大蒜、薑、洋蔥、秋葵等。

強鹼性：芽菜類、茶葉、花椰菜、海帶、天然綠藻、草本茶飲等。

總之，要注意酸、鹼食物的合理搭配，**每天攝取食物的酸鹼比例建議應為2：8**，如此才能有效維護體內環境的健康，即不在體內堆積過多的垃圾和毒素，進而能因此保持身材的苗條健美。

營養健康小知識！

並非味覺上酸的食物就屬於酸性食品，新鮮的成熟水果，即使其味道是酸的，也可能是鹼性食物。另外，以酸鹼度劃分食物的「好」「壞」是錯誤的觀念，**飲食並非「鹼性越多越好」**，人體本身擁有良好的酸鹼調節系統，唯有酸鹼平衡才是真正的健康。

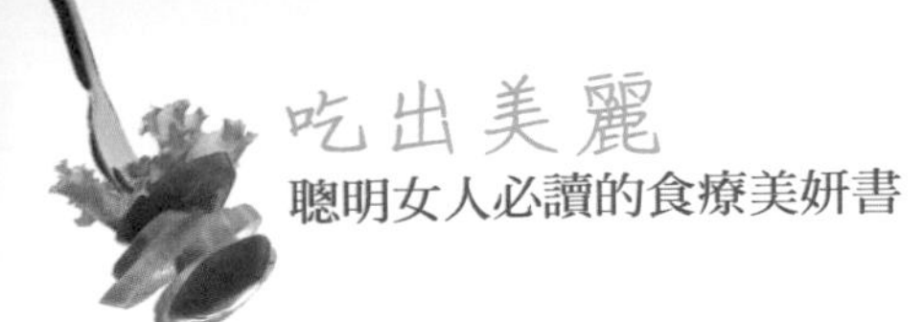

高貴不貴的神奇瘦身水

美國的F．巴特曼博士認為，水是一種清潔的能源，它不會在體內堆積，而是隨著尿液排出體外，還能帶走體內毒素；因此，喝水是保持身材苗條的重要方式，而白開水正是「最佳瘦身水」。

一、白開水的瘦身功效

- 白開水比其他液體更容易被身體吸收，因此能幫助女性避免因飲水過量而使體內積聚多餘水分造成水腫。
- 喝了白開水之後，腸胃等內臟得以升溫，加速血液循環。內臟溫度每上升攝氏1度，體內的基礎代謝率會提高10%～12%，脂肪就燃燒得更快。
- 能令內臟升溫的白開水，具有活化內臟機能的功效，特別是對於腸胃的消化機能尤其顯著，從而使積聚在體內的垃圾瓦解並順利排出，毒素一掃而光，肝臟與腎臟也就變得健康了。
- 透過喝白開水，血液與淋巴的流通會變得更順暢；多餘水分排出後，水腫也得以消除；還能改善便祕，使臃腫體態變得苗條一些。

  建議每天喝最少800～2000毫升白開水，有利女性保持身體健康和身材苗條。

二、白開水的準備步驟

步驟1

必須用水壺或鍋具盛水，用瓦斯燒開。避免用微波爐、飲水機、電磁爐、電水壺等用電能加熱的方式來燒開水。

步驟2

水煮沸後，打開蓋子，再煮10分鐘，令水中融入風能。這時，若水分有所蒸發，可以稍微加點水，但注意不要讓開水溢出。

步驟3

關掉火，將開水倒入耐熱的杯子中，在室溫下冷卻至攝氏**50**度左右，注意不要加冷水降溫，因為這樣會令能量稀釋並且失衡。

營養健康小知識！

很多人常常會感到疲倦，尤其在夏季，很多時候會有軟弱無力、昏昏欲睡的感覺，這並非是精神緊張或血糖低所造成的，而可能是身體脫水的症狀。因為**人體對渴的敏感度較低**，當身體水分逐漸減少時，身體不會立即反應飲水的需求，但如果身體的水分持續減少，身體就會越來越疲倦、虛弱。這時，只要適當飲用白開水，就能讓身體恢復精力。

三、白開水的飲用方法

- ◆ 早上起床後，腸胃處於冷卻的狀態，喝點溫暖的白開水，可以令其升溫，進而提高消化能力；每隔10～20分鐘喝一口，**早餐前30分鐘喝水最佳**，能促進身體排毒。剩餘的水可以用水瓶裝著，外出時隨時飲用。午餐與晚餐前喝一杯水，可促進消化機能。
- ◆ **最好是趁溫暖時飲用**，若過分冷卻，進入體內會令人體降溫，新陳代謝與排毒效果也會受到影響。
- ◆ 手腳容易冰冷或水腫的女性，可以在白開水中泡一兩片薑片，最好能加點紅糖，以提高新陳代謝；但建議只在早上喝，因為薑性溫、主生發、開胃健脾，而早上人體需生發之氣，故早上吃薑有益健康。
- ◆ 飲用白開水時切忌大口地喝，否則會稀釋胃酸，不利消化；應小口小口地喝，同時不要等到口渴了才一下子喝很多水。分多次飲用才能真正確保身體不缺水。

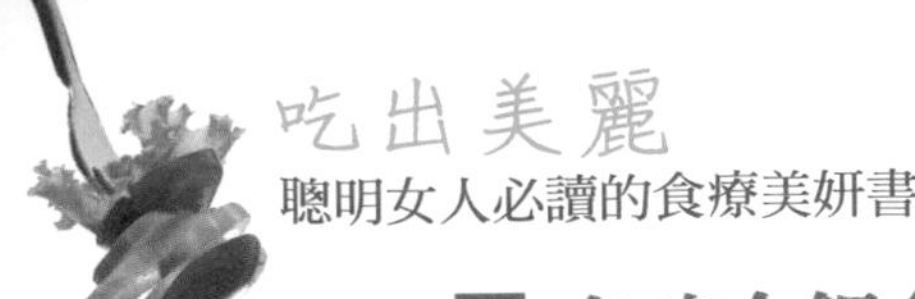

■ 多吃含鉀食物，輕鬆擁有小臉蛋

自古以來，瓜子臉都是美麗的象徵，而在今日這個以瘦為美的時代，女明星們的臉更是一個比一個還要小，充分說明了大多數女人都渴望擁有巴掌大的小臉。然而，並不是每個女人天生都擁有迷人的小臉，大多還是透過後天的努力讓臉變小的。

在所有方法中，多吃高鉀食物，是較為安全有效的一種瘦臉方式，因為**鉀元素可以促進體內代謝功能**，排除因為不當飲食或生活習慣不良所導致的臉部腫脹問題。

另外，**鉀不會在體內堆積**。人體內所需要的鉀，主要是由腸道所吸收，再透過消化道到達全身各處；而由於人體內沒有專門儲存鉀的器官，不像吃多了油便會以脂肪的形式儲藏在體內那樣，鉀是不能儲藏的。因此，**鉀的補充必須透過每天的攝取**，使排出和吸收能保持平衡，以維持人體正常運轉。

由此可見，含鉀食物的攝取是每日的必須，**成年女性建議每天應攝取4.7克鉀**，如此才能確保身體的健康。

日常生活中常見的高鉀食物有以下幾種。

一、蔬菜類

1. 根莖類

蓮藕的鉀含量高達每100克280毫克，而蘿蔔含鉀量也較高，但不同品種的蘿蔔，其含鉀量相差懸殊；如100克胡蘿蔔中的鉀含量為290毫克，白蘿蔔則為200毫克。

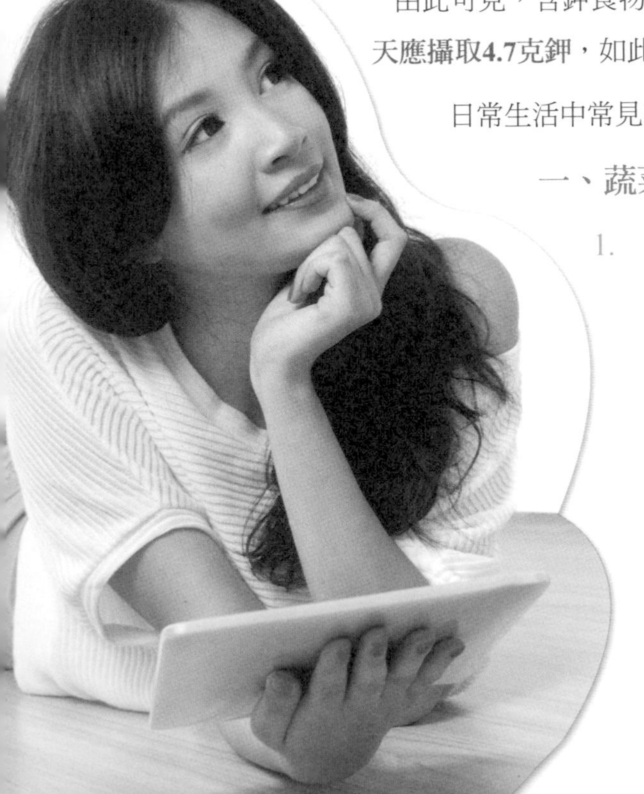

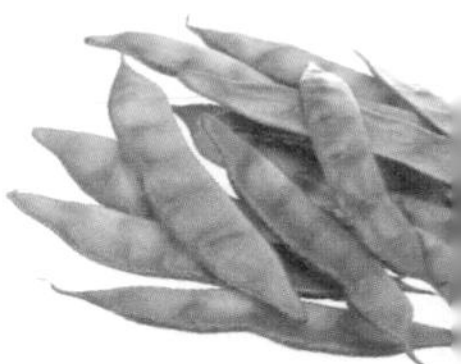

2. 鮮豆類

豆類含鉀都比較豐富，如扁豆、豇豆、四季豆等，每100克中約含鉀180毫克左右，較受人們歡迎的甜脆荷蘭豆含鉀160毫克；豆苗類中，100克黃豆芽含鉀55毫克，而100克綠豆芽中則含鉀190毫克。

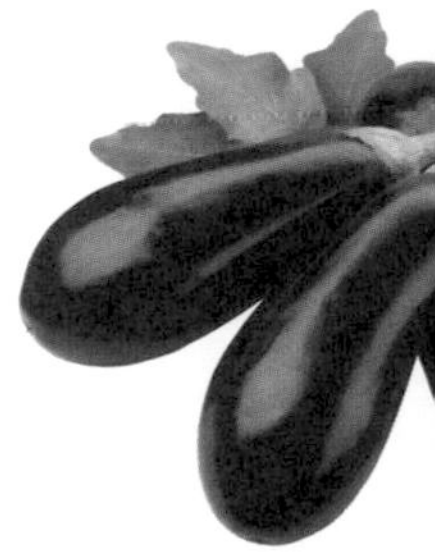

3. 茄果類

白皮茄子含鉀量較紫皮茄子高，100克中含鉀量為238毫克（紫皮茄子為200毫克）；聖女番茄100克中含鉀量為180毫克；乾辣椒中的鉀含量每100克高達991毫克，但因食用量少，鉀的實際攝取量並不高。

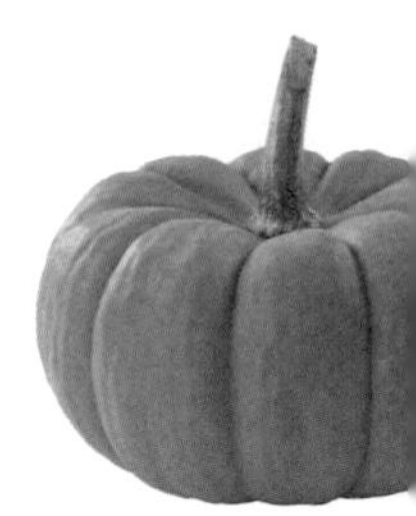

4. 瓜類

南瓜的鉀含量最高，每100克南瓜中含鉀可達320毫克，其他大部分瓜類，如黃瓜、冬瓜等的含鉀量中等，每100克黃瓜、冬瓜中含鉀量在100～150毫克之間，但絲瓜的含鉀量較低，每100克絲瓜中含鉀僅60毫克。

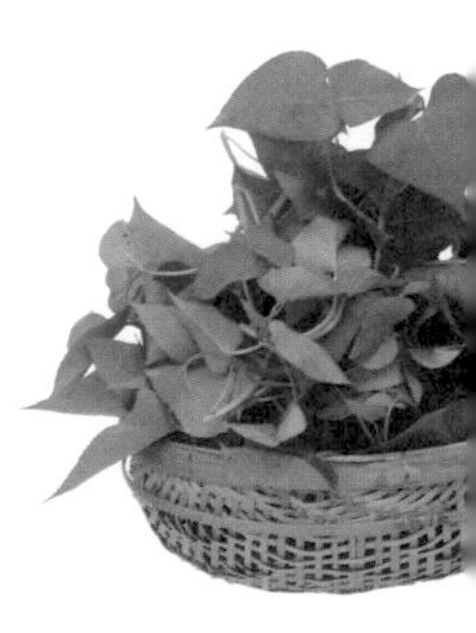

5. 綠葉菜類

莧菜、菠菜、地瓜葉、茼蒿菜、空心菜、苦苣菜等的含鉀量最高，每100克蔬菜中含鉀量超過300毫克；青江菜、萵苣葉、芥藍、花椰菜、油菜等次之，每100克蔬菜中含鉀量超過200毫克；其餘大部分蔬菜每100克蔬菜中含鉀量在100～200毫克之間。

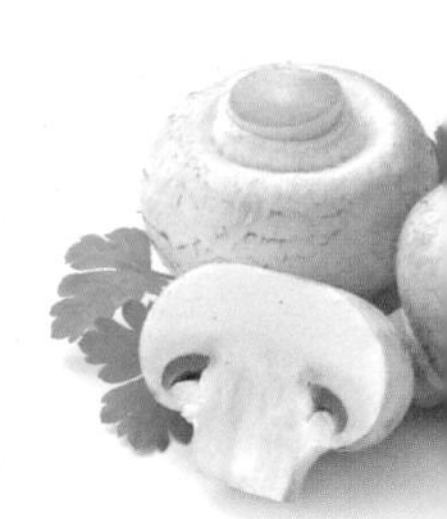

6. 菌藻類

鉀含量相對來講都比較高。比如白蘑菇含鉀量為每100克含鉀350毫克，而草菇每100克含鉀量更高達500毫克。每100克乾製香菇、茶樹菇、海帶、木耳等菌藻類中含鉀量甚至可達到700～3000毫克以上。

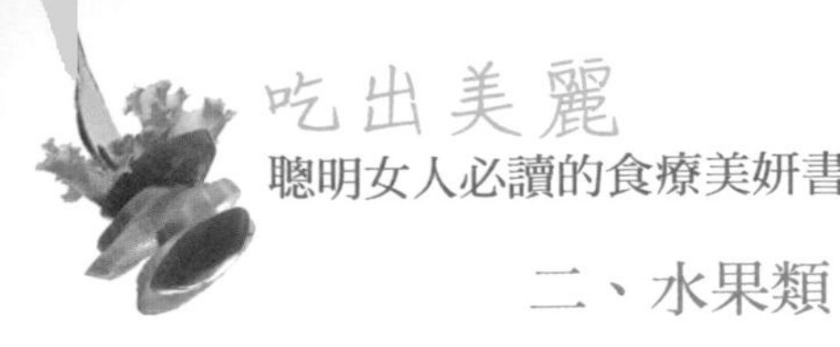

二、水果類

水果類食物的鉀含量普遍低於蔬菜類。

蘋果、梨、橘、橙、桃、西瓜、葡萄等水果中的含鉀量僅每100克水果中含鉀50～150毫克；部分熱帶（或亞熱帶）水果含鉀量較高，每100克中，香蕉含鉀量為290毫克，榴槤為420毫克，木瓜為220毫克。

乾果類食物中的鉀含量相對較高，每100克中，紅棗含鉀量為597毫克，無花果乾為898毫克，桂圓為891毫克。

此外，日式早餐中的納豆、柴魚和吻仔魚等小魚乾都含有優質的鉀成分，因此，蒸、煮、炒或做湯時加些納豆或小魚乾，都有增進營養與瘦臉的雙重功效。

營養健康小知識！

我們每天都需要吃含鉀食物來補鉀，因為**鉀在人體內很容易流失**。例如，在長期大量飲酒，或大量吃糖以及超量吃鹽的時候，都很容易導致鉀的流失，使血鉀降低；一方面，由於尿量增多，鉀會從尿液裡流失；另一方面，當糖攝取多了，會使血裡的鉀跑到細胞內，也會出現低血鉀的情況。另外，精神緊張和過度勞累也會消耗鉀。

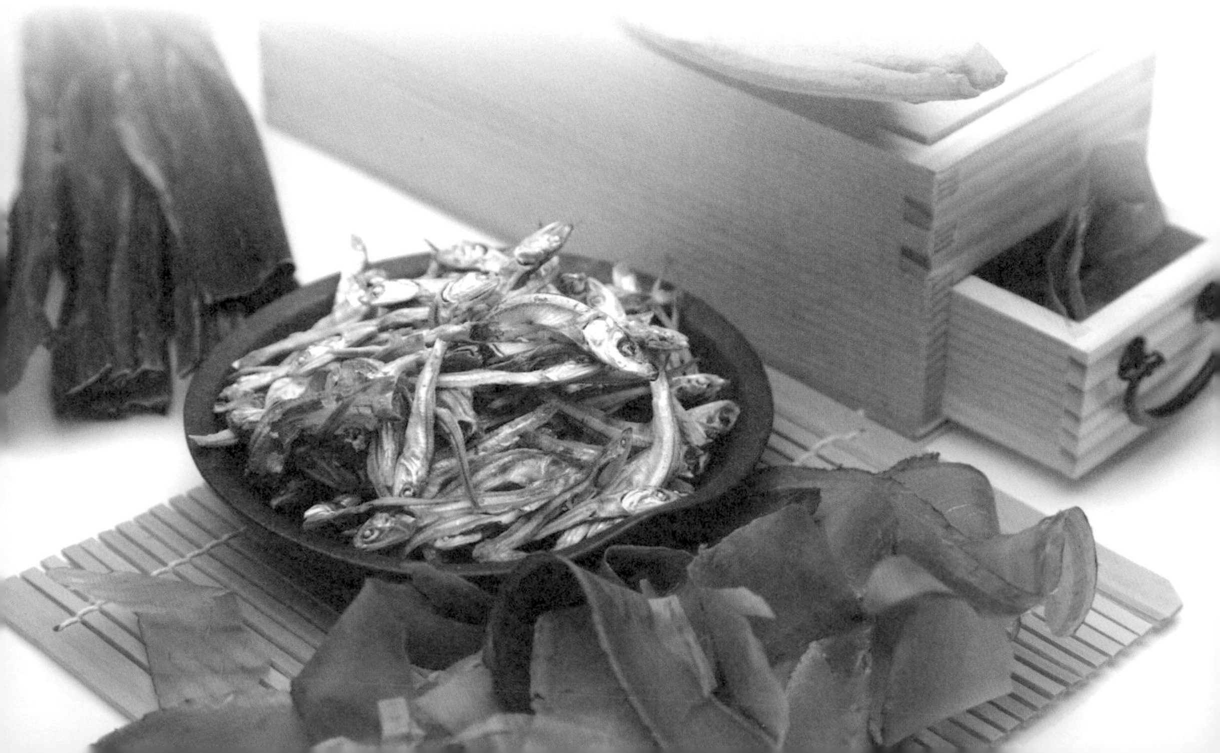

6週瘦小腹的飲食法則

美國斯基德莫爾學院在經過大量的調查研究後，制訂了一套包括高強度運動和輕微飲食調節的減肥方案，它比一般的減肥方案能更有效地除掉人體內多餘的脂肪，減肥效率高於一般減肥方案兩倍，同時還能把每週需要花費的運動減肥時間縮短一個多小時；但由於這套減肥方案是以運動為主，因此為了那些不愛運動或沒有時間運動的人，一些美國專家又在這套減肥方案的基礎上稍作調整，提出了**6週減掉腹部脂肪的飲食法則**。

法則一：每日菜單必備的12類食物

每餐必須至少包含以下所列食物中的2類以上。

堅果類食物，如杏仁、榛果、核桃等	火雞肉或其他瘦肉
豆類或其他豆莢類食物	無糖花生醬
菠菜和其他綠色蔬菜	橄欖油
脫脂、低脂牛奶或優酪乳	全穀類麵包，如小麥、燕麥等
低糖型即溶燕麥片	富含蛋白質的食物
雞蛋	漿果類果實，如葡萄、草莓等

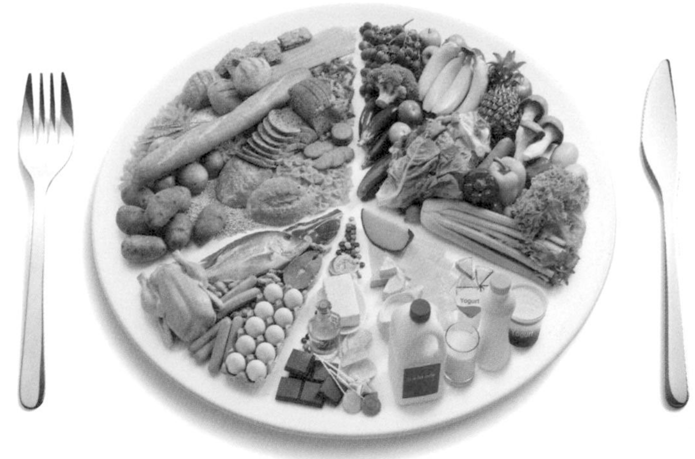

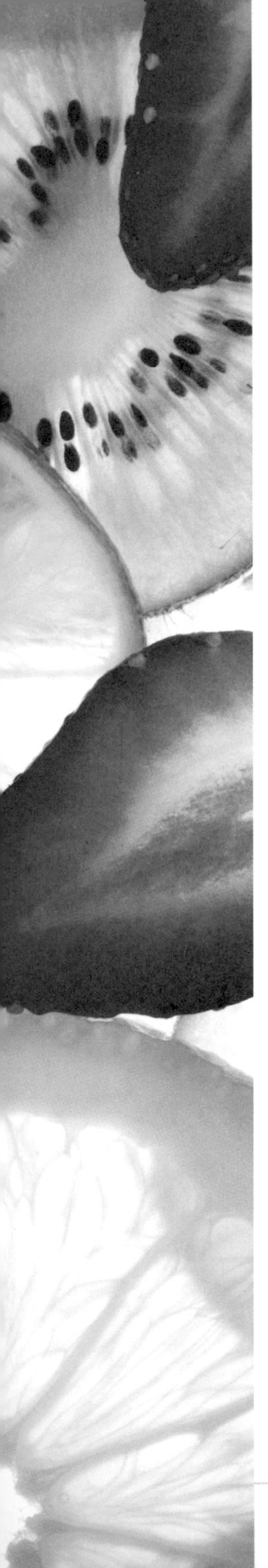

法則二：一天6餐

很多人都以為節食是最佳的瘦身方法，但事實上，節食反而會使身體吸收不到足夠的營養，並因此產生強烈的飢餓感，造成之後的大吃特吃，進而導致身體更加快速地囤積脂肪。

因此，為了避免營養不良或承受強烈饑餓感所帶來的痛苦，不妨將一天所需的熱量，平均分散在六餐中，既能消除饑餓感又不至於因為熱量超標而積累過多脂肪。

法則三：減少熱量的攝取

養成習慣，儘量選擇低熱量的食物，避免攝取那些高熱量的食物。比如，酒類和碳酸飲料不僅沒有營養，還會讓人喝進過多的熱量；雖然喝酒有助於舒緩神經、放鬆心情，但同時也會讓身體燃燒脂肪的速度變得緩慢。所以，水、低脂牛奶、優酪乳或自製蔬果汁才是最好的選擇。

法則四：自製鮮榨蔬果汁

應多喝自製的鮮榨蔬果汁，不僅從中能獲得更豐富的營養，還能自行控制糖分比例，以免攝取過多的熱量。一般而言，每天可喝250毫升果汁，不妨在果汁中加些冰塊並攪拌至少10分鐘，濃稠時也可加入少量水，有增加飽足感的效果。

法則五：每天攝取優酪乳

有人曾做過這樣一個實驗，一組人每天攝取3杯優酪乳，12週後，和另外一組不喝優酪乳的人相比，身體脂肪減少了61%。因此，現在就開始制定每天的優酪乳計畫，快速燃燒你的腹部脂肪吧！

法則六：停止計算卡路里

要想更快地瘦小腹，就必須要激發自己減肥的欲望。應該將低熱量飲食內化為習慣，而不要斤斤計較於一天內究竟攝取了多少的熱量；要改用新的衡量方法——在一個統計週期內，你究竟瘦了多少公斤？或在皮帶上做記號，直接記錄下尺寸的變化。

只要能夠堅持以上6個飲食法則，6週後，你就能擁有平坦的小腹！原來的小肚腩越大，瘦小腹的效果將會越明顯。

營養健康小知識！

多吃水果可以幫助身體補充水分。另外，如果將有促進腸胃蠕動、消除疲勞等功能的醋和水果一起做成飲品，還有極佳的瘦身功效。**水果醋飲**的製作相當簡單，只要把冰糖、水果加進醋裡，放置1星期後就能飲用了；喜歡酸味重一點的話，建議2天後就開瓶飲用。喝水果醋前記得以5倍的水沖淡，這樣酸味才不會太刺激，也較不傷胃；而加入牛奶、優酪乳則更能增添不同風味。

適當攝取白胺酸，拒當「小腹婆」

白胺酸是組成蛋白質的20種常見胺基酸之一，是哺乳動物必需的胺基酸和生酮與生糖胺基酸，因此它在調節胺基酸與蛋白質代謝方面有重要作用。研究發現，白胺酸是骨骼肌與心肌中唯一可調節蛋白質代謝的胺基酸；另外也有研究指出，白胺酸能促進骨骼肌蛋白質的合成。而體內蛋白質充足，則能有效消耗體內脂肪。

此外，白胺酸還能與異白胺酸和纈胺酸一起合作修復肌肉，控制血糖，並給身體組織提供能量。另外，它還能提高生長激素的產量，並幫助燃燒內臟脂肪——這些脂肪處於身體內部，僅透過節食和鍛煉很難對它們產生有效作用。最後，當體內缺乏白胺酸時，腹部也容易發胖。

一、缺乏白胺酸的症狀

如果發現自己有以下症狀的3種或以上，且腹部肥胖，那麼基本上就可以確定你的身體缺乏白胺酸，需要適當補充白胺酸來消除腹部脂肪，以求身體健康。

疲累	頭昏眼花	頭腦混沌
頭痛	情緒憂鬱	時常受病菌感染
肌肉軟弱或抽筋、痙攣	急躁易怒	傷口痊癒慢

二、富含白胺酸的食物

白胺酸是人體必不可少的一種胺基酸，但人體不能自己生產白胺酸，只能透過飲食獲得，富含白胺酸的食物主要有以下幾種。

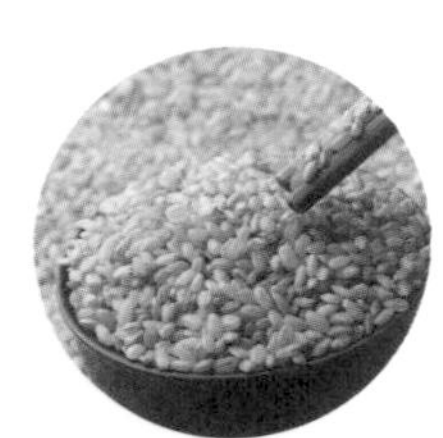
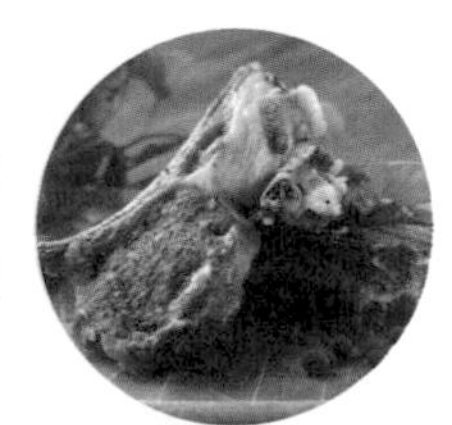
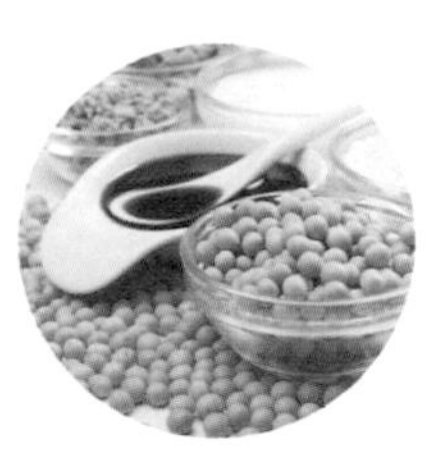
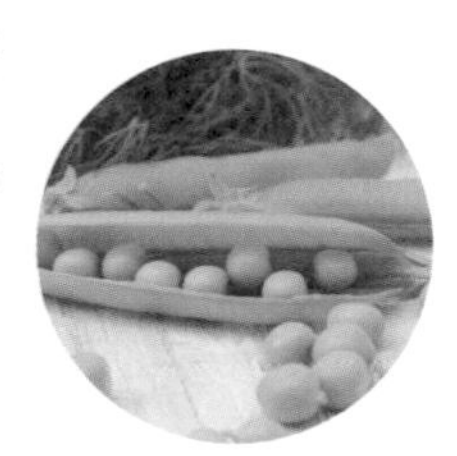
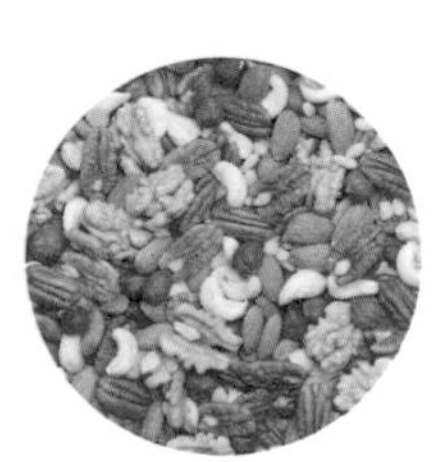
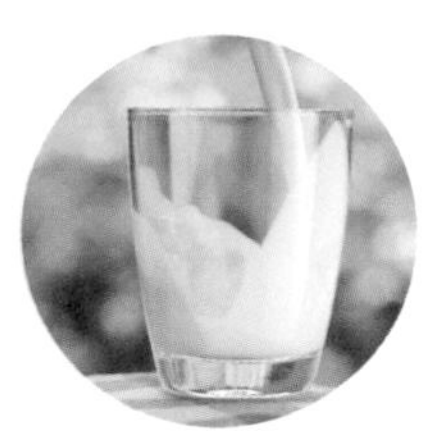

- 糙米：只剝去粗糠而保留胚芽和內皮的「淺黃米」。
- 紅肉：牛肉、羊肉、豬肉等。
- 堅果：大杏仁、核桃、腰果等。
- 豆類：黃豆、豌豆、綠豆、黑豆等。
- 脫脂牛奶：脂肪含量低於或等於0.5%的牛奶。

只要適量攝取白胺酸，它就能令細胞內產生深刻的生物化學變化，**讓熱量的吸收降低16%**，尤其是正餐之間的零食，白胺酸能讓它的熱量攝取減少81%。

研究指出，白胺酸能刺激人體皮下脂肪的燃燒，用它來對付皮下脂肪「豐厚」的小腹最適合不過了，如能每天確實攝取足夠的白胺酸，就能將頑固的皮下脂肪消除乾淨——**每天只要攝取至少3200毫克的白胺酸，或食用100克富含白胺酸的穀類食品，瘦小腹的效果將提高一倍**。

建議在日常飲食中，選擇一份富含白胺酸的菜餚（如紅肉、優酪乳、雞蛋和堅果果仁），並配以雜糧主食或熱量極低的水果和蔬菜，這樣的搭配既營養又能瘦小腹。

三、白胺酸清涼飲品

此外，在炎熱的夏季，可用白胺酸含量豐富的蛋白粉來調製低脂、瘦小腹的冰涼飲品，這樣既確保了白胺酸的攝取，又不會熱量過剩。下面就為大家介紹幾款清涼飲品。

1. 香蕉奶昔

材料：200毫升脫脂牛奶或豆奶，2杓香草蛋白粉，2～4小塊冰塊，半根香蕉，1/8湯匙黑核桃仁，幾滴香草精和少量肉桂。

作法：將以上食材放入果汁機打碎攪拌即可。

2. 鳳梨奶昔

材料：200毫升脫脂牛奶或豆奶，2杓香草蛋白粉，2～4小塊冰塊，1杯冰鎮鳳梨塊、1/8湯匙椰子汁、1/4湯匙柳橙汁。

作法：將以上食材放入果汁機打碎攪拌即可。

3. 咖啡奶昔

材料：200毫升脫脂牛奶或豆奶、2杓巧克力蛋白粉、兩湯匙即溶咖啡粉、半根香蕉和少量肉桂。

作法：將以上食材放入果汁機打碎攪拌即可。

注意，在製作這些飲品時，最好先把果汁機調到低速，待將所有材料攪拌均勻後再逐漸提高攪拌速度，直到將它攪拌成你所需的濃度為止。這樣調製出來的飲品會是呈乳脂狀的奶昔，喝起來口感更佳。

營養健康小知識！

鹽吃多了容易導致臉部水腫，但利用粗鹽按摩腹部，能有效消除腹部多餘脂肪。這是因為粗鹽有促進流汗的作用，它可以排出體內的廢物和多餘的水分，促進皮膚的新陳代謝，還可以軟化汙垢、補充鹽分和礦物質，使肌膚細緻、緊繃。具體做法：每次洗澡前，取一杯粗鹽加上少許熱水拌成糊狀，再把它塗在腹部，10分鐘後，用熱水把粗鹽沖洗乾淨，也可按摩後再沖掉，然後就可以開始洗澡了。

此外，從事高強度體力活動和低蛋白質飲食的女性，除了要補充富含白胺酸的食物外，也應該考慮採取白胺酸藥劑補充，但最好與異白胺酸和纈胺酸一起攝取，以免攝取白胺酸過量會產生副作用，導致糙皮病、維生素A缺乏症、皮炎、腹瀉、精神失常等問題。

另外，飲食中攝取過多白胺酸，會增加體內氨的數量，並破壞肝、腎功能。因此，除非諮詢過醫生，否則肝或腎功能受損患者不應攝取大劑量的白胺酸，這會導致病情惡化。

4大營養10種食材，輕鬆擁有修長美腿

為了讓自己的雙腿修長美麗，不少人想盡了一切辦法：跑步、跳舞、節食、吃減肥藥、抽脂等，然而許多的減肥方法都不夠可靠或安全，比如運動必須要長期堅持才有瘦身功效，節食、吃減肥藥、抽脂都容易對身體健康造成損害。因此，只有合理飲食，並多吃利於消脂、去水腫的食物，才能夠真正阻止腿部脂肪堆積，從而讓你擁有修長傲人的美腿。

一、瘦腿必需營養素

1. 纖維素

要想有雙美腿就不能忽略纖維素的攝取！每天要堅持食用綠色蔬菜，因為食物中的纖維素有降低血脂、控制血糖的功效，還可防止便祕。食物纖維體積大，會不斷刺激腸壁促進腸蠕動，食物纖維還能吸附大量水分，有通便作用。如果食物中的纖維過少，則會引起便祕，便祕很容易導致腸內宿便積蓄，壓迫附近的血管和阻礙淋巴液流通，甚至還會壓迫腹股溝，使腿部水腫。

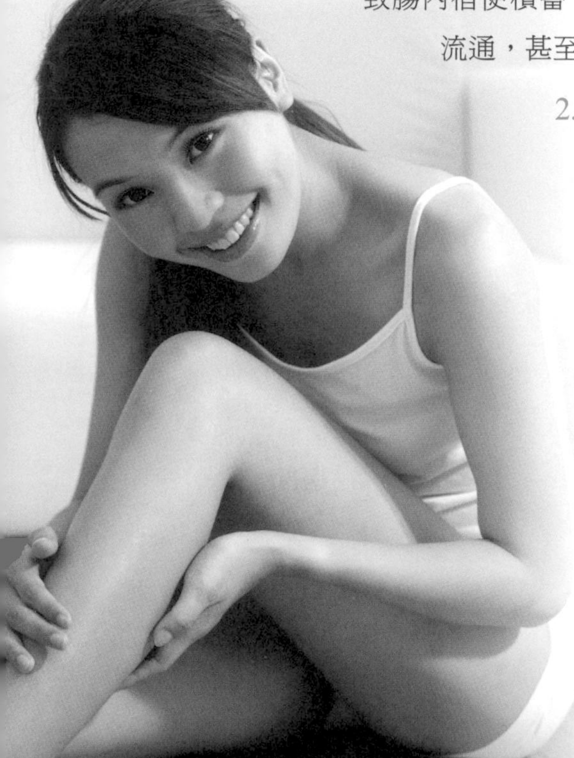

2. 維生素B群

女性的股內側是脂肪最容易聚集的地方，由於該處生理上的特殊性，一般的體育運動如跑步、慢走、上下樓梯等都很難對其產生較大的影響，亦即大腿一旦發胖，就很難瘦下來。所以，加強脂肪和糖分的代謝非常重要，而維生素B群正參與了醣的代謝，能幫助體內多餘

的糖分轉換為能量，促進脂肪和蛋白質的代謝；一旦維生素B群攝取不足，就容易導致雙腿發胖，還容易疲勞、腰痠背痛。

3. 維生素E

維生素E可分解脂肪與膽固醇的囤積，還可促進血液循環，讓新鮮的血液送達離心臟較遠的腿部，給予細胞全新的氧氣與營養。如果女性體內的維生素E不足，就會使體內靜脈停滯，組織液也隨之停滯，新鮮的血液、氧氣與營養也就不能及時到達腿部，腿部的毒素也就難以及時排出，因而容易變得粗壯。

維生素E在提高血液循環作用的同時，還可以預防身體酸化，恢復細胞的功能，使瘦腿後的肌膚不至於鬆弛、乾燥和產生皺紋。

4. 鈣

成年女性體內約有1公斤重的鈣質，絕大部分鈣質供給骨骼和牙齒，其餘分布在肌肉、血液、神經等組織。女性若缺乏鈣，就會造成肌肉痙攣、血液不容易凝結等現象。

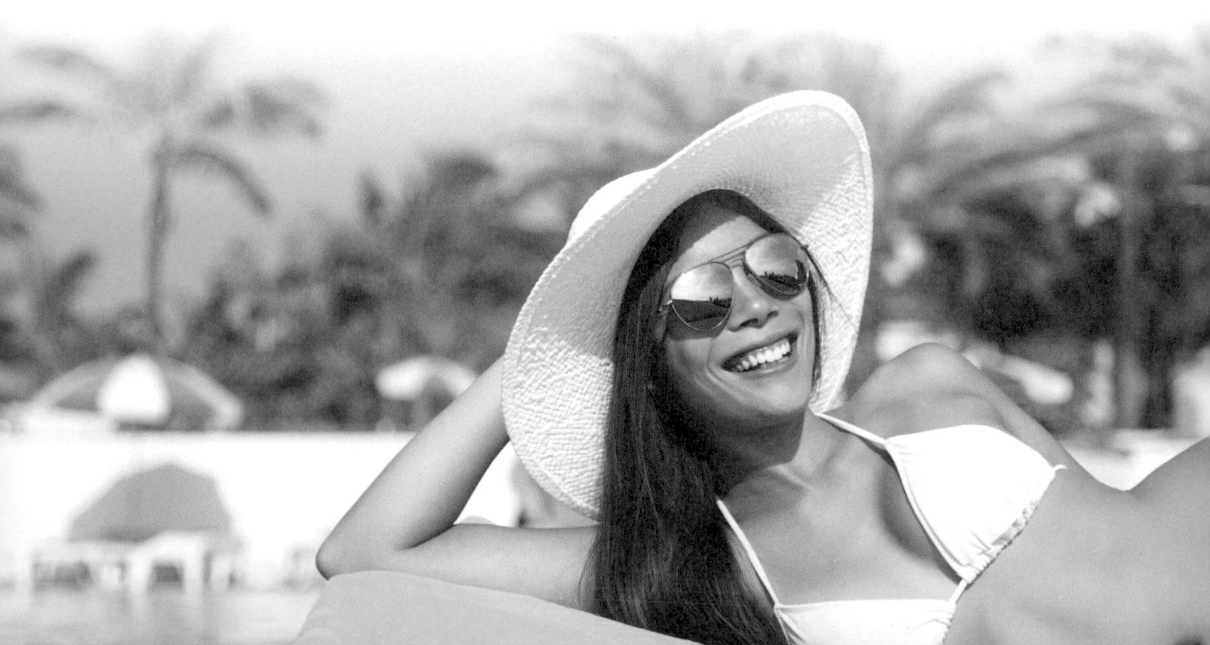

因此，攝取足夠的鈣質不但是為了雙腿的健美，更是為了身體的健康。蛋白質和維生素D可增強鈣質的吸收，所以要補充鈣質就要常吃富含蛋白質和維生素D的食物，並多到戶外活動曬曬太陽以助人體合成維生素D。

二、推薦瘦腿食物

想要美腿，就要讓血液循環順暢，因為新鮮的血液和養分如果無法送達整個腿部，就會引起腿部腫脹。

另外，身體寒冷會使血液循環減緩，導致血液和養分的輸送減慢，所以應避免攝取過多的涼食或會使身體寒冷的食物，如茄子、番茄、哈密瓜、蘿蔔、西瓜；至於大蒜、生薑、胡椒、辣椒等食物可以充分溫熱身體，能促進血液循環，達到發汗作用，調味時可適當使用。

以下推薦幾種不錯的美腿食物。

1. 黑米

其所含錳、鋅、銅等礦物質大都比米高1～3倍，更含有米所缺乏的維生素B群、葉綠素、花青素、胡蘿蔔素及強心苷等特殊成分，用黑米煮粥清香油亮、軟糯適口、營養豐富，具有很好的滋補作用，能參與身體代謝，避免腿部水腫。

2. 紅豆

紅豆中的石鹼酸成分可助腸胃蠕動，促進排尿，消除心臟或腎臟病所引起的水腫。而其含有的纖維素則能幫助排泄體內鹽分、脂肪等，對瘦腿美腿有很好的效果。

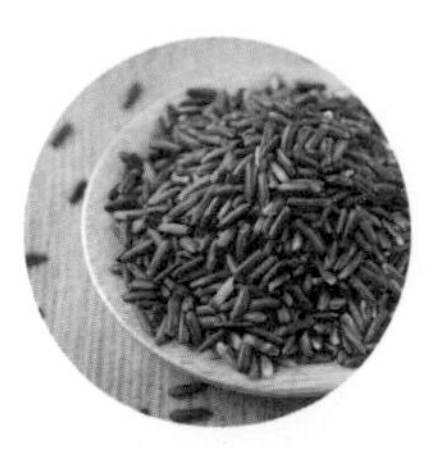

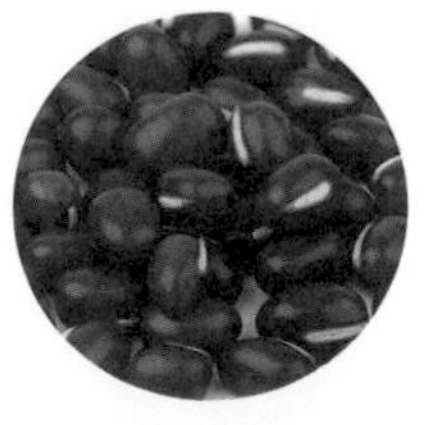

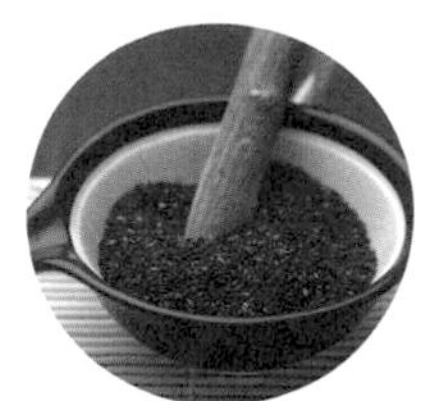

3. 黑芝麻

芝麻提供人體所需的維生素E、維生素B_1、鈣質，且含有豐富的纖維素，特別是它的亞麻油酸成分，可去除附在血管壁上的膽固醇，排除身體毒素。

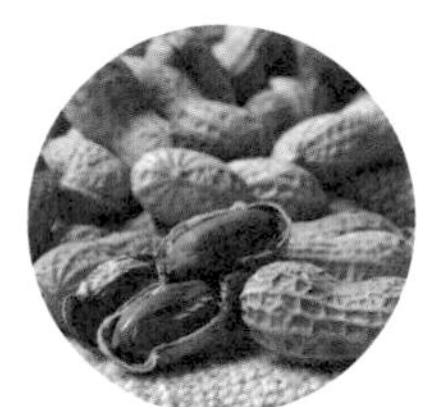

4. 花生

花生有「維生素B_2國王」的雅稱，含有豐富的維生素B_2，且高蛋白含量極高，除了能美腿，也是肝臟病人的健康食物。

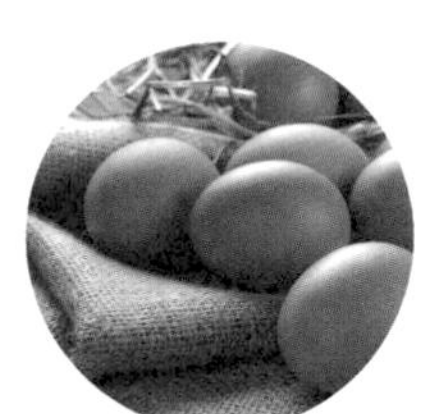

5. 雞蛋

雞蛋中的維生素B_2可消除體內多餘脂肪，而磷、鐵、維生素對去除下半身的贅肉有不可忽視的功效。此外，其富含的維生素A，還能讓雙腿肌膚滑嫩細緻。

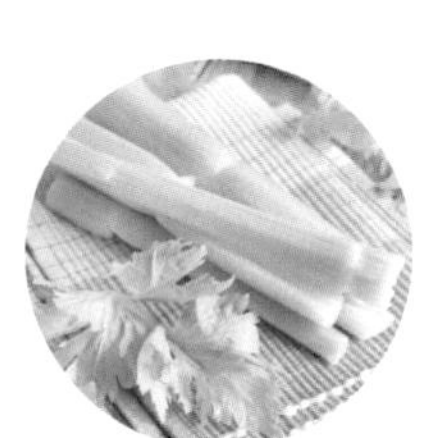

6. 芹菜

芹菜中有大量的膠質性碳酸鈣，容易被人體吸收，能補充修長雙腿所需的鈣質。芹菜對心臟也有好處，還有充沛的鉀，可預防下半身水腫。

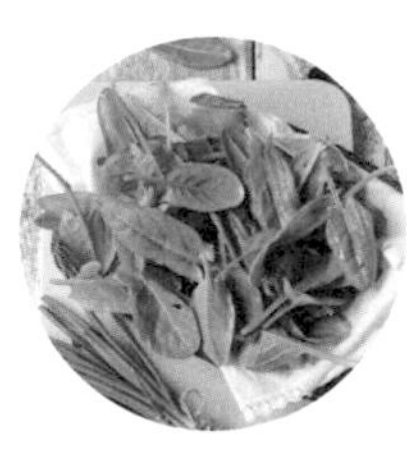

7. 菠菜

多吃可使血液循環更順暢，能將新鮮的養分和氧氣送到雙腿，恢復腿部元氣，有效預防腿部因毒素堆積而產生的水腫，還可預防腿部肌膚乾燥、提早出現皺紋。

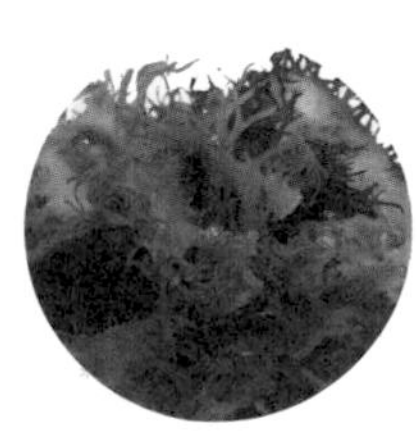

8. 海藻

海藻裡含有維生素A、維生素B_1、維生素B_2，以及豐富的礦物質和纖維素，對調節體液的平衡裨益良多，想擁有纖細玉腿可不能忘了它。

9. 木瓜

如果吃了太多的肉，脂肪就容易囤積在下半身，此時，木瓜裡的蛋白分解酵素、番瓜素就能派上用場，它能幫助分解那些攝取的肉類，減少腸胃的工作量，讓肉肉的雙腿慢慢變得骨感起來。

10.奇異果

奇異果富含維生素C，纖維素含量也相當豐富，纖維素能調節糖分和脂肪的吸收，避免過剩脂肪讓腿部變粗。

營養健康小知識！

美腿飲食「三不要」。

◇不要喝含太多糖分的飲料或罐裝果汁：因為糖分會轉化成脂肪，所以吃水果時，也要選擇一些糖分含量較低的水果，如蘋果、柳丁、西瓜等，但也要注意不要超過每日應攝取量。

◇不要攝取過多的鹽分：因為鹽分會使體內積水，形成水腫，所以應少吃洋芋片、香腸、鹹魚等高鹽分食品。

◇不要吃加工類食品：儘量以天然食物為主，因為食品添加物的分子大部分較小，會使水分滯留在身體裡不易排出，進而囤積在下半身。

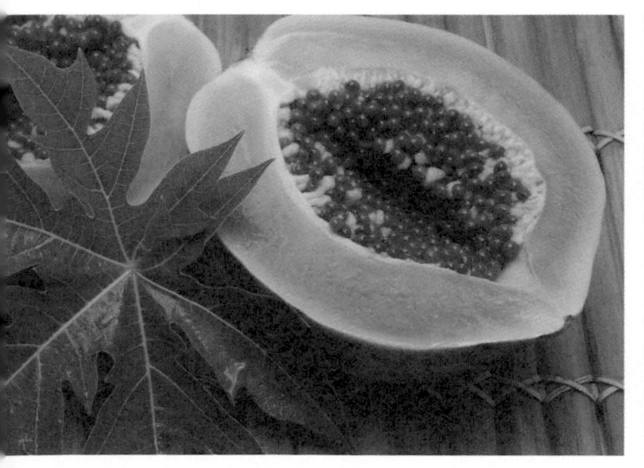

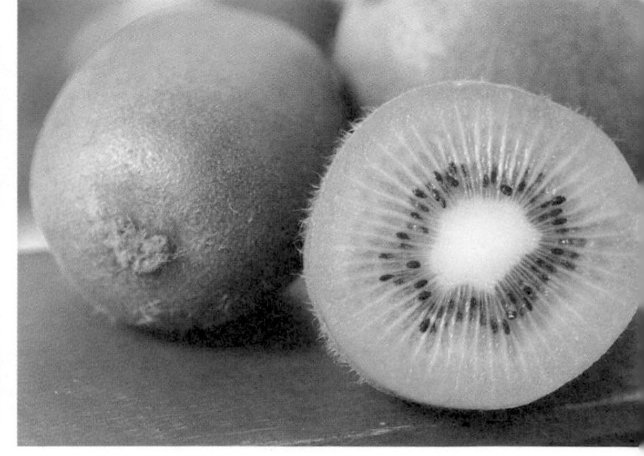

打造完美胸型的「魔法食物」

能表現女性特徵的乳房，總是被期望著能更加美麗誘人，好將女性的魅力更完美地顯現出來。因此，關於乳房的話題，總是女性最為關注的，為了擁有吸睛的胸型，女性不惜花費鉅資打造。

其實，豐滿美麗的胸部，不僅需要先天條件好，更需要後天地養成。後天因素主要是指食物的正確營養以及適當的運動等，而其中，食物對乳房所提供的營養在後天因素中占有特別重要的位置，因為乳房的發育和全身發育沒什麼不同，都離不開食物的營養。

另外，有的人認為胸部大小與身形的豐腴與否相關，但其實人的身體胖瘦並不是由進食多少所決定的，而是由攝取食物所含的熱量所決定；當攝取的熱量低於身體的需求時，人就會變瘦，否則就會發胖；而過剩的營養，也不會在乳房中堆積起來。所以，要想豐胸，還是要靠均衡與正確的飲食才行。

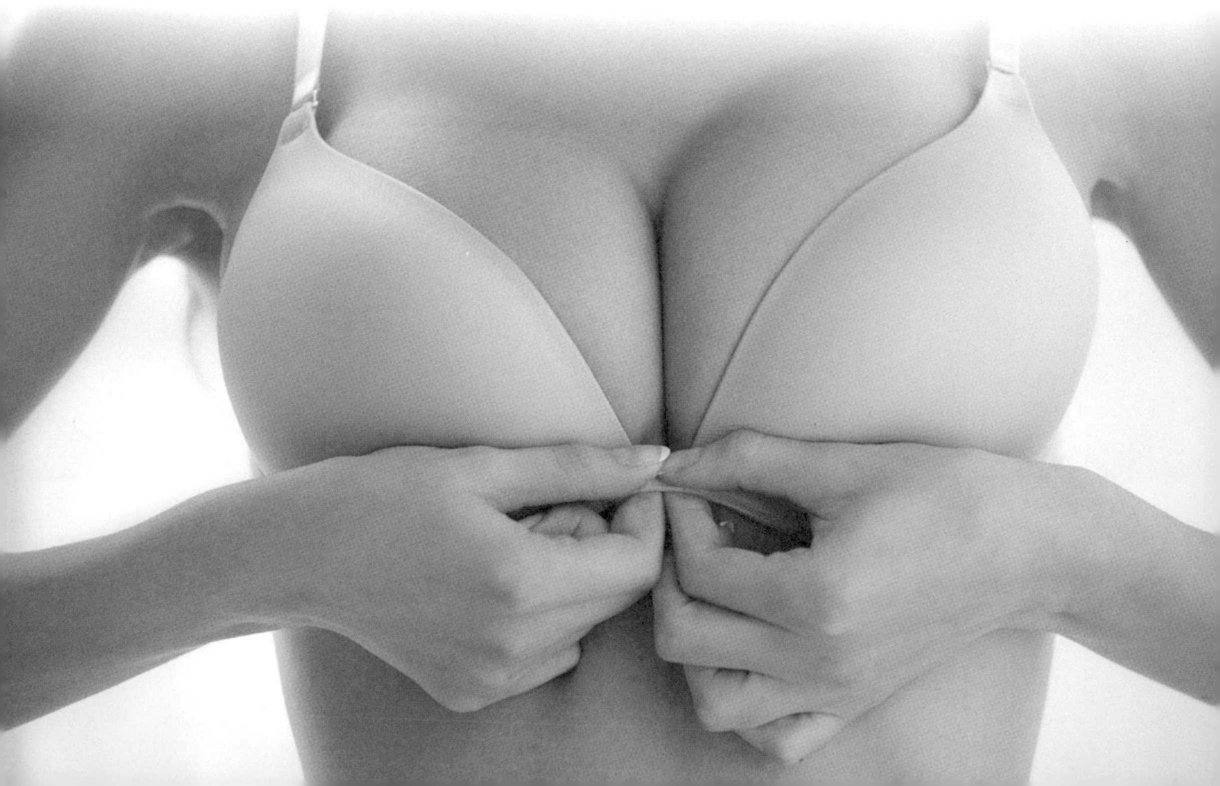

一、使胸部豐滿所需的營養

1. 蛋白質

女性多吃富含蛋白質的食物，可以促進乳房發育，還具有促進肌膚新陳代謝、保持彈性、抗老化等功能。黃豆、花生、杏仁、核桃、芝麻等，都是富含蛋白質的良好的豐胸食物；另外，蛋類和牛奶不僅含有蛋白質，還含有能幫助女性荷爾蒙合成的維生素B群，也是豐胸的法寶；還有，海參、豬腳、蹄筋等富有膠原蛋白的食物，也是女性豐胸的聖品。

2. 鋅元素與鉻元素

鋅元素是促進人體生長發育的重要元素，特別是促進性徵的產生、性機能的形成。

鉻元素也是一種活性很強的物質，它能促進葡萄糖的吸收並在乳房等部位轉化為脂肪，促使乳房豐滿、臀部圓潤。

3. 維生素

維生素是美胸的重要營養元素，需要全面的補充，保持體內各種維生素的平衡。比如，維生素C可防止胸部變形；維生素E有助胸部發育；維生素A有利於荷爾蒙分泌，促進乳房發育；維生素B群有助於荷爾蒙的合成，使胸部更完美。

二、常見豐胸食物

1. 肉類

牛肉、瘦肉等含有豐富的蛋白質，可以幫助胸部肌肉生長；而豬腳和雞腳則有豐富的膠質，能夠促進胸部組織的飽滿。

2. 核果類

花生、腰果、黃豆、杏仁、蓮子、芝麻、核桃等，因含有豐富的蛋白質、脂質和維生素，因此能夠促進第二性徵的發育，使乳房組織富有彈性。尤其是花生與黑芝麻這兩種食物，以富含維生素E著稱，能促使卵巢發育和完善，使卵子品質提昇，刺激女性荷爾蒙的分泌，從而促使乳房長大。

3. 奶蛋類

牛奶、豆漿、乳酪、優酪乳與蛋類，都有豐富的蛋白質，是幫助胸部成長不可或缺的角色。

4. 水產類

黃魚、泥鰍、帶魚、章魚、魷魚、海參、牡蠣以及海帶、海瓜子等，富含人體必需的礦物質，有獨特的保護乳腺的作用。蛤蜊、牡蠣都有高含量的鋅及銅，能夠刺激女性荷爾蒙的分泌。

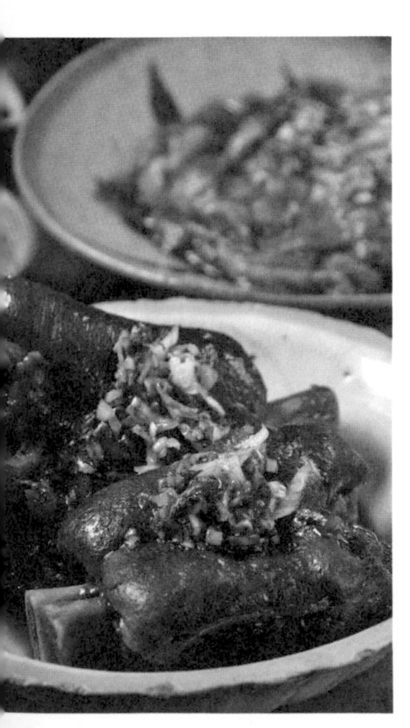

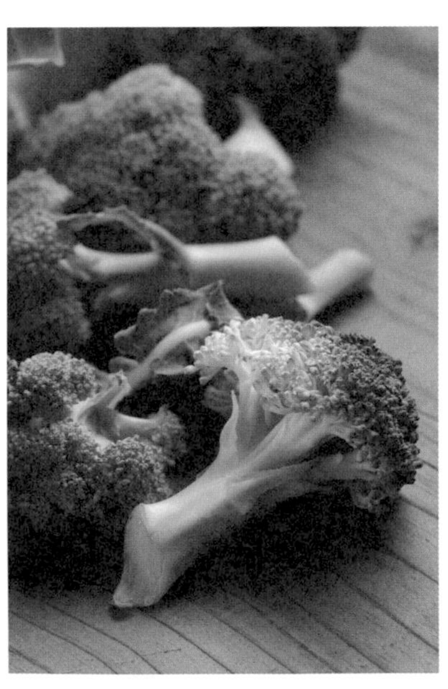

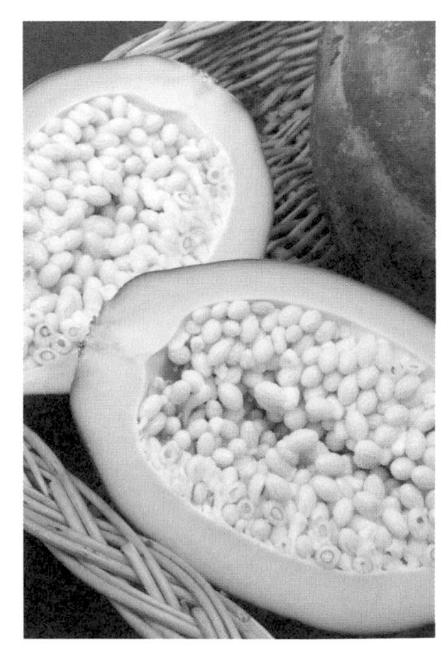

5. 蔬菜類

深色蔬菜如菠菜、綠花椰菜以及胡蘿蔔所含的**β-胡蘿蔔素，可以讓胸部變得更健康**。而萵苣也是具有豐胸效果的優質蔬菜，與山藥、雞肝一起食用，能調養氣血、增進乳房部位的營養供應，還能使皮膚更加潤澤。

6. 水果類

蘋果、哈密瓜都有豐富的膠質，對於豐胸有很大的助益，而最為大家所熟知的豐胸水果當屬木瓜了，其中又以青木瓜最為有效，其富含的**木瓜酵素，對乳腺發育很有助益**，木瓜酵素能分解蛋白質，幫助肌肉合成，因此可以強化胸部的發育，達到豐胸的目的。

7. 中藥材

紅棗、桂圓、當歸、淮山、人參及枸杞都具有生津補血、滋陰補陽的功效，對於豐胸頗有助益。

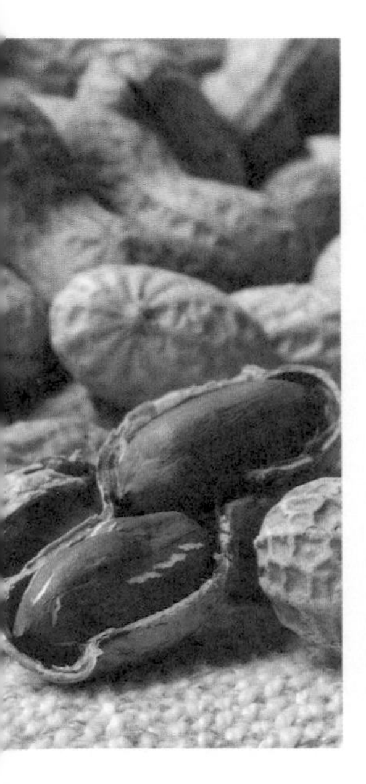

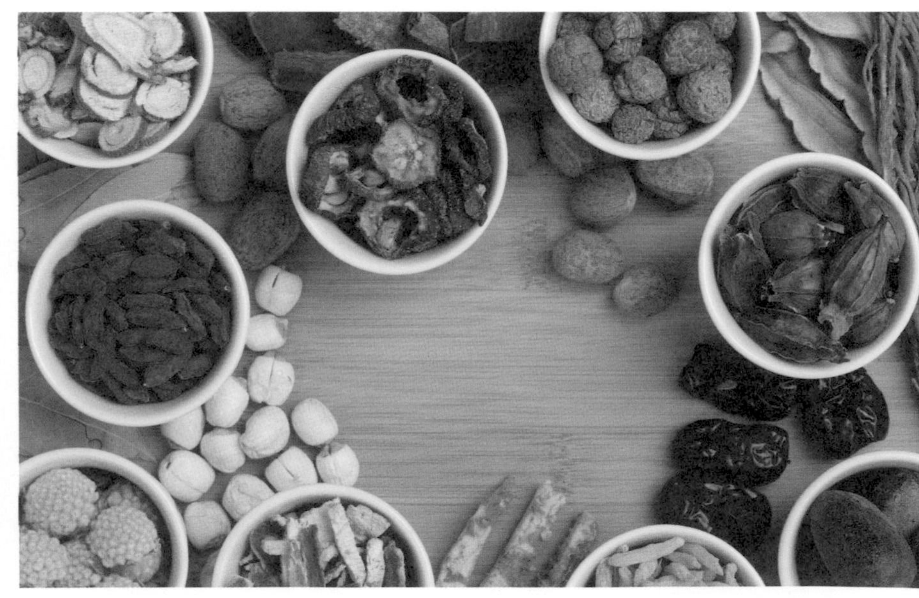

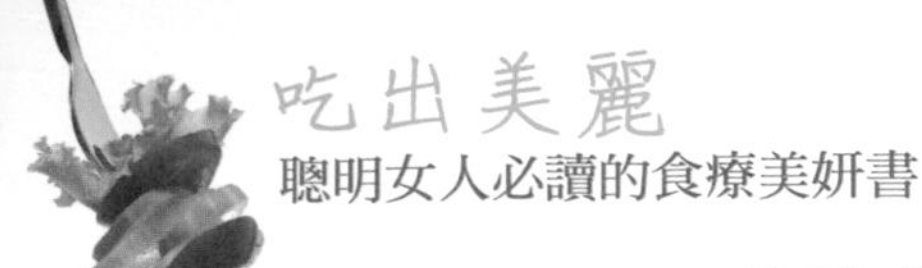

三、不同年齡層的豐胸飲食指南

對於不同年齡層的女性來說，豐胸的飲食也是不一樣的。

1. 少女時期的豐胸飲食

青春期女性還處在發育階段，應多吃一些含有大量維生素**E**、維生素**B**群、蛋白質的食品以及其他能有效促進性荷爾蒙分泌的食物，才能為乳房提供充足的營養，幫助乳房健美。

2. 青年時期的豐胸飲食

有些過瘦的女性其整體脂肪少，相對而言乳房中的脂肪積聚也較少，故欠豐滿。因此，可適量補充肉類、蛋類、豆類和以及其他含有植物油的食品。

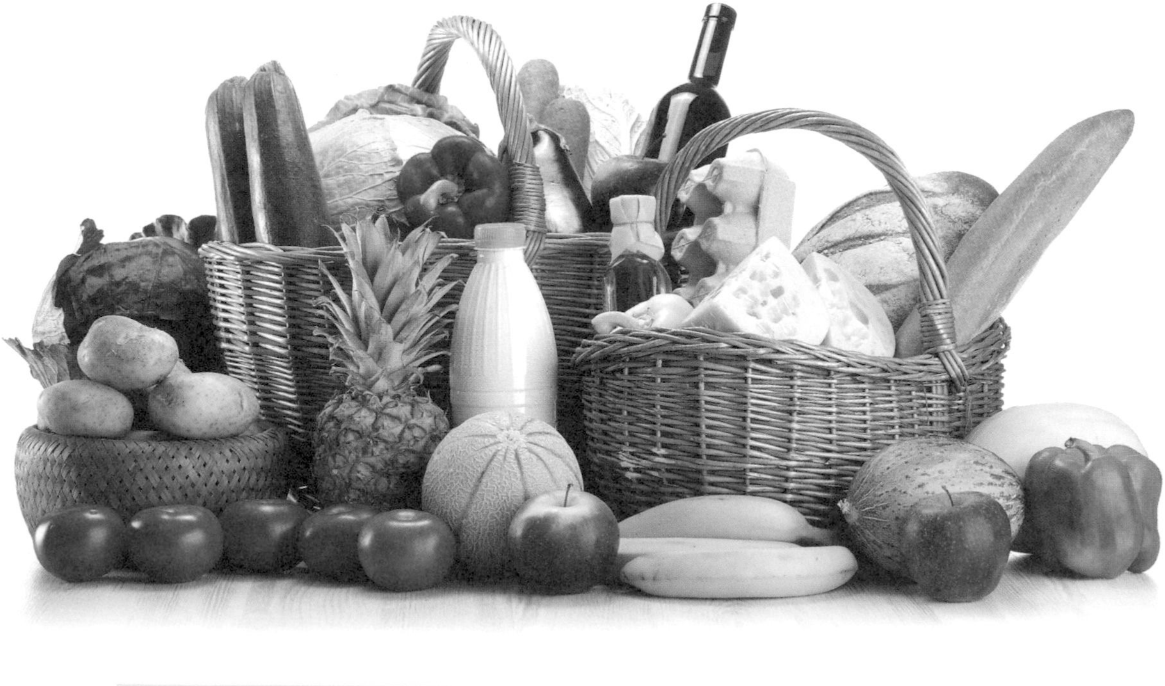

3. 中年時期的豐胸飲食

中年女性一般指35歲以上的女性，這個年齡層的女性隨著年齡的增長，乳房容易出現鬆弛、下垂，甚至多皺、乾癟的情況，要想使乳房外型美麗，重點應放在維生素E和維生素C的攝取。

營養健康小知識！

海帶是一種大型食用藻類，對女性來說，不僅有美容、美髮、瘦身等保健作用，還能輔助治療乳腺增生。研究發現，海帶之所以具有緩解乳腺增生的作用，是由於其中含有大量的碘，可促使卵巢濾泡黃體化，使內分泌失調得以調整，降低女性患乳腺增生的風險。

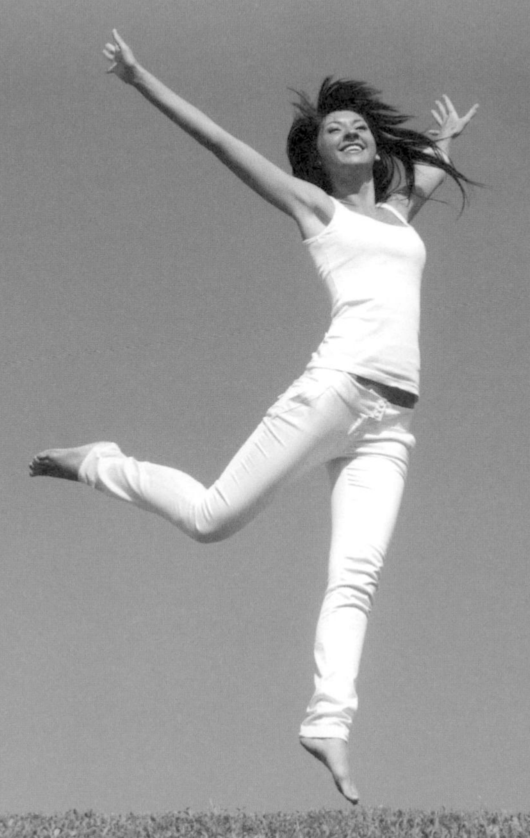

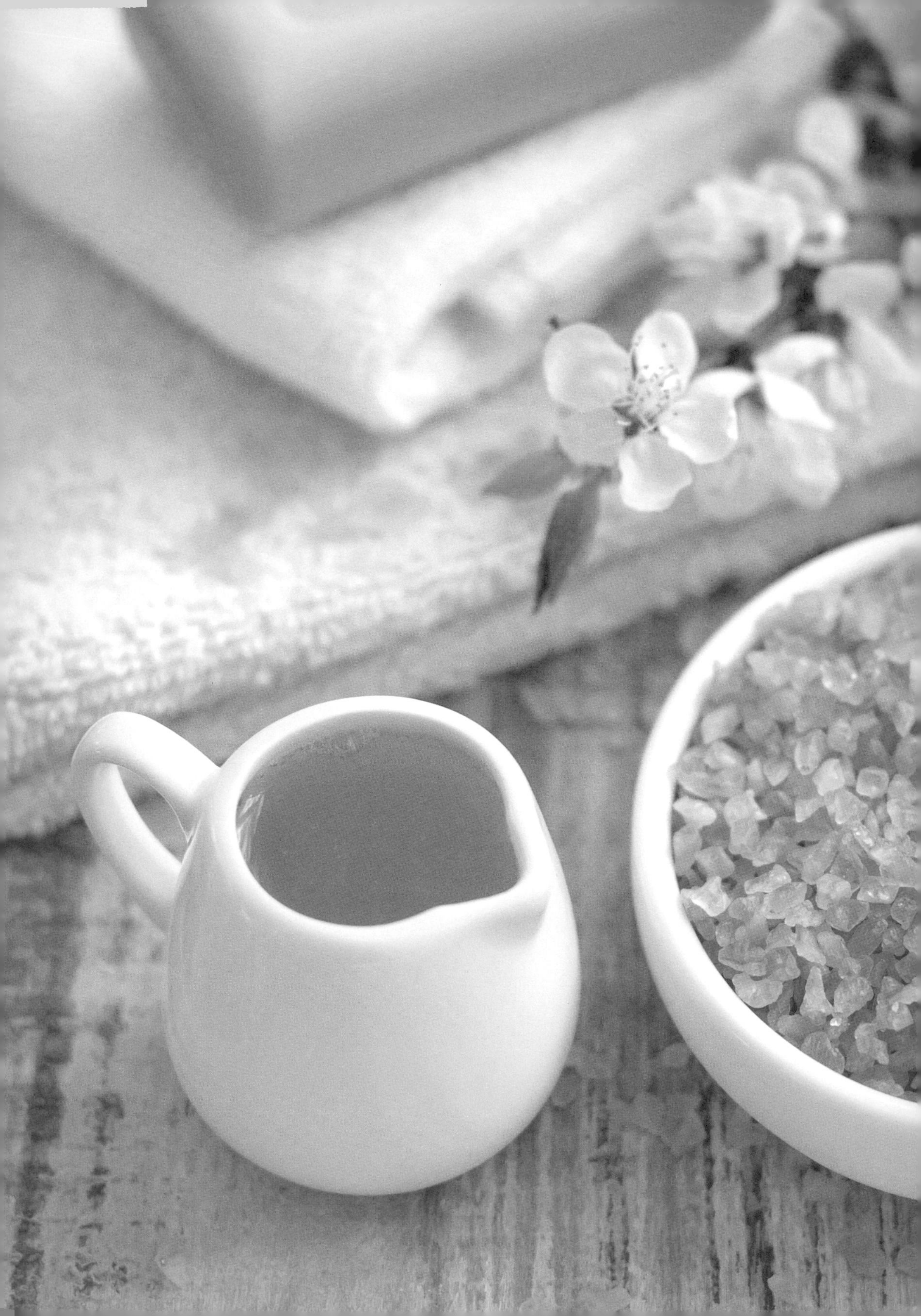

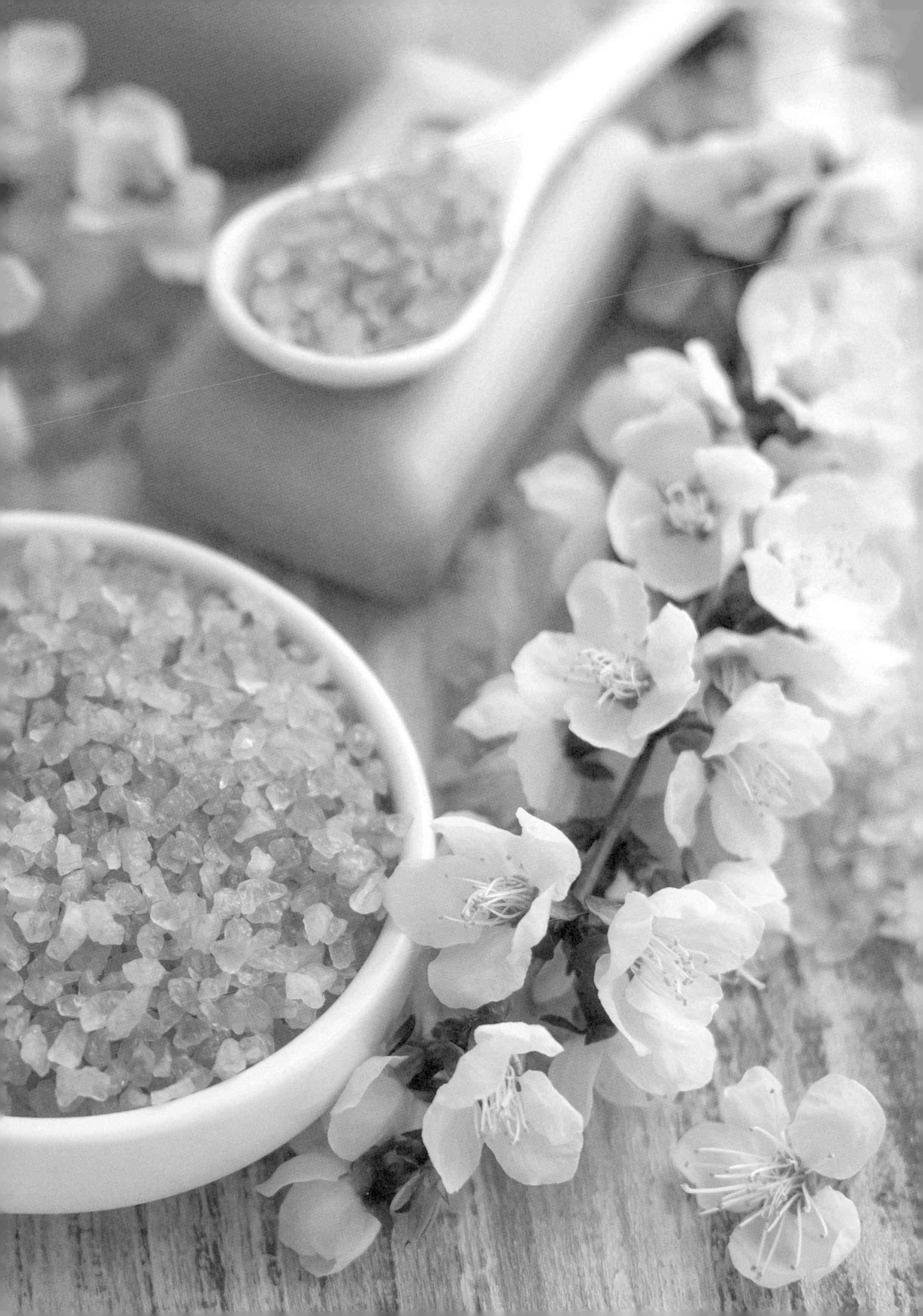

吃出美麗 聰明女人必讀的食療美妍書

作　　者：李瑾華
審　　定：張惠萍

發 行 人：林敬彬
主　　編：楊安瑜
責任編輯：陳亮均
助理編輯：黃亭維
內頁編排：歐雅玲（艾草創意設計有限公司）
封面設計：歐雅玲（艾草創意設計有限公司）
出　　版：大都會文化事業有限公司
發　　行：大都會文化事業有限公司
11051 台北市信義區基隆路一段 432 號 4 樓之 9
讀者服務專線：（02）27235216
讀者服務傳真：（02）27235220
電子郵件信箱：metro@ms21.hinet.net
網　　址：www.metrobook.com.tw
郵政劃撥：14050529 大都會文化事業有限公司
出版日期：2014 年 01 月初版一刷
定　　價：320 元
I S B N：978-986-6152-97-9
書　　號：Health+44

First published in Taiwan in 2014 by
Metropolitan Culture Enterprise Co., Ltd.

4F-9, Double Hero Bldg., 432, Keelung Rd., Sec. 1,
Taipei 11051, Taiwan
Tel:+886-2-2723-5216 Fax:+886-2-2723-5220
Web-site:www.metrobook.com.tw
E-mail:metro@ms21.hinet.net

大都會文化

大都會文化 METROPOLITAN CULTURE

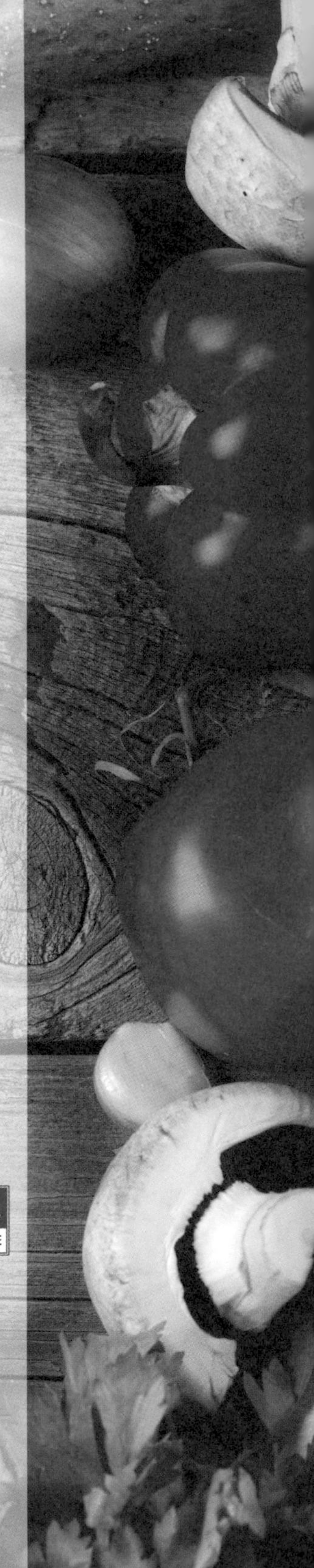

國家圖書館出版品預行編目 (CIP) 資料

吃出美麗：聰明女人必讀的食療美妍書 / 李瑾華 著，
初版 . 臺北市 : 大都會文化 , 2014.01
192 面 ; 23×17 公分 .
ISBN 978-986-6152-97-9 (平裝)
1. 營養 2. 健康飲食 3. 女性
411.3　　102023525

大都會文化 讀者服務卡

書名：吃出美麗——聰明女人必讀的食療美妍書

謝謝您選擇了這本書！期待您的支持與建議，讓我們能有更多聯繫與互動的機會。
日後您將可不定期收到本公司的新書資訊及特惠活動訊息。

A. 您在何時購得本書：＿＿＿＿年＿＿＿＿月＿＿＿＿日

B. 您在何處購得本書：＿＿＿＿＿＿書店（便利超商、量販店），位於　　　（市、縣）

C. 您從哪裡得知本書的消息：1. □書店2. □報章雜誌3. □電台活動4. □網路資訊
5. □書籤宣傳品等6. □親友介紹7. □書評8. □其他＿＿＿＿＿＿＿＿

D. 您購買本書的動機：（可複選）1. □對主題和內容感興趣2. □工作需要3. □生活需要
4. □自我進修5. □內容為流行熱門話題6. □其他＿＿＿＿＿＿＿＿

E. 您最喜歡本書的：（可複選）1. □內容題材2. □字體大小3. □翻譯文筆4. □封面
5. □編排方式6. □其他＿＿＿＿＿＿＿＿

F. 您認為本書的封面：1. □非常出色2. □普通3. □毫不起眼4. □其他＿＿＿＿＿＿

G. 您認為本書的編排：1. □非常出色2. □普通3. □毫不起眼4. □其他＿＿＿＿＿＿

H. 您通常以哪些方式購書：（可複選）1. □逛書店2. □書展3. □劃撥郵購4. □團體訂購
5. □網路購書6. □其他＿＿＿＿＿＿＿＿

I. 您希望我們出版哪類書籍：（可複選）1. □旅遊2. □流行文化3. □生活休閒
4. □美容保養5. □散文小品6. □科學新知7. □藝術音樂8. □致富理財9. □工商管理
10. □科幻推理11. □史地類12. □勵志傳記13. □電影小說14. □語言學習（＿＿＿語）
15. □幽默諧趣16. □其他＿＿＿＿＿＿＿＿

J. 您對本書（系）的建議：＿＿＿＿＿＿＿＿＿＿＿＿＿＿＿＿

K. 您對本出版社的建議：＿＿＿＿＿＿＿＿＿＿＿＿＿＿＿＿

讀者小檔案

姓名：＿＿＿＿＿＿＿＿　性別：□男□女　生日：＿＿年＿＿月＿＿日

年齡：□20歲以下□20～30歲□31～40歲□41～50歲□50歲以上

職業：1. □學生2. □軍公教3. □大眾傳播4. □服務業5. □金融業6. □製造業
7. □資訊業8. □自由業9. □家管10. □退休11. □其他＿＿＿＿

學歷：□國小或以下□國中□高中／高職□大學／大專□研究所以上

通訊地址：＿＿＿＿＿＿＿＿＿＿＿＿＿＿＿＿

電話：(H)＿＿＿＿＿＿　(O)＿＿＿＿＿＿　傳真：＿＿＿＿＿＿

行動電話：＿＿＿＿＿＿　E-Mail：＿＿＿＿＿＿

◎如果您願意收到本公司最新圖書資訊或電子報，請留下您的E-Mail信箱。

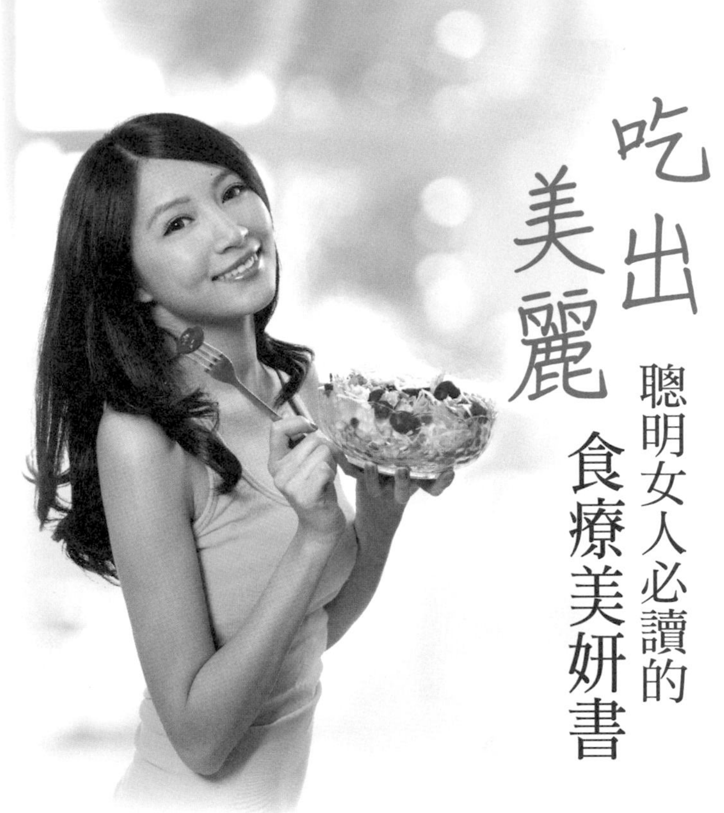

請沿虛線剪下，對折裝訂後寄回

北區郵政管理局
登記證北台字第9125號
免　貼　郵　票

大都會文化事業有限公司

讀　者　服　務　部　收

11051台北市基隆路一段432號4樓之9

寄回這張服務卡（免貼郵票）
您可以：
◎不定期收到最新出版訊息
◎參加各項回饋優惠活動

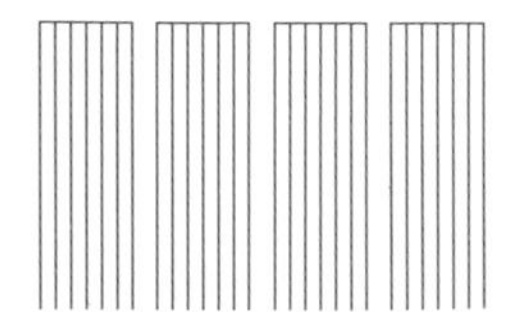